Hans Günter Gassen
Das Vierte Quartal

Hans Günter Gassen

Das Vierte Quartal

Wie und warum sich unser Körper im Alter verändert

Die Deutsche Nationalbibliothek verzeichnet diese Publikation
in der Deutschen Nationalbibliografie;
detaillierte bibliografische Daten sind im Internet über
http://dnb.d-nb.de abrufbar.

1. Auflage 2011
© 2011 by WBG (Wissenschaftliche Buchgesellschaft), Darmstadt
Umschlaggestaltung: Finken & Bumiller, Stuttgart
Umschlagbild: © Digitalpress – Fotolia.com
Redaktion: Dr. Ulrike Jaeger, Erfurt
Die Herausgabe des Werkes wurde durch die Vereinsmitglieder
der WBG ermöglicht.
Gedruckt auf säurefreiem und alterungsbeständigem Papier
Printed in Germany

Besuchen Sie uns im Internet: www.wbg-wissenverbindet.de

ISBN 978-3-534-23482-0

Die Buchhandelsausgabe erscheint beim Primus Verlag.
Umschlaggestaltung: Jutta Schneider, Frankfurt a. M.
Foto: picture-alliance/chromorange

ISBN 978-3-89678-765-1

www.primusverlag.de

Elektronisch sind folgende Ausgaben erhältlich:
eBook (PDF): 978-3-534-72291-1 (für Mitglieder der WBG)
eBook (epub): 978-3-534-72292-8 (für Mitglieder der WBG)
eBook (PDF): 978-3-86312-752-7 (Buchhandel)
eBook (epub): 978-3-86312-753-4 (Buchhandel)

Inhaltsverzeichnis

**Stoffwechsel und
Ernährung** 157

**Was fördert im Alter
unsere Lebensqualität?** 173

15 **Die Sehnsucht nach
Unsterblichkeit** 181

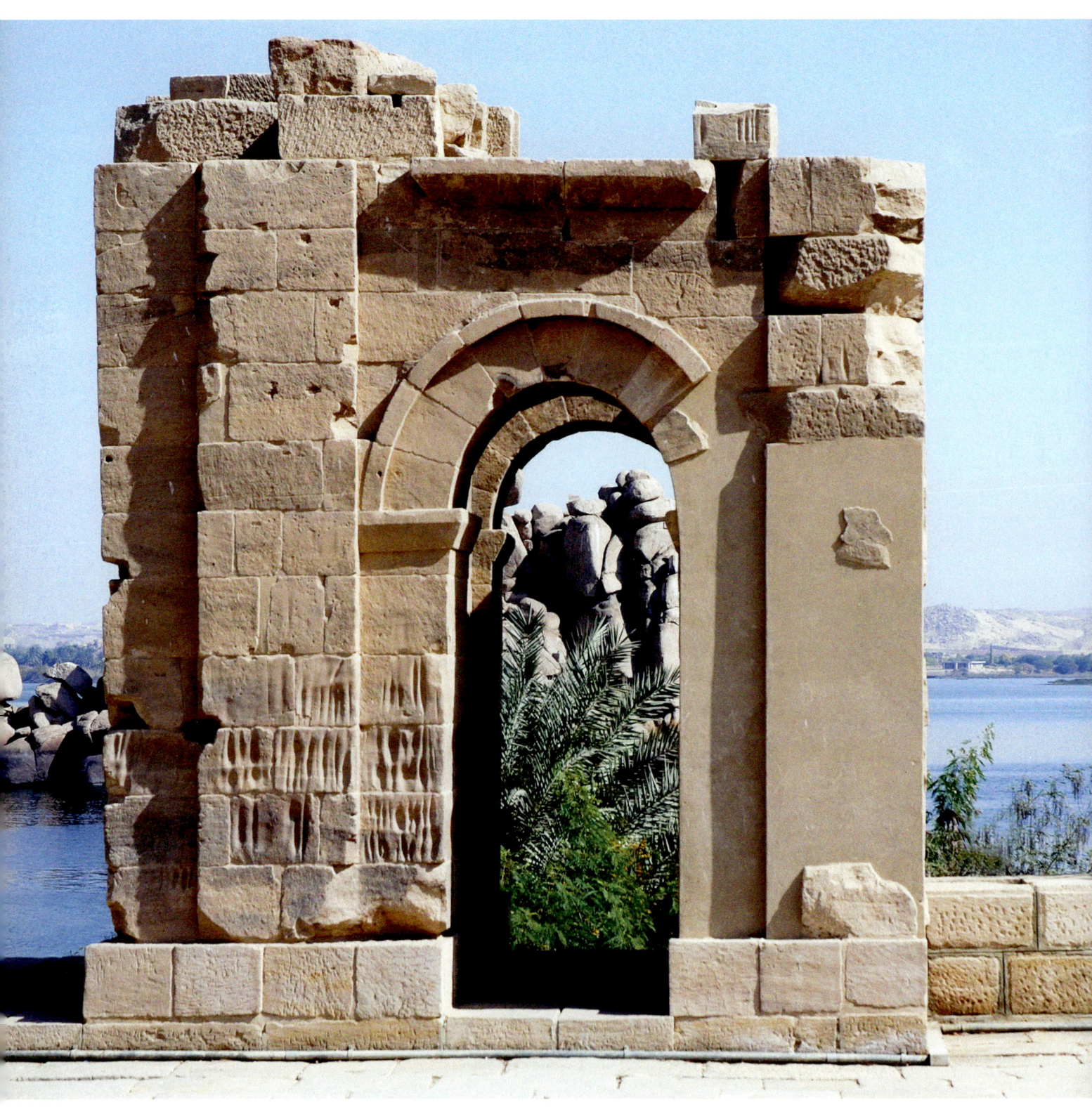

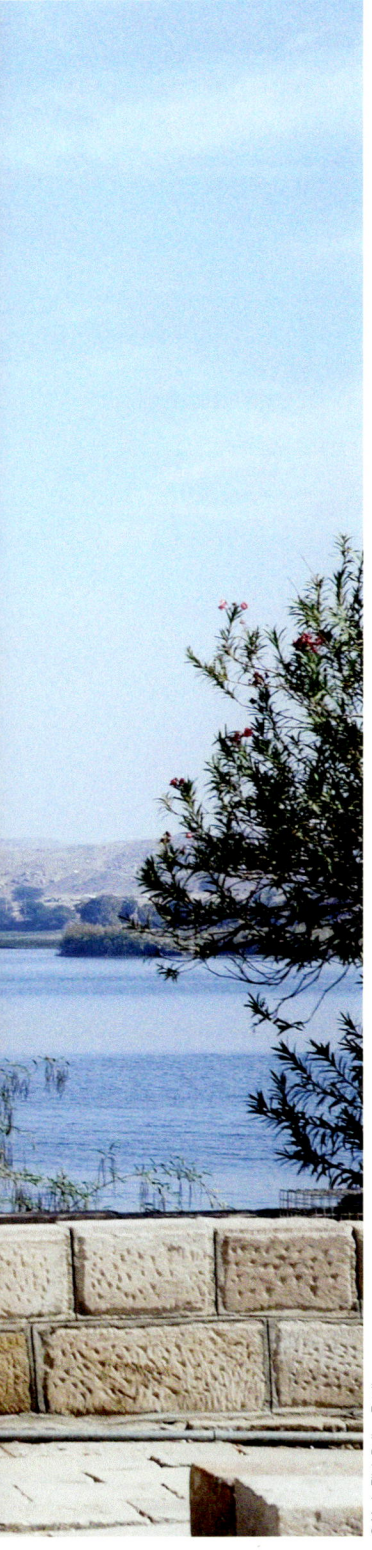

© Marja Flick-Buijs – Fotolia.com

Prolog

Wenn das Gebunden-Sein aufhört, beginnt das Alter; wenn die Seele uns verlässt, endet es.

Das Wissen um die Sachverhalte ermöglicht uns ein eigenständiges Leben im Alter.

Menschliches Leben spielt sich in einer Abfolge von Sequenzen mit unterschiedlicher Bedeutung ab. Kindheit und Jugend, d. h. etwa die Zeit zwischen der Geburt und einem Alter von zwanzig Jahren, gelten zwar als die Phase des reinen Vergnügens am Leben, aber auch als Zeit des Lernens und somit als Vorbereitungszeit auf die Pflichten eines Erwachsenen (→ Tab. 1).

Die Zeit zwischen dem 20. und dem 60. Lebensjahr stellt den Lebensabschnitt dar, der in unserer biologischen wie sozialen Existenz von zentraler Bedeutung ist. So zeugen und erziehen wir den Nachwuchs und schaffen durch unsere Tätigkeit die Grundlagen für das persönliche Vermögen und das Funktionieren eines sozialen Miteinanders in einer Gemeinschaft wie der Familie oder dem Staat.

Welche Funktionen übernehmen Menschen in der Lebensspanne, die je nach persönlicher Situation zwischen 55 und 65 beginnt und mit dem Sterben endet? Die Antwort ist scheinbar einfach: Sie ruhen sich nach den Strapazen eines arbeitsintensiven Lebens aus, indem sie zwar vielleicht die Betreuung der Enkel wahrnehmen, ansonsten von zeitraubenden und verantwortungsvollen Pflichten entbunden sind. Die Alten scheinen zu genießen ohne zu verantworten und ihr Blick richtet sich mehr und mehr auf vergangene Zeiten. Je älter sie werden, umso häufiger werden Krankheiten und spätestens ab dem 90. Lebensjahr bedürfen sie als Greise der permanenten Pflege durch Familie oder kommerzielle Institutionen. Der dann im hohen Alter anstehende Tod ist häufig ein herbeigesehntes Ereignis, das von den Jüngeren zwar mit Anteilnahme, oft auch mit einer gewissen Erleichterung zur Kenntnis genommen wird.

Eine solche Bewertung der Lebensweise der Älteren und der Hochbetagten mag, wenn auch mit vielen Einschränkungen, in der Vergangenheit gegolten haben. Heute jedoch muss eine derartige Auffassung

vom Vierten Quartal als dem finalen Lebensabschnitt in fast allen Aspekten revidiert werden.

So ist der Lebensabschnitt zwischen 60 und 100 Jahren weiter zu differenzieren, da die Periode zwischen 60 und 80 Jahren kaum mit der Zeit von 80 bis 100 Jahren zu vergleichen ist. Bezeichnen wir also die jungen Alten als Senioren und die Zeit nach dem 80. Lebensjahr als das Hohe Alter. Es könnte durchaus sein, dass wir in 50 Jahren diese Altersgrenzen um 20 Jahre nach hinten verschieben.

Im 21. Jahrhundert sind zahlreiche Senioren in den westlichen Industriestaaten wohlhabend bis vermögend, sie nehmen aktiv am öffentlichen Leben teil und erfreuen sich dank Fortschritten in der Medizin einer zufriedenstellenden Gesundheit bis ins hohe Alter.

Das chronologische Alter ist der einzig gültige Maßstab, der für alle Mitglieder einer Bevölkerungsgruppe zutrifft, die ihr Berufsleben beendet hat und nicht mehr für die Betreuung der Nachkommen sorgen muss. Ein durch die Geburtsurkunde belegtes Lebensalter von 80 Jahren ist ein Fakt, der für alle 80-Jährigen gilt, ansonsten findet man im Verhalten und in den Befindlichkeiten schon eines Jahrgangs eine solche Vielfalt, die es angeraten sein lässt, keine Verallgemeinerungen über die Lebensweise älterer Menschen zu versuchen.

Unterschiede in der Lebensführung resultieren aus Kindheitserfahrungen, Ausbildung, beruflicher Tätigkeit, familiären Verhältnissen, finanziellem Status, sportlichen und künstlerischen Tätigkeiten sowie

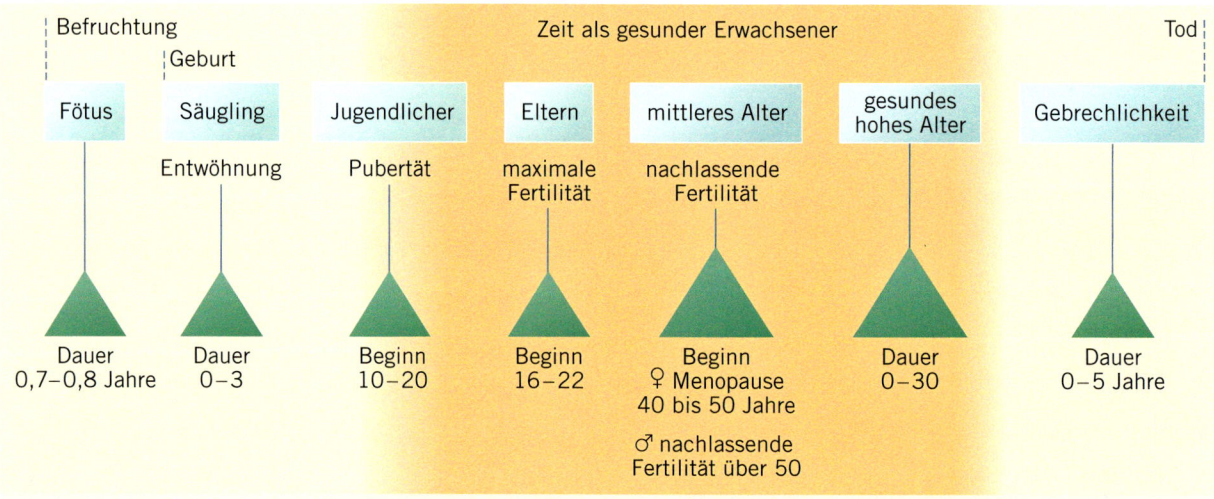

Tab. 1.1 Phasen des Lebens. Quelle: modifiziert nach Thomas Arendt, Paul-Flechsig-Institut für Hirnforschung, entnommen: Internet.

dem sozialen Umfeld und vor allem dem Gesundheitszustand. Diese keineswegs erschöpfende Aufzählung der Einflussgrößen belegt, dass man einen älteren Menschen nur als Individuum sehen und bewerten kann. So können auch Ratschläge zur Gestaltung der Lebenssphäre nicht summarisch erfolgen, sondern haben jeweils das einzelne Schicksal zu bewerten. Vielleicht ist die Individualität gerade unter den Älteren sogar ausgeprägter, als es die der von Abhängigkeiten und Zwängen eingeengten jüngeren Erwachsenen sein kann.

Andererseits existieren einige Auffälligkeiten im Verhalten, die zumindest auf viele ältere Menschen zutreffen. Ängstlichkeit ist z.B. ein Merkmal, das sich, wohl auch aufgrund von Erfahrungen in der Kindheit, als Verhaltensmuster im späteren Leben etabliert und sich meist im Alter noch verstärkt. Damit einhergehender Mangel an Selbstbewusstsein und fehlende Neugier können in der Zeit der elektronischen Kommunikation zum Problem werden, wenn sie z.B. verhindern, dass sich Senioren der neuen Medien bedienen. Gerade die elektronischen Informationssysteme erlauben es den Älteren, sich mit aktuellen Informationen zu versorgen oder sich durch das Versenden einer Mail Wege zu ersparen. So lassen sich vom Schreibtisch aus auch Bankgeschäfte erledigen, Fahrkarten erwerben oder es besteht die Möglichkeit der bildunterstützten Kommunikation mit Freunden. Nicht zu verschweigen ist allerdings, dass die zweidimensionale Kommunikation zu einer neuen Form von Einsamkeit führen kann. Gespräche mit Andersdenkenden kann ein Computer nicht ersetzen.

Eine andere Gruppe älterer Menschen fokussiert sich z.B. mehr auf das Kranksein als auf das Gesundsein. Die Angst vor einem Tumor oder einem Herzinfarkt kann sich bis zur Phobie steigern, bei der jedes harmlose Symptom als Vorbote einer tödlichen Krankheit gedeutet wird. Viele Senioren nehmen jedwede Änderung ihrer Lebensumstände als Bedrohung ihres fragilen Nicht-Krankseins wahr und ihr Informationsbedürfnis wie ihre Gespräche drehen sich oft um das Thema Gesundheit. Der fast allwöchentliche Besuch beim Arzt ist sowohl Muss wie Labsal und manchmal weniger abhängig von der realistischen Befindlichkeit.

Auch das Leben in der Vergangenheit ist ein Zustand, der sich bei älteren Menschen häuft, die keine Freude mehr an den Ereignissen der Gegenwart

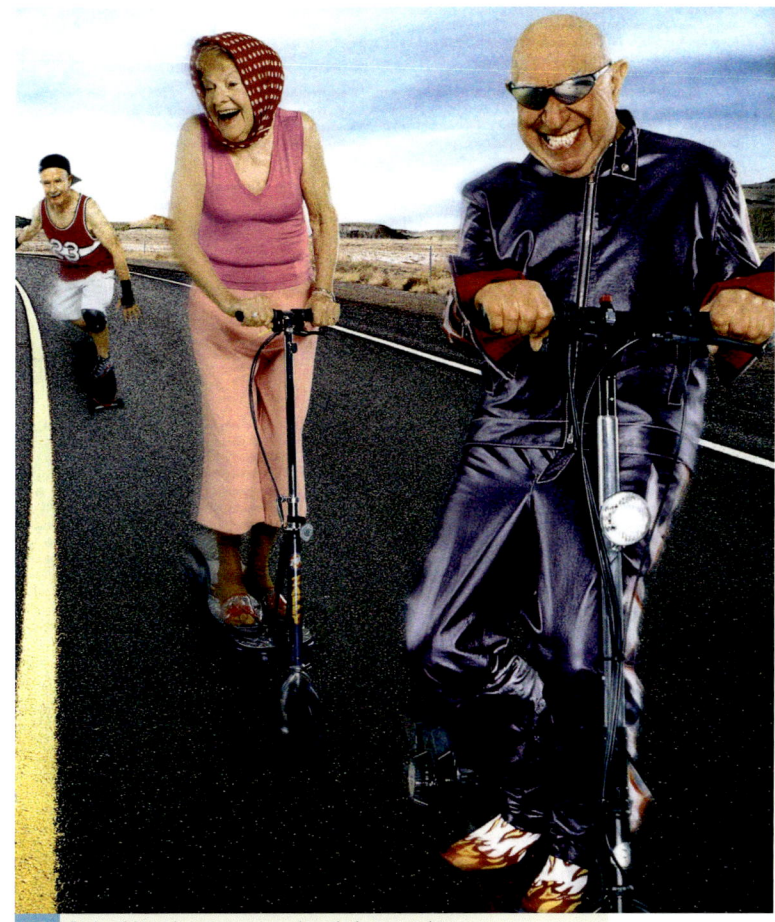

1.1 Sein Alter kann man sehr aktiv gestalten.
Quelle: Future – Das Aventis Magazin 2002, 2.

empfinden können. Gerade, wenn sich die Alten gezwungen sehen, den Familienverband zu verlassen, um fortan in einem Altersheim zu leben, fassen dies die Betroffenen oftmals als eine Vorstufe zum Sterben auf und entziehen sich der Gegenwart. Stirbt ein Partner nach langen Jahren intensiver Zweisamkeit, so besteht die Gefahr, dass der oder die Zurückgebliebene nur noch in Erinnerungen lebt.

Die meisten Senioren und auch viele der Alten führen im 21. Jahrhundert jedoch ein Leben, das sich wesentlich nur mit Bezug auf das Pflichtenheft vom Alltag der 20- bis 60-Jährigen unterscheidet. Allerdings wird der Anspruch „gesund bleiben" zum beherrschenden Thema im Alter.

Jeder, der Gesundheit nicht als gottgegeben ansieht, wird sich bemühen, durch sein Verhalten das Wohlbefinden zu fördern. Ein Wieviel an anatomischen und physiologischen Kenntnissen ist nötig, um sich eine eigenständige Meinung hinsichtlich „nützlich oder schädlich" bilden zu können? Nun braucht es kein Medizinstudium, um zu verstehen, warum Rauchen schädlich für die Lunge ist oder dass ein Zuviel an Zucker den Kreislauf belastet. Das Wissen, wie der eigene Körper funktioniert oder warum er auch einmal streikt, ist nicht nur nützlich, sondern gleichzeitig intellektuell ungemein spannend. Medizinische Basiskenntnisse helfen dabei, selektiv mit den vielen Ratschlägen zur Gesundheit umzugehen, denen sich besonders Senioren ausgesetzt sehen.

Gibt es überhaupt altersspezifische Erkrankungen oder sind diese lediglich Verschleißerscheinungen, die sich mit zunehmendem Alter bemerkbar machen? Viele Senioren leiden z.B. mit 70 Jahren unter Knie- oder Hüftbeschwerden. Bei Leistungssportlern können solche Symptome schon mit 50 Jahren auftreten. Somit ist der Verschleiß nicht nur durch das Lebensalter bedingt, sondern kann auch auf die

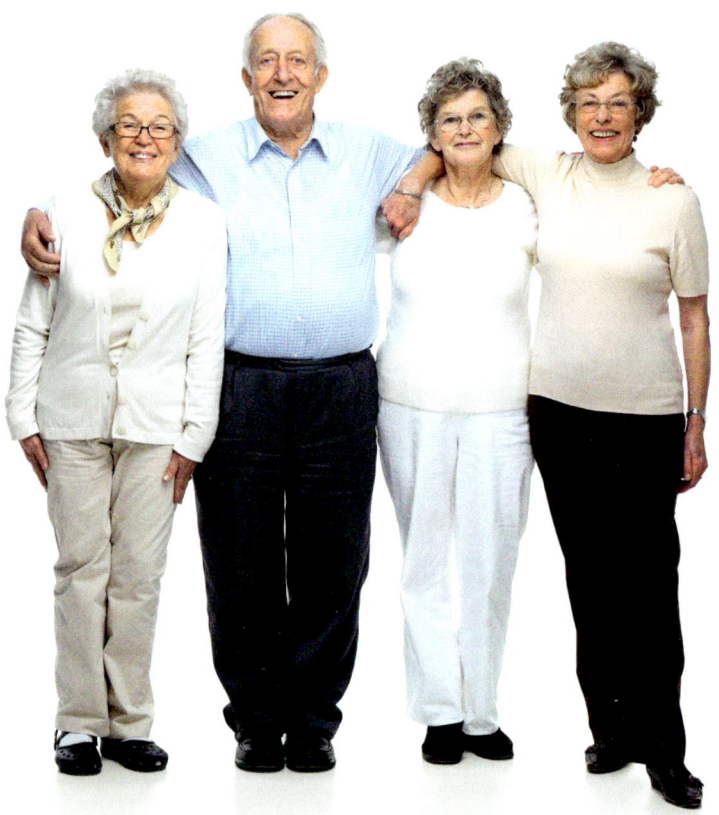

1.2 Eine Gruppe älterer Menschen. Oft sind es nicht nur körperliche Merkmale, die auf das Lebensalter hinweisen, sondern auch Kleidung und Verhalten. Quelle: Yuri Arcurs – Fotolia.com.

Lebensführung zurückgehen. Grundsätzlich setzt eine Beschreibung von im Alter gehäuft auftretenden Beschwerden die Kenntnis des Normalzustands voraus, um so die Abnutzungserscheinungen, die zu einer Erkrankung führen, verständlich zu machen. Einige Erkrankungen sind als altersspezifisch zu bezeichnen, so die Demenzen vom Typ Alzheimer und eine zunehmende Morbidität, die sich mit einer stets anwachsenden Verschlechterung des Allgemeinzustands sowie schlecht heilenden Wunden bemerkbar macht. Im Alter wirkt sich auch das Umfeld auf den Krankheitsverlauf stärker aus als bei einem Patienten in der Blüte seiner Jahre. So können Einsamkeit und ein damit einhergehender fehlender Lebenswille das Entstehen einer Krankheit begünstigen und Heilungsprozesse verzögern.

In einer gerechten und sozialen Gesellschaft haben die Jungen wie die Alten ihren Platz. Trotz finanzieller Unabhängigkeit können sich Senioren in Gemeinschaften nur wohlfühlen, wenn sie respektiert und vielleicht sogar geliebt werden. Zwar müssen die Alten nicht mehr, aber sie dürfen sich dem Allgemeinwohl verpflichten. Ihre Mithilfe in karitativen Organisationen sowie das Einbringen ihrer Erfahrung in die Vereinsarbeit ist ein Gewinn für beide Seiten. Da der Staat sich aus vielen sozialen Aufgaben zurückzieht, könnten die Senioren mit Begeisterung die entstehende Lücke füllen.

Je älter man wird, umso mehr befasst man sich mit dem Sterben und dem Tod. Über nichts denkt der freie Mensch mehr nach als über den Tod (Baruch de Spinoza). Während bei dem 60-Jährigen noch die Lebensqualität der nächsten 30 Jahre im Vordergrund steht, sind es zumeist bei dem 90-Jährigen die Vorbereitung auf das Sterben und Fragen zum Weiterleben nach dem körperlichen Tod. Diese Aussage ist unabhängig davon, dass viele Menschen jeden Alters jedweden Gedanken an das Sterben bewusst verdrängen.

In vergangenen Zeiten, als die meisten Menschen zumindest in Europa als Christen an eine körperliche Form der Auferstehung glaubten, waren die letzten Lebensjahre eine Zeit der inneren Einkehr, der Reue über begangene Missetaten und vor allem der Buße, um vor dem göttlichen Strafgericht zu bestehen. Somit endet für einen gläubigen Menschen das Leben nicht mit dem irdischen Tod, sondern es beginnt wieder in einer neuen Daseinsform.

Eine immer größere Zahl Menschen in den westlichen Ländern glaubt heute nicht mehr an eine leibliche Existenz nach dem Tod. Die noch jungen Alten vertreten oft eine nihilistische Auffassung, d. h., nach dem Sterben kommt das Nichts bzw. etwas, worüber man nicht nachdenkt. Dementsprechend versuchen sie ihr Verhalten so einzurichten, dass sie ein langes Leben bei guter Gesundheit genießen können. Zunehmendes Interesse finden biologische oder physikalische Maßnahmen, die eine Form des ewigen Lebens ermöglichen könnten. Dazu gehört das Klonen, d. h. das Entstehen eines ähnlichen Individuums aus einer Körperzelle des noch Lebenden oder das Einfrieren des toten Körpers in flüssigem Stickstoff, eine technisch anspruchsvollere Form des Einbalsamierens.

Etliche Alte, denen sich die Zeit des Sterbens nähert, beginnen damit, sich mit ihrer Seele zu befassen. Sie freunden sich mit der Auffassung des griechischen Philosophen Platon (427–348 v. Chr.) an, dass die Seele mit der Geburt als Pneuma über uns kommt und, nachdem sie uns ein Leben lang treu gedient hat, mit dem Tod des Körpers wieder ihre Freiheit gewinnt. Da die Seele nicht materiell ist, können Eigenschaften wie Sterblichkeit keine Anwendung finden. Steht die Existenz einer Seele nur deshalb in Frage, weil unser Gehirn ein solches Etwas nicht denken kann und wir es uns damit nicht vorstellen können?

Wenn ein geliebter Mensch stirbt und damit die Trennung von ihm unumkehrbar wird, lebt er doch in unserer Erinnerung weiter. So könnte der nach irdischen Maßstäben Gestorbene so lange leben, wie wir uns an ihn erinnern. Wenn wir ruhig sind und uns ein imaginäres Bild des geliebten Menschen erscheint, möchten wir mit ihm oder ihr reden. Vielleicht sollten wir es tun.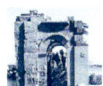

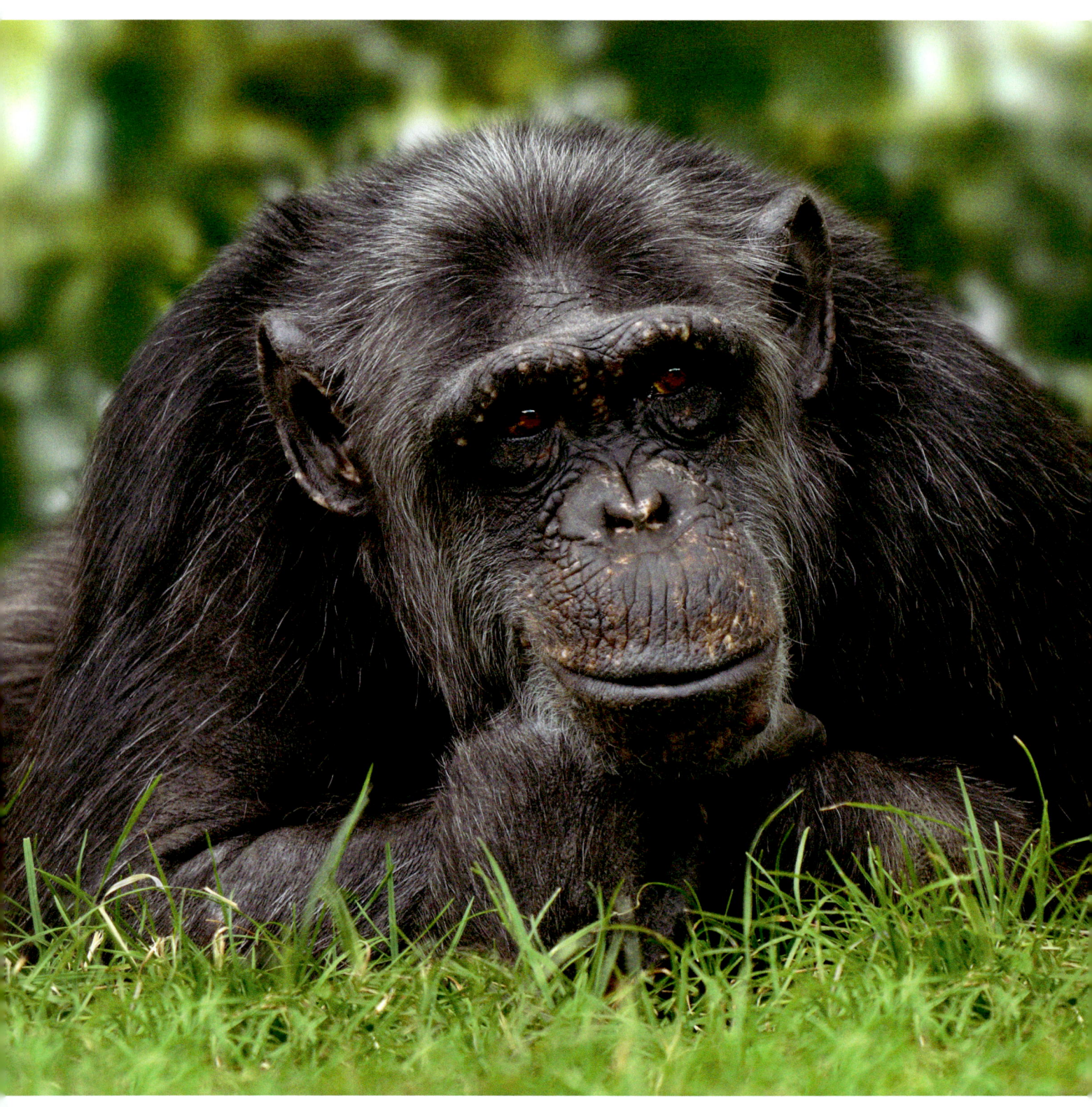

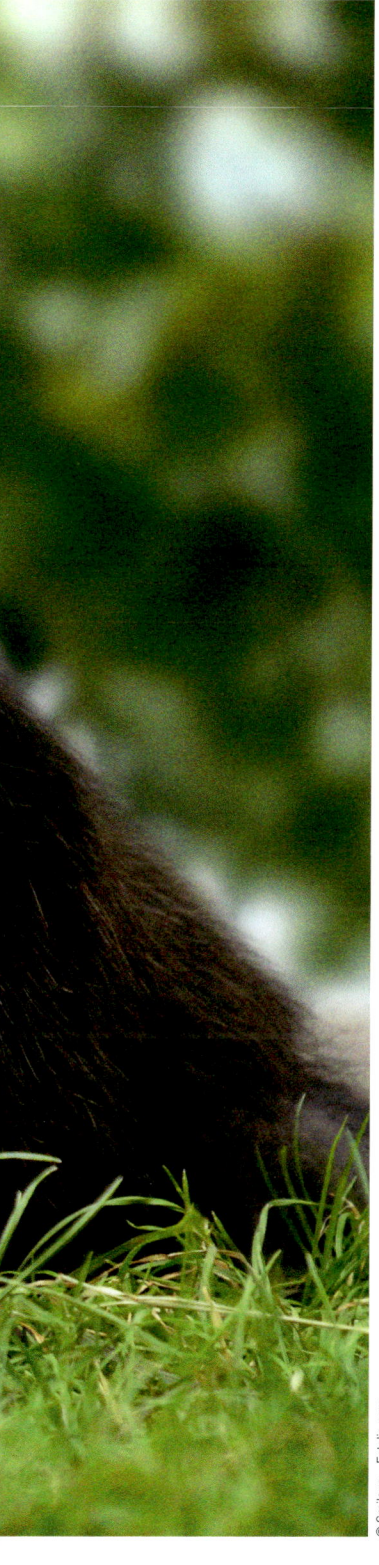

© Smileus – Fotolia.com

Evolutionäres und individuelles Alter des Menschen

Die Entstehung des Planeten Erde

Die Erde ist ungefähr 4,6 Milliarden Jahre alt. Schon in den ersten 500 Millionen Jahren entstanden die feste äußere Schale, die Lithosphäre, und die sie umgebende Gasschicht, die Atmosphäre. Mit der Abkühlung der zunächst heißen Erde bildeten sich große Mengen Wasserdampf, der dann zu den Urmeeren kondensierte.

In den Meeren entstanden vor ca. 4 Milliarden Jahren Strukturen mit der Fähigkeit sich identisch zu vermehren: Lebendige Strukturen. Zu den ältesten Lebensspuren auf der Erde gehören die Stromatolithen oder Teppichsteine. Diese Lebensgemeinschaften von Einzellern – blaugrüne Algen und Cyanobakterien – wurden in 3,5 Milliarden Jahren alten Gesteinen des Präkambriums konserviert und deshalb findet man sie heute noch in den westaustralischen Küstengebieten. In den ersten 2 Milliarden Jahren der biologischen Erdgeschichte konnten Lebewesen nur im Wasser existieren, da an Land die energiereiche Strahlung aus dem Weltraum ihr Erbgut zerstört hätte.

Im Meer lebende Archae- und Eubakterien begannen vor ca. 3 Milliarden Jahren mittels der Photosynthese, d. h. unter Nutzung der Sonnenenergie, Sauerstoff zu produzieren. Das Gas reicherte sich in der Atmosphäre an und erreichte vor 350 Millionen Jahren den noch heute gültigen Wert von 21 % aller Luftbestandteile.

Sauerstoff und sein naher Verwandter, das Ozon, bildeten in der Atmosphäre einen wirksamen Filter gegen kurzwellige und damit energiereiche Strahlung. Aufgrund dieser Schutzschicht konnten Lebewesen, beginnend mit dem Kambrium, ihr Habitat Wasser verlassen und fortan auch auf dem Land leben. Der Luftsauerstoff eröffnete auch neue Möglichkeiten für die Verwertung von Nahrung. Die bisher ausschließlich genutzte Gärung (anaerober Stoffwechsel) wurde durch die Verbrennung (aerober Stoffwechsel) unter Nutzung des Atemgases Sauerstoff erweitert. Nur durch die 18-fach höhere Energieausbeute mittels der aeroben Verwertung der Nahrung wurde das Entstehen großer vielzelliger Organismen im Pflanzen- und Tierreich möglich. Im Laufe der Evolution kam es dann zu einer Arbeitsteilung zwischen Pflanzen und Tieren. Pflanzen nutzen das Sonnenlicht und Kohlendioxid, um Kohlenhydrate und Sauerstoff zu produzieren. Tiere verbrennen die Kohlenhydrate mit Sauerstoff zu Kohlendioxid und Wasser und produzieren so die für sie lebenserhaltende Energie.

Die Herkunft des Menschen

Die Frage nach ihrer Herkunft beschäftigt Menschen seit Tausenden von Jahren, wie Mythen, Sagen und die anthropologische Forschung bezeugen. Zwei Auffassungen zur Entstehungsgeschichte des Menschen stehen sich fast diametral gegenüber. Für die einen ist der Mensch ein Geschöpf Gottes. Für die anderen ist er das Zufallsprodukt einer Millionen von Jahren andauernden Evolution. Der erste wissenschaftliche Beweis für die evolutionäre Entwicklung des Menschen kam 1856, als man im Neandertal bei Düsseldorf Skelettreste eines fossilen Menschen fand. Danach folgten 1891 Funde auf Java, wo der Mili-

2.1 Ausbreitung des modernen *Homo sapiens*. Vermutlich entstand der moderne Mensch im südlichen Teil von Afrika und verbreitete sich von dort über alle Kontinente (modifiziert nach Storch/Welk/Wink 2007).

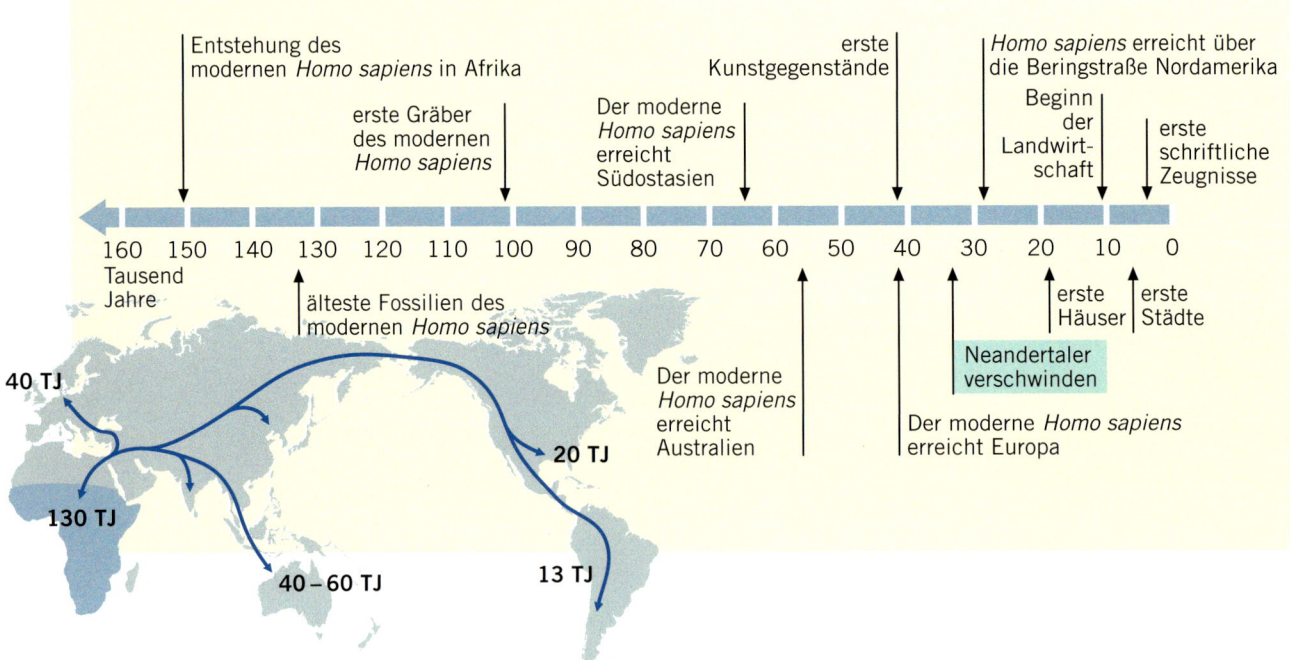

tärarzt Eugène Dubois auf Fossilien einer menschen-ähnlichen Gestalt stieß. Er glaubte, den gemeinsamen Vorfahren zwischen Affe und Mensch gefunden zu haben, und nannte ihn *Pithecanthropus erectus*, der aufrecht gehende Affenmensch.

Der Name „Affenmensch" (*Pithecanthropus*) geht auf den Biologen Ernst Haeckel zurück, der lebenslang nach dem Bindeglied zwischen Affe und Mensch suchte.

Die australopithecinen Arten lebten vor ca. 4 Millionen Jahren. Sie gingen aufrecht, hatten große Backenzähne und ein Gehirnvolumen von bis zu $500-600\ cm^3$. Die Gattung *Homo* entstand vermutlich vor ca. 2,5 Millionen Jahren in Ostafrika. Paläoanthropologen vermuten, dass die frühen *Homo*-Formen aus den grazilen Australopithecinen hervorgingen.

Der Menschentyp *Homo* war hinsichtlich seines Körperbaus stattlicher als der *Australopithecus*, sein Gehirn war größer, Kiefer und Zähne kleiner, und Extremitäten und Wirbelsäule ähnelten denen des modernen Menschen. Die Nutzung des Feuers war der größte Fortschritt in der Entstehung des modernen Menschen. Kein anderes Lebewesen auf der Erde versteht es das Feuer zu nutzen. Über die Stufe des *Homo heidelbergensis* entwickelten sich der *Homo neandertalensis* und der *Homo sapiens*. Die Neandertaler hatten ein Gehirnvolumen, das mit bis zu $1800\ cm^3$ größer war als das des *Homo sapiens* und des Jetztmenschen.

Die Neandertaler besaßen eine hohe Werkzeugkultur (Mousterien), eine komplexe Sozialstruktur und betrieben die Großwildjagd. Sie überlebten auch unter kalten, unwirtlichen Bedingungen, z.B. im Hochgebirge sowie in Gletschernähe und wurden 30–40 Jahre alt. Sie bestatteten ihre Toten und sollen die Gräber mit Blumen bestreut haben.

Der Vorfahre des modernen Menschen, der *Homo sapiens*, tauchte vor ca. 200 000 Jahren in Afrika auf. Dieser Menschentyp glich bezüglich seiner Anatomie und einem Gehirnvolumen von $1400\ cm^3$ weitgehend dem Jetztzeitmenschen. Seit ca. 100 000 Jahren dürfte er in der Lage gewesen sein, sich mittels einer komplexen Sprache zu verständigen. In dieser Zeit wurde das Gehirn geprägt: Die damaligen Erfahrungen beeinflussen noch heute unser Verhalten.

Erst vor 40 000 Jahren besiedelte der *Homo sapiens* Europa. Ab diesem Zeitpunkt setzte bei ihm ein

Spezies	Zeit [Jahre]	Gehirnvolumen [cm³]
Australopithecus afarensis	4 bis 1 Millionen	420–480
Australopithecus robustus	3 bis 1 Millionen	500–530
Homo habilis	2 bis 1 Millionen	630–680
Homo erectus	2 Millionen bis 100tausend	750–975
Neandertaler	160tausend bis 30tausend	1400–1800
Homo neandertalensis	30tausend	900–2000
Homo sapiens sapiens	100tausend bis heute	1200–1500
Schimpanse		300–400

Tab. 2.1 Menschheitsentwicklung und Volumen des Gehirns. Das Gehirngewicht wird indirekt aus dem Volumen gefundener Schädel oder Schädelreste bestimmt.

gewaltiger kultureller Entwicklungssprung ein, der bis heute nicht erklärt werden kann. Vielleicht entstand in dieser Zeit das Arbeitsgedächtnis, so dass der Mensch Fakten aus seiner Vergangenheit behielt sowie seine Gegenwart und Zukunft planen konnte. Die Sprachfähigkeit war zumindest rudimentär ausgebildet und die nun mögliche Kommunikation führte zur Ausbildung von Hör- und vor allem auch Sprachvermögen. Die Lage des Sprachvermögens in der dominanten linken Hemisphäre des Gehirns könnte darauf hinweisen, dass die Sprachentwicklung die geistigen Fähigkeiten des Menschen entscheidend stimuliert hat. Mit der Sprachfähigkeit begann die Dominanz der Kultur über die biologische Evolution.

Muße, d. h. die Zeit für eine Beschäftigung mit nicht zweckgebundenen Tätigkeiten, also weder Nahrungsbeschaffung, Versorgung mit Werkzeugen und Kleidern oder schlicht dem Schlaf, dürften unsere Ahnen zuerst vor etwa 100 000 Jahren erfahren haben. Zuvor waren die Tage mit dem Kampf ums Überleben ausgefüllt. Voraussetzungen für die Entstehung von „Freizeit" waren ohne Zweifel die Beherrschung des Feuers, die Existenz einer schützenden Höhle, das Anlegen von Vorräten für unwirtliche Jahreszeiten und ein erhöhtes Lebensalter. Wenn man abends um das wärmende und Licht spendende Feuer saß, sind wohl die Tagesereignisse in Form von Gesprächen verarbeitet worden und in dunklen Winternächten wurden dann auch Geschichten von der Jagd, von Abenteuern in der feindlichen Umwelt und von Liebe und Tod erzählt. So dürfte sich die Sprache perfektioniert haben, weil komplexe ideelle Sachverhalte kommuniziert wurden. Mit dem Sprachvermögen wurden auch das Gedächtnis und die Bewertung vergangener Ereignisse geschärft. Vielleicht gaben in diesen Nächten auch die Alten schon den Jüngeren ihre handwerklichen Kenntnisse weiter, z.B. wie man aus Flintstein Speerspitzen herstellt oder aus Fellen Bekleidung macht. Muße ist sicher eine der Grundvoraussetzungen zur Entwicklung eines sowohl technisch begabten wie kulturellen Menschen. Voraussetzung für eine derartige kulturelle Entwicklung war auch der kontinuierliche Anstieg des Lebensalters. Der *Australopithecus* wurde 15 Jahre alt, der Neandertaler schaffte es auf 40 Jahre, der moderne Mensch dagegen erreicht ca. 80 Jahre.

Unser prähistorisches Erbe

Es ist uns bewusst, dass unser Verhalten und Befinden, von der Geburt bis ins hohe Alter, vom genetischen Erbe, der Erziehung und von Umwelteinflüssen bestimmt wird. Aber warum reden wir von dem alten Europa und dem jungen Australien? Diese Redensart bezieht sich auch auf das Verhalten der Bewohner dieser Länder. Australier leben unkonventioneller als Europäer, sie leiden weniger unter der Last ihrer stammesgeschichtlichen Historie. Ob dies an ihren Genen oder dem Leben in einer weitgehend ursprünglichen Natur liegt, wissen wir nicht. Folgt man dieser These, so gibt es neben dem individuellen Alter auch noch ein evolutionäres Alter. Wir sind eben als Senior nicht nur 75 Jahre alt, sondern auch, zeitlich gesehen, nur ca. 3000 Generationen von den Höhlenbewohnern, seien es Homo-sapiens- oder Neandertaler-Sippen, entfernt. Für die Evolution der Arten ist dieser Abstand ein Nichts. Warum sitzen wir so gerne in einer Gruppe um ein Lagerfeuer, obwohl es uns vorne zu heiß und hinten zu kalt ist? Auch der Kamin im Wohnzimmer, denkt man nur an das Holzschleppen und das morgendliche Entfernen der Asche, ist in der Zeit von Fußboden-Heizungen ein Anachronismus. Was gibt es Schöneres, als an einem kalten Winterabend in dem zur Höhle umfunktionierten Wohnzimmer zu sitzen und gedankenverloren in die züngelnden Flammen zu schauen. Wir grillen Fleisch auf einem Holzkohlegrill, obwohl wir Gas- oder Elektroherde besitzen, die ein schonendes Garen ermöglichen. Wir verschlingen das außen verbrannte und innen noch halbrohe Fleisch in Mengen, die unserem Wohlbefinden abträglich sind. Fragt man, warum wir so seltsam handeln, so scheint die Antwort einfach zu sein: Weil es eben Spaß macht. Die Ursachen für unser scheinbar eigenverantwortliches Handeln könnten auch Gründe haben, die in unserer prähistorischen Vergangenheit liegen. Legen wir also in unserer hoch technisierten Welt Verhaltensweisen an den Tag, die auf Lebenserfahrungen oder Instinkte von Generationen zurückgehen, die 100 000 Jahre vor uns lebten? In dieser Periode konnte man noch keine Nahrungsmittel konservieren, Getreidesamen als Brot, Milch als Käse oder Fleisch als Geräuchertes oder Gepökeltes waren noch unbekannt. Der Organismus diente sowohl als Verdauungsapparat wie als Vorratskammer. Wenn man einen Wisent erlegt hatte, wurde das über dem offenen Feuer gebratene Fleisch im halbgaren Zustand in riesigen Mengen verschlungen. Aus Erfahrung wusste man, dass es Wochen dauern konnte, bis man wieder hinreichend Nahrung fand. So musste der Organismus herhalten und den Nahrungsüberschuss in Fett verwandeln und als Bauch- und Hüftspeck speichern. Auch heute noch ändern lange Hungerperioden das spätere Verhalten der Betroffenen. Soldaten, die nach dem Zweiten Weltkrieg in der Gefangenschaft immer unter Hunger litten, trieb, wieder in Freiheit, die Angst um, im Alter in materielle Not zu geraten und deshalb hungern zu müssen. Natürlich kann das heute in den Industriestaaten verbreitete Übergewicht bei vielen Menschen nicht unmittelbar auf die Essgewohnheiten der Neandertaler zurückgeführt werden, aber in unserem Bewusstsein sind evolutionäre Erfahrungen abgespeichert, die, für uns unbewusst, das Verhalten in der Gegenwart beeinflussen.

Solche Verhaltensweisen, seien sie von den Eltern übernommen oder in den Genen niedergelegt, sind im Zusammenhang mit dem Grillen von Fleisch oder der Zuneigung zu Höhlen eher amüsant. Wenn es um das Verhalten des Menschen seinen Mitmenschen gegenüber geht, dann wird die Frage nach einer Erblast, der wir nicht entkommen können, schon bedrückender.

In prähistorischen Zeiten konnten Menschen in Sippen von vielleicht 50 Mitgliedern nur überleben, wenn sie sich untereinander Freund, aber allen anderen Sippen gegenüber Feind waren. Mit dem Gesicht und der Körperhaltung als Erkennungsmerkmale wusste man bei den kleinen Gruppen, wer beschützt und wer bekämpft werden musste. Die männlichen Mitglieder konkurrierender Sippen wurden erschlagen und die Frauen in die eigene Gemeinschaft eingegliedert oder auch „nur" vergewaltigt. Damals muss sich, um das eigene Überleben und die weitere Existenz der Sippe zu sichern, das Freund-Feind-Denken herausgebildet und im Erbgut verankert haben. Es scheint heute noch weitgehend das Zusammenleben der Rassen, Völker und Glaubensgemeinschaften zu bestimmen. Den Freund und den Glaubensbruder gilt es zu schützen und zu achten, während es ehrenhaft zu sein scheint, möglichst viele Feinde zu erschlagen. Wer von staatlichen Autoritäten zum Feind erklärt wird, darf getötet werden, ohne dass der Täter eine Strafe fürchten muss. Trotz des christlichen Gebotes der Nächstenliebe, trotz Aufklärung und Humanismus hat sich das Verhalten der Menschen bis heute nicht geändert; noch immer gilt die Devise „Homo homini lupus", der Mensch dem Menschen ein Wolf. Dieses Freund-Feind-Denken scheint sich in unsere Gene und Gehirne eingegraben zu haben, wie die Rampe von Auschwitz, der Völkermord in Ruanda oder die Erschießung bosnischer Männer auf erschreckende Weise dokumentieren.

Lange war unklar, wie Erlebnisse zurückliegender Generationen unsere Erbanlagen und damit unser Verhalten so verändern, dass wir Verhaltensweisen pflegen, die für das Leben in der heutigen Zivilisation anachronistisch anmuten. Die sog. Epigenetik (→ Kap. 5) liefert Erklärungen zur strukturellen Basis für dieses zumeist nicht erklärbare Verhalten.

Das individuelle Alter

Wenn man das Vierte Quartal als den letzten Lebensabschnitt eines Menschen bezeichnet, so gehen ihm zuerst die Periode der Kindheit und anschließend die der Jugend sowie des Erwachsenen voraus. Unter der Bezeichnung „das 4. Quartal", im Amerikanischen oft als „Q4" abgekürzt, versteht man im Alltag allerdings zumeist den letzten Abschnitt eines Geschäftsjahres.

Man darf zwar über das Alter sprechen, aber man sollte mit dem Begriff „die Alten" vorsichtig umgehen. Zwar spricht die Gesellschaft über die Alten, die Betroffenen allerdings meiden diese Bezeichnung und empfinden sie als abwertend. So werden Zeitgenossen, die das 60. Lebensjahr überschritten haben, in unserer konsum- und freizeitorientierten Gesellschaft neuerdings als Senioren bezeichnet. Marketingstrategen haben uns beigebracht, dass wir den Begriff Altenheim durch Seniorenresidenz ersetzen sollen und ein Restaurant einen Seniorenteller anbietet, aber bitte kein Altengericht. Das Wort „senior" kommt aus dem Lateinischen und steht für älter. Bevor man die Alten als Konsumentengruppe entdeckte, wurde es nur in einem engen Kontext benutzt, z.B. für einen älteren Herren in einer studentischen Verbindung. So hat der Begriff Senior oder Senioren nach 1970 eine semantische Verschiebung im Sinne einer Begriffserweiterung erfahren und steht für alle Alten, die am gesellschaftlichen Leben aktiv teilnehmen. Während man früher nur die Altersgruppe der etwa 14- bis 49-Jährigen als werberelevante Jahrgänge betrachtete, wurden in den Jahren wachsenden Wohlstands die Rentner, da sie ihr Einkommen nicht mehr mit den Kindern teilen müssen, als ausgabenfreudige Klientel von der Konsumgüterindustrie entdeckt. Die „woofs" (well off older folk) geben ihre Rente wie ihr Erspartes nach dem Motto „ mitnehmen kannst du es nicht" großzügig für Reisen und Konsumgüter aus. Daraus resultieren für die Gruppe der Senioren vielfältige Angebote, wie z.B. Seniorenreisen, Seniorenfahrkarten oder Seniorennachmittage. Leider gibt es noch keine Seniorencomputer, obwohl 15 % aller über 65-Jährigen täglich das Internet benutzen.

Für die Alten zwischen 90 und 110 Jahren, die man landläufig immer noch gern Greise nennt, gibt es noch keine angenehmer klingende Bezeichnung. Da sich ihre Gruppe ständig vergrößert und sie damit marktrelevant wird, dürfte über kurz oder lang den Werbestrategen ein Begriff einfallen, der möglicherweise auf das griechische Wort „Geron" für Greis zurückgreift.

Glaubt man den Berichten im Alten Testament, so wurde Methusalem, selbst heute noch ein Synonym für hohes Alter, 969 Jahre alt und zeugte noch im Alter von 187 Jahren seinen Sohn Lamech. Der chinesische Botaniker Professor Li Ching Yuen soll je nach verschiedenen Quellen zwischen 197 und 256 Jahre alt geworden sein und 23 Ehefrauen überlebt haben. Es gibt zahllose Berichte über Männer und Frauen aus vielen Ländern, die ein Alter zwischen 150 und 200 Jahren erreicht haben sollen. Leider sind diese Angaben nicht durch Geburtsurkunden oder andere Dokumente belegt. Die Japaner haben offiziell die längste Lebenserwartung weltweit. 230 000 Einwohner Japans, die laut Melderegister über 100 Jahre sein sollen, sind unauffindbar. Die Angehörigen melden den Tod des Verwandten nicht, weil sie weiter die Rente kassieren wollen. So fand die Polizei in Tokio 2010 heraus, dass Sogen Kato, der mit 111 Jahren älteste Einwohner Tokios, schon seit 32 Jahren tot war. Als derzeitig ältester Mensch gilt die im August 1997 verstorbene Französin Jeanne Calment.

Ihre 122 Jahre und 164 Tage stellen die längste bisher zweifelsfrei dokumentierte Lebensdauer dar. Der von Wissenschaftlern akzeptierte Altersrekord bei Männern gebührt Christian Mortensen, der im Alter von 115 Jahren verstarb. Maria Laqua weist mit 112 Jahren das höchste in Deutschland erreichte Lebensalter bei den Frauen, Hermann Dörnemann mit 111 Jahren das bei den Männern auf.

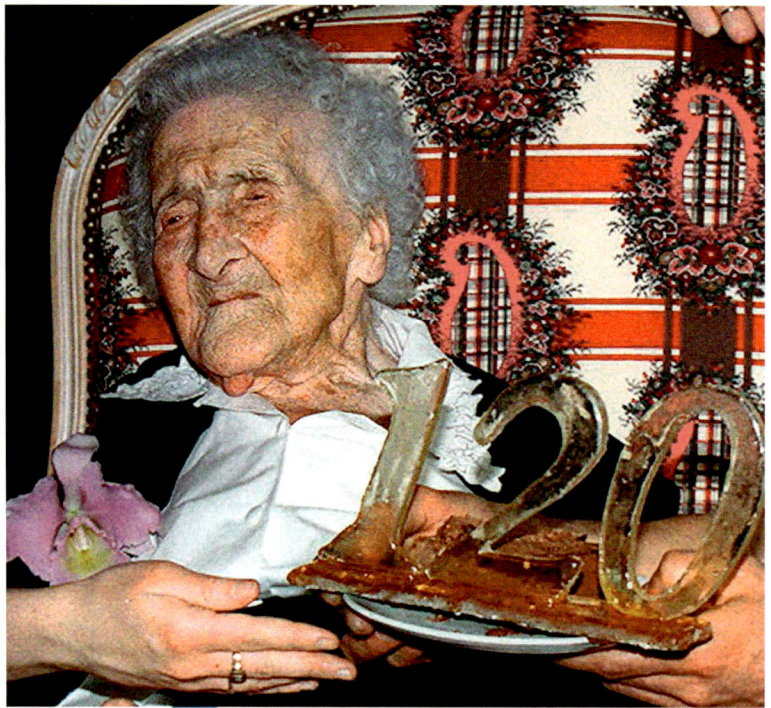

2.2 Mme. Jeanne Calment, die älteste Frau Europas. Sie starb in Frankreich im Alter von 122 Jahren.

Schaut man sich die Liste der hundert ältesten Menschen an, so ist zum einen auffällig, dass es keine geographischen Inseln für Langlebigkeit gibt, und weiterhin, dass die „Supercentenarians" alle zwischen dem 110. und 120. Lebensjahr versterben. Zu berücksichtigen ist auch, dass es in vielen Entwicklungsländern selbst heute noch kaum exakte Geburts- und Sterberegister gibt.

Überlässt man den Naturwissenschaftlern das Thema Altern, so gehen sie von einer Begriffsdefinition aus, die besagt: „Altern ist ein degenerativer biologischer Prozess, der mit zunehmendem Lebensalter zu psychischen und physischen Abnutzungserscheinungen führt und zumeist zwischen dem 50. und 65. Lebensjahr beginnt." Man unterscheidet zwischen dem chronologischen und dem biologischen Alter, eine Differenzierung, die der Volksmund zu dem Sprichwort „Man ist so alt, wie man sich fühlt" vereinfacht. Altern bezeichnet einen Prozess und Seneszenz einen Zustand. Die Überlebensrate nimmt im Alter exponentiell ab, die Mortalitätsrate dagegen exponentiell zu. Das Altern wird mit der „Mortality Rate Doubling Time" (MRDT) von acht Jahren charakterisiert, d. h., alle acht Jahre verdoppelt sich die Wahrscheinlichkeit zu sterben. Die individuelle biologische Alterung hängt von den sozioökomischen Bedingungen, der genetischen Konstitution, dem emotionalen Umgang mit Problemen („Coping") und der Häufigkeit von chronischen Erkrankungen ab. Das Phänomen Altern einfach als Verschleißerscheinungen („wear and tear") an der Hochleistungsmaschine Mensch zu kategorisieren, greift zu kurz. Nerven- und Muskelzellen müssen von der Geburt bis zum Tod durchhalten, während Darm- und Blutzellen innerhalb von Tagen oder Wochen erneuert werden. Somit ist ein 50-Jähriger mit Bezug auf seine Nervenzellen alt, aber ein 80-Jähriger im Hinblick auf seine Darmzellen noch jung.

Fragt man 60-Jährige, so steht der Wunsch nach Lebensqualität, vor allem nach Gesundheit und finanzieller Sicherheit, im Vordergrund. Healthy Active Life Expectancy (HALE) lautet die Kurzformel für den Wunsch der Senioren nach einem möglichst langen, beschwerdefreien und vielleicht sogar glücklichen Alter. Je mehr man sich dem Hohen Alter nähert, umso größer wird der Wunsch nach ein paar zusätzlichen Jahren oder, falls nicht erfüllbar, nach einem würdevollen Tod ohne Leiden (→ Tab. 1).

Lebenserwartung in Deutschland

Durchschnittliche und fernere Lebenserwartung nach ausgewählten Altersstufen

Sterbetafel			2003/2005	2004/2006	2005/2007	2006/08
Alter 0	Männer	Jahre	76,21	76,64	76,89	77,17
	Frauen	Jahre	81,78	82,08	82,25	82,40
Alter 20	Männer	Jahre	56,85	57,24	57,49	57,74
	Frauen	Jahre	62,28	62,56	62,72	62,85
Alter 40	Männer	Jahre	37,63	37,98	38,20	38,44
	Frauen	Jahre	42,66	42,92	43,08	43,20
Alter 60	Männer	Jahre	20,27	20,58	20,75	20,93
	Frauen	Jahre	24,25	24,49	24,61	24,71
Alter 65	Männer	Jahre	16,47	16,77	16,93	17,11
	Frauen	Jahre	19,94	20,18	20,31	20,41
Alter 80	Männer	Jahre	7,35	7,51	7,56	7,65
	Frauen	Jahre	8,72	8,87	8,92	8,97

Tab. 2.2 Sterbetafel (2008); herausgegeben vom Statistischen Bundesamt, Wiesbaden.

Die durchschnittliche Lebenserwartung betrug um 1900 in den Industriestaaten Europas nur 45 Jahre, während ein im Jahr 2010 geborener Junge mit 76, ein neugeborenes Mädchen mit 82 Lebensjahren rechnen kann.

Vor 100 Jahren waren 5 % der Bevölkerung 60 Jahre oder älter. Heute sind es 25 % und in etwa 25 Jahren werden 28 % der Bevölkerung über 60 und nur etwa 17 % unter 20 Jahre alt sein. Nicht nur die zu vielen Alten stellen ein künftiges Problem dar, sondern auch die zu wenigen Jungen – d. h. die geringe Geburtenrate. Dieser schnelle, sog. demographische Wandel, stellt nicht nur die Rentensysteme vor neue Herausforderungen, sondern betrifft fast alle Bereiche des öffentlichen Lebens, wie z. B. die Bildung, die Dauer des Berufslebens oder die medizinische Versorgung. Nicht nur die Zahl der 60- bis 90-Jährigen nimmt rapide zu, sondern auch die der über 100-Jährigen, der sog. Supercentenarians. 1965 lebten in Deutschland 265 Hundertjährige, für 2050 rechnet man mit über 117 000 Menschen mit einem dreistelligen Geburtstag. Ein Drittel der Bürger im hohen Alter kann noch alleine den Alltag meistern, ein Drittel ist pflegebedürftig, kann aber noch außer Haus gehen und das letzte Drittel ist schwer pflegebedürftig und sehnt oft den Tod herbei. Der schnelle Wandel zu einer „Gesellschaft der Grauhaarigen" ist durch die verbesserte Lebensqualität bedingt, die politischen Reaktionen auf den alle Gesellschafts-schichten umfassenden Prozess verzetteln sich in Diskussionsforen.

Je älter wir werden, umso weniger sagt das Lebensalter etwas über Fähigkeiten, Fertigkeiten, Interessen, Verhalten und Erlebnisweisen aus. Gleichaltrige zeigen oft größere Unterschiede in ihrem Verhalten als Menschen, deren Altersunterschiede 20 oder 30 Jahre betragen.

Altern ist stets das Ergebnis eines lebenslangen Prozesses mit ureigenen Erfahrungen sowie mit ganz individuellen Formen im Umgang mit Problem- und Belastungssituationen. Unsere Ausbildung, unser Interesse an Neuem sowie unsere körperlichen Aktivitäten in jüngeren Jahren beeinflussen entscheidend Alterszustand und Altersprozess.

Chronologisch alte Menschen, d. h. die älter als 60-Jährigen, fühlen sich selbst, solange sie gesund sind, nicht als alt im Sinne von nutzlos. Befreit von den Fesseln des Berufs, reisen sie bis in die entlegenen Gebiete der Welt, belegen Kurse an der Volkshochschule, werkeln an Haus und Wohnung, kümmern sich um die Enkel oder schreiben auf dem neuen Laptop Eingaben an die Behörden. Erst im hohen Alter häufen sich Bewegungsunfähigkeit und schwindende mentale Fähigkeiten, die zur Bettlägerigkeit und dem Verlust der personalen Existenz führen. Ab dann ist man auf die Hilfe von Verwandten oder von Organisationen, ob staatlich, karitativ oder kommerziell, angewiesen.

Allerdings wird das Ausmaß an Pflegebedürftigkeit alter Menschen zumeist überschätzt. Pflegebedürftigkeit fällt oft erst in der Gruppe der über 85-Jährigen ins Gewicht und betrifft dort auch nur 30 % der Hochbetagten. So sind noch 70 % dieser Gruppe in der Lage allein und kompetent ihren Alltag zu meistern. Bei Schätzungen im Hinblick auf den Anteil der Pflegebedürftigen von morgen, da voraussichtlich weit mehr über 90-Jährige in unserer Gesellschaft leben werden, sollte man vorsichtig sein. Die Hochaltrigen von heute sind viel gesünder, als es ihre über 60-jährigen Eltern und Großeltern waren. Werden heute noch 70 % der Pflegebedürftigen in der Familie versorgt, so wird in Zukunft die Pflege in der Familie die Ausnahme sein. Die Pflegebedürftigen werden immer älter und damit auch die Pflegenden. Wegen der abnehmenden Kinderzahlen kann die Versorgung ihrer Eltern nicht mehr unter den Geschwistern aufgeteilt werden und aufgrund der für den Berufserfolg erforderlichen Mobilität liegen die Wohnorte von Eltern und Kindern oft weit auseinander.

Fragt man, was die Lebenssituation der Senioren nach 1970 in den Industriestaaten so entscheidend verbessert hat, so ist es vor allem das bis zum Tod gesicherte Einkommen. Es ist der Finanzstatus, der eine gute Krankenversorgung, eine Teilhabe am gesellschaftlichen Leben und eine Verwirklichung jener Träume, die man als Jugendlicher aus Geldmangel nicht realisieren konnte, ermöglicht. Ein Blick zurück in die Historie zeigt, dass es für Senioren, mit Ausnahme der armen Alten, in Deutschland nie einen Zeitraum gegeben hat, in dem sie eine solche Lebensqualität genießen durften, wie heute.

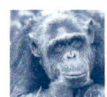

Literaturangaben

5. Altersbericht des Deutschen Bundestages 2007: Potentiale des Alters in Wirtschaft und Gesellschaft.

Conard, N., Kölbl, S. Schürle, W. (2005): Vom Neandertaler zum modernen Menschen. Thorbeke, Ostfildern

Henke, W., Rothe, H. (1998): Stammesgeschichte des Menschen. Springer, Heidelberg

Hufeland, C. W. (1804): Makrobiotik oder die Kunst das menschliche Leben zu verlängern. Berlin

Lehr, U. (2006): Psychologie des Alterns. Quelle & Meyer, Heidelberg

Paul, A. (1998): Von Affen und Menschen. Wissenschaftliche Buchgesellschaft, Darmstadt

Schrenk, F. (2005): Die Frühzeit des Menschen. Becksche Reihe, C. H. Beck, München

Statistisches Bundesamt Deutschland (2008): Sterbetafeln, Wiesbaden

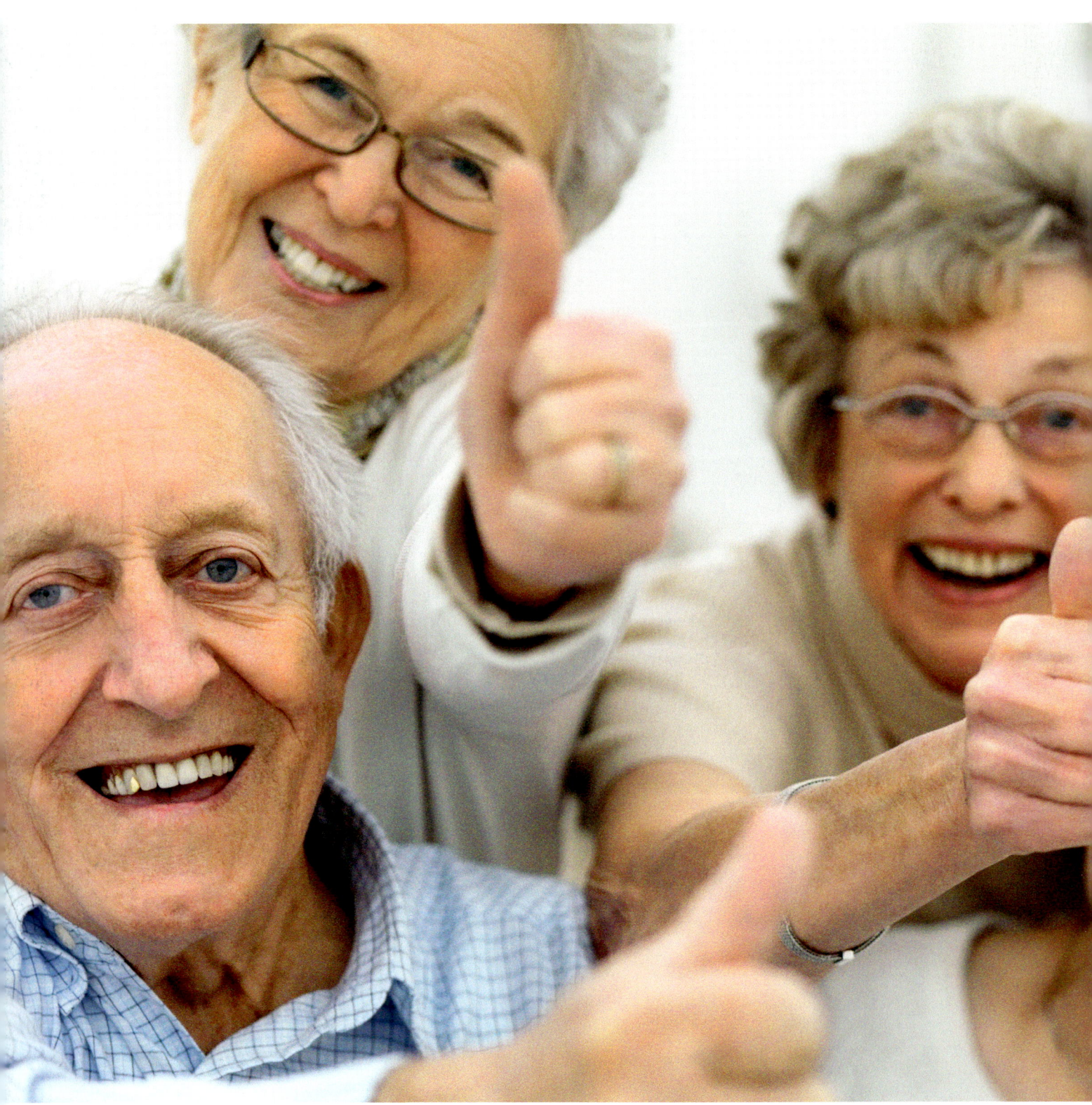

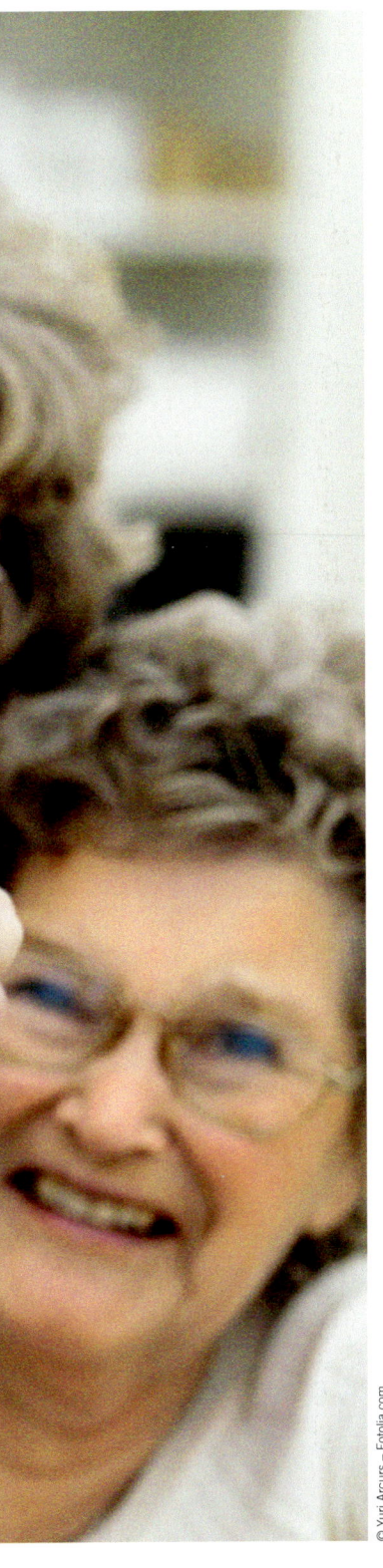

Der gesellschaftliche Umgang mit den Alten: Eine historische Perspektive

Die Alten im Spiegel der Gesellschaft

Selbst berühmte historische Zeitgenossen bewerten die Lebensphase „Alter" sehr unterschiedlich. So formulierte z.B. Marcus Tullius Cicero (106–43 v. Chr.) in seinem Buch mit dem Titel „Über das Alter": *„Das Alter wird nur dann respektiert werden, wenn es um seine Rechte kämpft und sich Unabhängigkeit und Kontrolle über das eigene Leben bis zum letzten Lebenszug bewahrt."*

Der amerikanische Präsident Thomas Jefferson (1743–1826) vertrat dagegen etliche Jahre später die Ansicht: „*Nichts obliegt den Alten mehr, als zu wissen, wann sie den Weg freigeben und jüngeren Nachfolgern die Ehren überlassen müssen, die sie nicht länger verdienen, sowie die Pflichten, die sie nicht länger erfüllen können.*"

Die nachfolgende Beschreibung des Phänomens Alter muss sich auf das Leben in den westlichen Industriestaaten und den Vereinigten Staaten beschränken, da unser Wissen über die Verhältnisse in der restlichen Welt zu lückenhaft ist. Weiterhin sollte man bei einer historischen Betrachtung berücksichtigen, dass von vielen Berichterstattern ausführlich und zuweilen rosig gefärbt über die Lebensweise von Feldherren, Politikern und Künstlern berichtet wird, dass jedoch das Alltagsleben der übrigen Bevölkerung kaum Beachtung findet, weder damals noch heute. So füllen die Folianten über Julius Cäsar (100–44 v. Chr.) die Regale der Bibliotheken, dagegen können wir nur vermuten, wie eine Schreinerfamilie im alten Rom gefrühstückt hat.

Im Detail mag es epochenspezifische Unterschiede gegeben haben, doch die grundlegenden Probleme, Ängste und Sorgen, Wünsche und Sehnsüchte älterer Menschen variieren im Laufe der Geschichte, zumindest in der westlichen Welt, kaum. Die Alten sorgten sich auch früher vorrangig um ihre Gesundheit sowie um ihre finanzielle und persönliche Unabhängigkeit. Vor allem fürchteten sie als unnützer Esser ihrer Familie zur Last zu fallen. Die Reichen hatten Angst vor der Armut und die Armen vor Siechtum und einem zu frühen Tod. Die Qualität der medizinischen Versorgung war in der Antike gut, im Mittelalter katastrophal, erst seit der Renaissance begann die Entwicklung, die schließlich zu dem hohen medizinischen Standard in der heutigen Zeit führte.

Wie der Rückblick eines alten Menschen auf die Erlebnisse seiner Kindheit subjektiv gefärbt ist, sind auch viele Aussagen über das Leben der Alten in vergangenen Zeiten fehlerhaft. Betrachtet man die Lebensspannen unserer Vorfahren, so wird zumeist behauptet, es hätte in der fernen Vergangenheit nur wenige Menschen gegeben, die ein hohes Alter erreichten. Eine solche Aussage mag zwar für die gemittelte Lebenszeit der Bevölkerung eines Landes korrekt sein. Einzelne Bewohner erreichten auch damals ein Alter von 100 Jahren. So waren im 18. Jahrhundert in Mitteleuropa 10 % der Bevölkerung älter

	Zeitraum	Alter in Jahren
Aristoteles	384–322 v. Chr.	62
Platon	427–348 v. Chr.	79
Cicero	106–43 v. Chr.	63
Augustinus	354–430 n. Chr.	76
Otto der Große	912–973	61
Kolumbus	1451–1506	55
Kant	1724–1804	80
Washington	1732–1799	67
Napoleon	1769–1821	52
Bismarck	1815–1898	83
Adenauer	1876–1967	91
Pius XII.	1876–1958	82

Tab. 3.1 Lebensalter einiger Persönlichkeiten von der Antike bis heute.

als 60 Jahre. Wenn in der Zeit vor dem 20. Jahrhundert in Europa und Nordamerika von einer Lebenserwartung von ca. 45 Jahren ausgegangen werden muss, so sind diese Zahlen durch die hohen Sterblichkeitsraten von Kindern, Jugendlichen und Müttern sowie durch Kriege und Seuchen verfälscht.

Oft wird heute ein eher pessimistisches Bild von zunehmend vereinsamten alten Menschen gezeichnet, die verstoßen von ihren Familien und abseits ihrer Kinder in Altersheimen leben müssen. Dabei geht man davon aus, dass die Alten früher mit ihren Kindern in einer Großfamilie lebten oder zumindest von ihnen versorgt wurden. Es weist alles darauf hin, dass gerade alte, arme oder auch kinderlose Menschen häufig viel einsamer waren als heute. Tatsächlich lebten auch früher Eltern und Kinder zuweilen weit voneinander entfernt, Reisen waren zeitaufwändig und teuer und Kommunikationsmittel wie Telefon oder Mailsysteme gab es noch nicht. Selbst das Briefeschreiben war nicht verbreitet, da viele Angehörige der ärmeren Bevölkerung weder lesen noch schreiben konnten. Manchmal waren die Kinder auch ausgewandert oder schon vor den Eltern gestorben. Nicht wenige Alte bestanden darauf, solange es ging, in ihren Häusern zu bleiben und hüteten sich davor, ihr Schicksal in die Hände ihrer Kinder zu legen.

Als „alt" galt man, wenn man nicht mehr in der Lage war, sich selbst zu versorgen und sein Überleben zu sichern. Falls Armut und Alter zusammentrafen, blieb nur noch die Verelendung und als Erlösung der frühe Tod.

Während wir uns beim Rückblick in vergangene Zeiten zuweilen ein fast romantisches Bild vom damaligen Umgang der Jungen mit den Altern machen, scheuen sich die Literaten als Zeitzeugen nicht, die alltägliche Realität zu beschreiben. In der Komödie „Wie es euch gefällt" skizziert William Shakespeare (1564–1616) die Lebensphasen des Menschen: *„Das sechste Lebensalter wechselt hinüber zum hageren und pantoffelbekleideten Pantalon, Brille auf der Nase und Beutel an der Hüfte, seine jugendliche und wohlerhaltene Hose eine Welt zu weit für seine geschrumpften Schenkel und seine kräftige Männerstimme, wieder in kindischen Diskant umschlagend, piepst und pfeift in ihrem Laut.*

Letzte Szene von allen, mit der diese bewegte, merkwürdige Historie endet, ist ein zweites Kindesalter und gänzliches Vergessen, ohne Zähne, ohne Augen, ohne Geschmack, ohne alles."

Bewertet man die Lebensverhältnisse von der Antike bis zu den Industriestaaten des 21. Jahrhunderts, so haben drei herausragende historische Ereignisse weitgreifende Veränderungen bewirkt. Zuerst waren es die in den griechischen Stadtstaaten erarbeiteten ethischen Grundsätze für das Zusammenleben aller Altersgruppen, dann folgte in der Aufklärung die für alle Bürger eingeforderte Eigenverantwortung und individuelle Freiheit und schließlich führte die finanzielle Absicherung der nicht mehr Erwerbstätigen durch staatlich garantierte Rentensysteme ab dem 20. Jahrhundert zur finanziellen Unabhängigkeit.

Die Auseinandersetzung mit dem Alter in der Antike

In den Sippen, die in prähistorischen Zeiten lebten, waren die Regeln für das Zusammenleben der Generationen wohl einfach. Wer aufgrund von Verletzungen, Krankheiten oder Alter zu schwach war, für seine Nahrungsbeschaffung oder seine Verteidigung zu sorgen, wurde aus der Gemeinschaft ausgestoßen, verhungerte und diente anderen Lebewesen als Nahrung. Allerdings waren die Alten, bevor es schriftliche Überlieferungen gab, auch ein Hort der Erfahrung und des handwerklichen Könnens. Vielleicht wurden sie auch im Alter geschätzt, weil man viel von ihnen lernen konnte. Die ersten Bestattungen der Verstorbenen dürften reine Schutzmaßnahmen gewesen sein, um zu verhindern, dass die Leichen die Raub-

tiere anziehen. Erst die Bestattungsriten, wie sie ab 100 000 v. Chr. beim Neandertaler und dem *Homo sapiens* aufkamen, weisen auf eine ehrfürchtige Behandlung der Alten sowie auf ein Nachdenken über ein Leben nach dem Tod hin. Mit der Zeit wurden die schlichten Erdhöhlen, in denen man die Toten mit einem Überlebenspaket versehen bestattete, zu den Baudenkmälern, wie der Cheopspyramide, dem Tadsch Mahal oder dem Lenin-Mausoleum.

In der griechischen und römischen Mythologie wird die Jugend glorifiziert, während das Alter kein Ansehen hat. In Hesiods (etwa 700 v. Chr.) „Theogonie" ist das verhasste Alter ein Nachkomme der Nacht und verwandt mit Verhängnis, Schicksal, Tod, Schlaf, Schuld, Nemesis und Betrug. Diese Übel waren normalerweise in die Unterwelt verbannt und wurden nur auf die schwachen und alten Menschen losgelassen. Den Sterblichen dienten die unsterblichen und niemals alternden Götter als Wunschbild. Unsterblich zu werden, d. h. in den Rang der Götter aufzusteigen, war ein Traum aller Menschen in der Antike, dessen Erfüllung nur wenigen Helden vorbehalten war.

Als im 7. Jahrhundert v. Chr. in Griechenland die Stadtstaaten wie Athen oder Sparta gegründet wurden und das enge Zusammenleben vieler Menschen eine Ethik des Miteinanders erforderte, wurde auch die materielle Versorgung der Eltern durch ihre Kinder geregelt. Nach dem vom athenischen Staatsmann Solon (etwa 640–560 v. Chr.) verfassten Gesetz wurde die Unterlassung der Unterstützung der Eltern mit Entzug der Bürgerrechte bestraft; in Athen war das die zweitschlimmste Strafe nach der Todesstrafe.

Informationen über den Umgang mit den Alten in der Antike gibt es zumeist nur von den Angehörigen der Oberschicht, da nur von ihnen schriftliche und bildliche Darstellungen überliefert sind. Solange Frauen und Männer reich und mächtig waren und ihren Aufgaben in der Gesellschaft nachgingen, wurden sie respektvoll behandelt, ihre Altersicht wurde als Weisheit gelobt und nach ihrem Tod wurden sie aufwändig bestattet. Dagegen dürften bei den bäuerlichen Großfamilien auf dem Land die Alten nur solange willkommene Mitglieder der Gemeinschaft gewesen sein, wie sie sich auf dem Feld und im Haus nützlich machen konnten.

Die Jüngeren versorgten ihre Alten wohl auch deshalb mit Nahrung und einer Schlafstelle, weil sie ihre spätere, eigene Lebenssituation vor Augen hatten. So ist es ein Mythos, dass in der Antike die Alten hoch geachtet waren und sie in Politik und Gesellschaft bis zu ihrem Tod verantwortungsvolle Positionen bekleideten.

Das Töten der Alten, weil man sich der unnützen Esser entledigen wollte, war durchaus üblich. So wurden in Sardinien die Alten mit einem Extrakt aus dem Wasserfenchel (*Oenanthe crocata*) gelähmt und dann von Felsen gestürzt. Die durch das Gift verursachte Gesichtskontraktion bewirkte ein schiefes Lächeln, den Risus sardonicus, das sardonische Lächeln. Den Zuschauern wurde damit vorgegaukelt, die Betroffenen gingen lächelnd in den Tod.

Auch in der Antike wurden die Menschen, und zwar rund um das Mittelmeer, wenn sie Kindheit, Kriege und Seuchen überstanden hatten, durchaus zwischen 60 und 90 Jahre alt. So soll der jedem Schüler vertraute Pythagoras 80 bis 90 Jahre alt geworden sein. Eine Quelle berichtet sogar, dass er dank einer speziellen Mixtur aus Meerzwiebelessig auch im 117. Lebensjahr noch in guter Verfassung war. Philosophen schrieben die negativen Begleiterscheinungen des Alters gerne der zügellosen Lebensweise in der Jugendzeit zu.

Während alte Männer in Kunst und Literatur oft als weise dargestellt werden, wird die Rolle alter Frauen häufig negativ bewertet. Da sie nicht mehr zur Reproduktion fähig waren, wurden alte Frauen diffamiert und an den Rand der Gesellschaft gedrängt. In vielen Darstellungen werden sie sogar als bösartig, als sexuell obsessive Hexen oder Trinkerinnen gezeigt. Besonders hart trifft es alte Jungfern, die als Vorbilder für die grausamsten und furchtbarsten Gestalten der

3.1 Marmorstatue einer alten Schäferin. In den Darstellungen aus griechischer oder römischer Zeit wurden die Alten realistisch dargestellt. Trotz vieler Altersattribute wie z. B. einer faltigen Haut strahlen sie eine besondere Würde aus. Quelle: Palazzo dei Conservatori, Rom; Foto: Alinari Archiv-Brogi Archiv, Florenz.

Mythologie, die Furien und Graien (Greisinnen), herhalten müssen. Sie werden absichtlich alt und verhärmt dargestellt, damit sie den Sterblichen Angst und Schrecken einjagen.

Besonders die griechischen Philosophen befassen sich intensiv und zumeist abwertend mit der Lebensphase Alter.

So zitiert Sokrates (469–399 v. Chr.) den Sophisten Prodikos von Keos (465–399 v. Chr.), der die unausweichlichen Auswirkungen des Älterwerdens beschreibt: *„Dann kommt unbemerkt das Alter über dich, in dem sich alles Böse und Tödliche der Natur vereint. Und wenn du deine Schuld nicht schnell mit dem Leben bezahlst, schreitet die Natur wie ein kleiner Dieb und nimmt sich ihren Teil – deine Sehkraft, dein Hörvermögen und oft auch beides. Und wenn du dennoch weiterlebst, lähmt sie dich, verstümmelt und zerreißt dich schließlich. "*

Nach Aristoteles (384–322 v. Chr.) sind alte Menschen vor allem pessimistisch, argwöhnisch, oft bösartig und engstirnig, weil ihnen das Leben so übel mitgespielt hat, dass sich ihre Hoffnungen auf den bloßen Wunsch weiterzuleben reduziert haben.

Während die Begleiterscheinungen des Alters von Schriftstellern und Philosophen der Antike umfassend kommentiert wurden, hielt man sich hinsichtlich der Ursachen des körperlichen Verfalls zurück. Verbreitet war in der Medizin die Ansicht, dass der Körper mit der Zeit seine innewohnende Wärme verliere und damit seine Lebenskraft bzw. seinen Lebenswillen. Daher sei ein Kind warm und feucht, während der alte Mensch kalt und trocken sei wie ein Toter. Das Alter ist also ein Prozess des Erkaltens und Vertrocknens, und wenn Leber und Herz austrocknen, stirbt der Mensch. Analog zur Krankheit geht im Alter das Gleichgewicht der vier Körpersäfte verloren: Es herrscht Mangel an Blut und gelber Galle, aber ein Überschuss an Schleim und schwarzer Galle.

Der griechische Arzt und Schriftsteller Galen oder auch Galenos von Pergamon (129–216) widersprach diesen Theorien und erklärte, dass es sich um eine Fehlinterpretation der flüssigen Absonderung alter Menschen, wie z. B. Auswurf und Nasenschleim, handele, die aber nichts mit dem inneren Zustand des Körpers zu tun hätten. Galen vermutete, dass sich die innere Kälte nicht nur auf den Körper, sondern auch auf den Geist auswirkt: *„Warum verlieren so viel Menschen im Alter ihren Verstand. Dies ist nicht die Aus-*

wirkung von Trockenheit, sondern von Kälte. Sie nämlich schädigt eindeutig alle Aktivitäten des Geistes. "

Um den Symptomen des Alterns entgegenzuwirken, muss das Gleichgewicht der Körpersäfte wieder hergestellt, also dem Körper Wärme und Feuchtigkeit zugeführt werden. Nach der von Galen eingeführten „gerokomischen Kunst" – der heutigen Gerontologie – ist das Alter eine eigenständige Form der Gesundheit, die durch ein maßvolles Leben erhalten werden kann. Deshalb verschrieben die Ärzte der Antike ihren Patienten eine Diät oder Kur, an die sie sich halten mussten. So wurde die Diätetik neben der Pharmakologie und Chirurgie zu einem wichtigen Gebiet der antiken Heilkunst.

Im fünften Buch seines Werkes „Über die Erhaltung der Gesundheit" befasst sich Galen ausführlich mit den Themen Lebensführung und Ernährungsgewohnheiten. Er empfahl Massagen und leichtes körperliches Training, Reisen per Schiff oder zu Land, lauwarme Bäder und gelegentliches Aderlassen. Was die Ernährung betraf, so sollten alte Menschen nur wenig essen und ihre Nahrungsmittel sorgfältig auswählen. Als gesund bezeichnete er Pflaumen, Fisch, weiche Brotsorten und mageres Fleisch, vor allem das von jungen Ziegen. Ungesund dagegen seien hart gekochte Eier, Käse, Schnecken, Linsen, Pilze und viele Gemüsesorten.

Und was sollte der alte Mensch trinken? Wasser sollte gemieden werden und Milch nur als Muttermilch, Eselsmilch oder Milch mit Honig getrunken werden. Wein, die Gabe des Dionysos, empfahl er als gesundheitsfördernd und widmete sich ausführlich der Frage, welche Weinsorten besonders bekömmlich seien. Wein galt als Verjüngungstrank, weil er den Körper wärmt und so Traurigkeit und Ängste vermindert, die ein langes Leben so mit sich bringen.

Die Alten im Mittelalter

Im Mittelalter (6. bis 15. Jahrhundert) wurde die wirtschaftliche und kulturelle Dominanz des griechisch-römisch geprägten Mittelmeerraums durch das ganz Europa umfassende System christlicher Feudalstaaten abgelöst. Grundzüge des europäischen Mittelalters waren eine nach Ständen geordnete Gesellschaft und eine Gott verbundene Geisteshaltung in Literatur, Kunst und Wissenschaften. Das christ

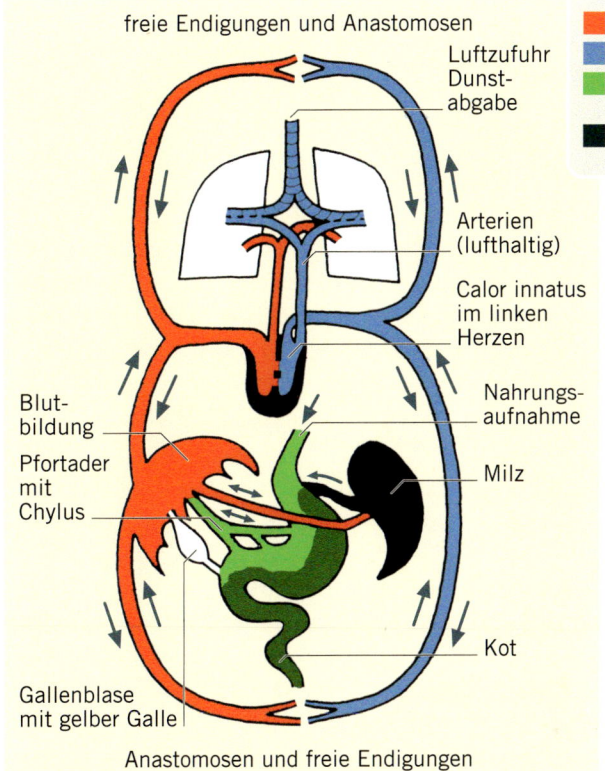

freie Endigungen und Anastomosen
Luftzufuhr Dunstabgabe
Arterien (lufthaltig)
Calor innatus im linken Herzen
Nahrungsaufnahme
Blutbildung
Pfortader mit Chylus
Milz
Kot
Gallenblase mit gelber Galle
Anastomosen und freie Endigungen

■ arterielles Blut
■ venöses Blut
■ Speisebrei + schwarze Galle
■ schwarze Galle

3.2 Die anatomische Korrelation zu Galens Lehre von den vier Säften. Das Pneuma gelangt vom linken Herzen über die luftgefüllten Arterien in die Gehirnkammern und wird dort zum Seelen-Pneuma. Die Milz produziert die schwarze Galle. Quelle: Meyer-Steineg, T./Sudhoff, K. (1965): Illustrierte Geschichte der Medizin. Gustav Fischer, Stuttgart

liche Mittelalter verstand sich heilsgeschichtlich als eine im Glauben allen anderen Zeitaltern überlegene „aetas christiana" (christliches Zeitalter), die mit der Geburt Christi begann und erst mit dem Jüngsten Gericht enden sollte. Für die Alten war aber gerade das Mittelalter bis zum Beginn der Renaissance wohl die schrecklichste Zeit (aetas obscura) aller geschichtlichen Epochen in Europa. Obwohl es keine verlässlichen Aufzeichnungen gibt, kann man schätzen, dass der Bevölkerungsanteil der über 60-Jährigen nur bei 5–8 % lag, da aufgrund von Hungersnöten, Kriegen und Pestepidemien bereits sehr viele junge Menschen starben.

Die Alten genossen auch keine besonderen Zuwendungen, sondern es wurden ihnen lediglich Pflichten erlassen, so der Kriegsdienst oder das Zahlen von Abgaben. Viele Frauen starben schon im Kindbett oder waren als Folge der jährlichen Geburten so ge schwächt, dass sie die schwere Feldarbeit nicht mehr bewältigen konnten und früh verstarben. Für die ärmeren Schichten existierte auch keine medizinische Versorgung; ernsthaft zu erkranken, bedeutete den Tod. Nur in den Hospizen der Klöster gab es für die Armen eine Krankenpflege, die die Zeit zwischen Siechtum und dem Tod überbrückte. Dagegen wurden die Reichen von den Ärzten des Mittelalters durch allerlei verordnete Wundermittel mehr finanziell geschröpft als geheilt. Alte und weise Frauen, die oft ein großes Wissen über Heilkräuter besaßen und damit den Patienten wirklich helfen konnten, liefen immer Gefahr, als Hexe verbrannt zu werden. Die Pandemie-artigen Seuchen wie Cholera und Pest, die ihre Ursachen zumeist in der fehlenden Hygiene hatten, trafen allerdings arm wie reich, Obrigkeit wie Klerus.

Man unterschied im Mittelalter zwischen Alter und hohem Alter (senium) und schrieb den geistigen Verfall ausschließlich dem hohen Alter zu. So war man auch der Ansicht, dass wegen des Verlusts an Wärme die Hochbetagten wieder das Verhalten von Kindern annehmen. Alte Männer und Frauen mit sexuellen Fantasien verstießen gegen die Naturgesetze und galten als verrückt. Ein verliebter alter Mann (senex amans), der sich nicht so verhielt, wie es sich für sein Alter gehörte, wurde als geistig verwirrt gebrandmarkt.

Die körperlichen Veränderungen bei Frauen begründete man vor allem mit dem Ausbleiben der Menstruation. Nach Ansicht der Ärzte war das Menstruationsblut unrein, schädlich und von zerstörerischer Kraft. Dieser Theorie entsprechend waren Frauen nach der Menopause gefährlich, weil sie das ungesunde Blut nicht mehr ausscheiden konnten. So schreibt Albertus Magnus (1200–1280) in seinem Traktat „De secretis mulierum": *„Das Zurückhalten der ‚Menses' produziert viele schädliche Körpersäfte. Alte Frauen besitzen fast keine Hitze mehr, um dieses Problem bewältigen zu können, insbesondere arme Frauen, die von nichts als derbem Fleisch leben. Diese Frauen sind boshafter als andere. "*

Arme Frauen mussten oft ihren Lebensunterhalt mit dem Mischen von Heil-, Liebes- oder Todestränken verdienen. Waren diese wirksam, so wurden sie als Hexen gefürchtet, waren sie unwirksam, liefen sie in Gefahr, als Hexen verbrannt zu werden.

Im Mittelalter tritt neben die weltliche Herrschaft die katholische Kirche als der zweite Machtfaktor.

Die Kirche etablierte ein System der Bestrafung bzw. Belohnung nach Ende des irdischen Lebens, das älteren Menschen jegliche Lebensqualität nahm. Da jeder Mensch im Jammertal irdischen Lebens zwanghaft schuldig werden muss und ihn nur die kirchlichen Institutionen vor der ewigen Verdammnis bewahren können, ordneten sich die Alten jedwedem kirchlichen Dekret unter und versuchten durch permanente Buße einen Bonus für das Leben im Jenseits zu erlangen. Noch auf dem Sterbebett ist man quasi als Rückversicherung für ein Leben nach dem Tod bemüht, sich durch materielle Zuwendungen den Segen der heiligen Kirche zu verschaffen.

In religiösen Schriften stand der Körper eines alten Menschen für die Vergänglichkeit und die Eitelkeit des irdischen Lebens. In einem Dialog zwischen Freude und Vernunft ist es die Aufgabe der pessimistischen Vernunft, die Freude zu zügeln, ihr zu verdeutlichen, dass Glück Torheit ist und dass jede Quelle des Glücks einmal eine Quelle des Bösen und des Schmerzes sein wird. Der Verfall und die zunehmende Unansehnlichkeit des Körpers sowie der Verlust der körperlichen Freuden werden nach Auffassung des italienischen Dichters Francesco Petrarca (1304–1374) als Hinweise auf die Zerbrechlichkeit, Vergänglichkeit und Bedeutungslosigkeit dieser Welt gesehen.

Bernhardin von Siena (1480–1444), ein Heiliger, geißelt die Alten für ihr Murren und Klagen: *„Ihr wollt es erreichen, ihr wünschet euch es zu erreichen, ihr hattet Angst, es nicht zu erreichen, und nun, da es euch gelungen ist, jammert ihr. Jeder möchte alt werden, aber keiner es sein. Der alte Mensch erhält die Gelegenheit zu bereuen und mithilfe seines schwachen kränklichen Körpers seinen Frieden mit Gott zu machen. Das Altern des Körpers an sich verhindert schon die schlimmsten Sünden: Ohne Zähne wird der Mensch weniger lachen, weniger am Ruf anderer nagen und weniger reden. Sein schwaches Augenlicht erlöst ihn von Völlerei, Habgier und Wollust. Wenn seine Ohren schwächer werden, wird er sich weniger Unsinn anhören und wird sich stattdessen religiösen Schriften widmen und still auf die Werke Gottes blicken, die dieser im Himmel und auf Erden bewirkt hat. Die nachlassende Libido erlöst ihn von fleischlichen Trieben. "*

Die Reichen und Mächtigen mussten sich auch im Mittelalter nicht an die Vorgaben für das niedere Volk halten. In ihrer Lebensführung waren sie zumeist kein Beispiel christlicher Enthaltsamkeit und auch die Angst vor der Bestrafung im Jenseits hielt sich in Grenzen. Da sie im Leben nie Not gelitten hatten, machte sich das Alter weniger bemerkbar und so konnten sie wie die Dogen von Venedig oder die Äbte großer Klöster noch zwischen dem 60. und 90. Lebensjahr wichtige Ämter bekleideten. Auch Künstler wie Michelangelo, Leonardo da Vinci, Tizian Vecellio und Lucas Cranach schufen ihre berühmtesten Werke, als sie die 60 schon überschritten hatten.

Der Einfluss von Renaissance und Aufklärung

In der Renaissance (frz. Wiedergeburt) kam es im Europa des 14. bis 17. Jahrhunderts zur kulturellen Wiederbelebung des Wertesystems der griechischen und römischen Antike. Das bisherige theozentrische Weltbild wurde im Humanismus als der wesentlichen Geistesbewegung dieser Zeit durch eine stärkere anthropozentrische Sicht der Dinge abgelöst. Die Reformation im frühen 17. Jahrhundert reduzierte den Einfluss der katholischen Kirche. Die Übersetzung der Bibel in die Landessprachen erlaubte allen des Lesens fähigen Bürgern sich ein eigenes Bild von Gottes Verkündigungen zu machen.

Die Gesellschaft orientierte sich stark am jeweiligen Stand sowie an äußeren Symbolen: Autorität und Rang in der Gesellschaft fand Ausdruck in Kleidung und Besitz. Macht wurde durch Wohlstand demonstriert. Alt an Jahren zu sein galt in der späten Renaissance weder als Verdienst noch als Gnade. Man war alt, wenn man alt aussah. Zumindest die Oberschicht war in der Lage, die Anzeichen von Alter relativ lange hinauszuzögern. Proteinreiche Kost, ein komfortabler Lebensstil und ein körperlich wenig anstrengendes Leben ließen Frauen und Männer im Vergleich zum Mittelalter deutlich später altern. Allerdings waren reiche Leute früher als die Armen vom Zahnausfall betroffen, ansonsten ein untrügliches Merkmal für fortgeschrittenes Alter. Da sie sich Zucker leisten konnten und ihn als Symbol des Wohlstands auch im Übermaß genossen, wurden die Zähne reicher Leute früh schlechter und fielen dann ganz aus. Ein zahnloses Lächeln galt als Zeichen des Wohlstands, nicht als Symbol des Alters. Innerhalb der Gesellschaft alterten arme Frauen am schnellsten, sie litten aufgrund der Ernährung und

der vielen Schwangerschaften unter Kalziummangel und lebten unter erbärmlichen Verhältnissen. Alte Witwen galten als lüstern und beherrscht vom Verlangen nach einem neuen, möglichst reichen Ehemann. Selbst die bloße Vorstellung von einer älteren Frau, die nach einer sexuellen Beziehung trachtete, galt als abstoßend. Sich zu verschönern und Feste zu feiern, das waren Privilegien der Jungen und Schönen. Einflussreichen alten Männern hörte man zwar aufmerksam zu, wenn sie als Ratgeber fungierten, doch das allgemeine Bild eines Alten war das eines geldgierigen, lüsternen, eigennützigen, geschwätzigen und sich ständig einmischenden Menschen, der deshalb auch häufig zur Zielscheibe von Hohn und Spott wurde. Habgier und Wollust waren die verspottenden Untugenden des alten Mannes, Eitelkeit die der alten Frau. In der Literatur, im Theater und in den Bauernweisheiten wurden die Alten in einer Weise verhöhnt, wie es in früheren Epochen nicht toleriert wurde.

Die ärztliche Praxis wurde noch immer von der Vier-Säfte-Lehre Galens bestimmt. Nun aber war ein jeder Mensch eine einzigartige Mischung von Temperamenten, Körpersäften, Anlagen und Fähigkeiten, deren Zusammenspiel die dominanten Charaktereigenschaften phlegmatisch, sanguinisch, cholerisch und melancholisch ergaben; dabei betrachtete man die Melancholie als die typische Eigenschaft der Alten. Die Behandlung altersspezifischer Krankheiten hatte sich seit dem Mittelalter kaum verändert; man versuchte nicht die Krankheiten zu heilen, sondern das Altern hinauszuzögern. So bestand die Therapie hauptsächlich aus Aderlässen, Klistieren sowie Massagen und dem Verabreichen von Kräutersäften und Tees. Allerdings verstand man schon, dass eine gesunde Ernährung die Basis für eine Verzögerung des Alterns ist. Also sollten die noch rüstigen Alten energiereiche Nahrung zu sich nehmen, die viel Feuchtigkeit und Wärme enthielt. Dazu zählten Rotwein, Fleisch von jungen Tieren und Milch. Ärzte empfahlen den alten Menschen nur kleine, aber dafür zahlreiche Mahlzeiten und ausgiebig in gut geheizten Räumen zu schlafen. Alte Menschen sollten nicht arbeiten, Verletzungen fürchten und enthaltsam leben. Körperliche Gesundheit sollte auch den Zustand der Seele oder des Geistes positiv beeinflussen. Um diese zu erhalten, sollte man Kummer, Zorn und Ängste vermeiden und dagegen nach Glück und Zufriedenheit streben. Dabei helfen sollten das Musizieren, anregende Gespräche in gleich gesinnter Gesellschaft, das Studium säkularer und religiöser Schriften sowie der Genuss von reichlich Rotwein, um die Melancholie des Alters zu vertreiben. Mit dieser Lebensweise sollte man schon in der Jugend nach dem Motto beginnen: „Was man in der Jugend lernt, bleibt im Alter erhalten."

Im 17. Jahrhundert begann ein kultureller Wandel, der sowohl die Grundlagen für das Entstehen von Armut veränderte wie auch von der Gesellschaft neue Formen des Umgangs mit den Alten einforderte. In den meisten europäischen Ländern stieg die Zahl der Einwohner rapide an, die Wirtschaftssysteme aber waren unterentwickelt und instabil. Als Folge sank die Entlohnung der Beschäftigten, während die Preise für den alltäglichen Bedarf stiegen. Es entstand eine neue Form von Armut: Die Schicht der Tagelöhner und Wanderarbeiter bildete sich heraus. Trotz einer Arbeitszeit von mehr als 60 Stunden pro Woche war die Entlohnung zu gering, um davon eine Familie, geschweige denn die unnützen Alten, ernähren zu können. Das sich ausbreitende soziale Elend markiert die Anfänge eines in der späteren Industriegesellschaft vor sich hin vegetierenden Proletariats.

Bedingt durch die Aufklärung und die Französische Revolution kann man das 18. Jahrhundert bezogen auf den Umgang mit dem Alter als eine Phase des Übergangs sehen, welche den Beginn der Neuzeit markiert.

In Europa und Nordamerika begann ein geistiger Emanzipationsprozess, der die Grundlagen für die Gesellschaftsstruktur im 21. Jahrhundert legte. Allerdings hätten sich ohne die Französische Revolution, ohne den Druck der Straße, die Ideen der Aufklärer nicht in praktische Politik umsetzen lassen. Der weisungsabhängige Untertan wurde jetzt vom mündigen Bürger abgelöst. Der aufgeklärte Mensch kann als freier Bürger, nur an Verfassung und Recht gebunden, sein Leben selbst bestimmen. Kritisches Hinterfragen wie eigenständiges Denken und Urteilen sollen die eigene Lebenssituation beleuchten und mittels der gewonnenen Einsichten zu einer Besserung beitragen. Man forderte Toleranz gegenüber Andersdenkenden und nicht-christlichen Religionen. Der Staat sollte die bürgerlichen Rechte unter Zugrundelegung der allgemeinen Menschenrechte garantieren und sich dem Gemeinwohl verpflichten.

Französische Sozialtheoretiker versuchten die Diskussion über den Umgang mit den Alten weg von den Prinzipien religiöser Barmherzigkeit und hin zur Idee des Gemeinwohls zu lenken. Die Konzentration auf ein Leben nach dem Tod wandelte sich zu einer starken Diesseitsbezogenheit. Die Mehrzahl der Aufklärer war der Ansicht, dass der Mensch von Natur aus gut ist und lediglich der Erziehung bedarf, um tugendhaft, friedlich und glücklich zu leben. Philosophie, Mathematik, Naturkunde und Technik erlebten eine Blütezeit und verabschiedeten sich vom Einfluss des Klerus und der Aristokratie.

Auf dem Weg zur Alterssicherung

Mit seinem Buch „Der Wohlstand der Nationen" legte der schottische Philosoph Adam Smith 1776 in Abgrenzung zum herrschenden Merkantilismus die Grundlage für die klassische Nationalökonomie. Er strebte einen Staat freier Bürger mit gerechten politisch-juristischen Institutionen an und begründete, dass Arbeitsteilung zu erhöhter Produktivität und ein eigennütziges Streben nach Besitzvermehrung allein schon zum Wohlstand führt.

Besonders in England und Frankreich entstanden eine neue politische Kultur, die weit reichende Konsequenzen für die Lebensqualität der Alten hatte. So waren die Sozialgesetze der Revolutionszeit vom Gedanken geprägt, die Alten zu ehren. Literatur und Kunst vermieden die zuvor übliche Verspottung der Alten und betonten dagegen die Würde des Alters und den Respekt vor der Lebensleistung.

Mit Ausnahme derer, die aufgrund von Ererbtem oder Erworbenem reich waren, versuchten die Alten, ihr materielles Wohlergehen durch ein möglichst langes Verbleiben in einem Arbeitsverhältnis zu sichern. Gerade die gut situierten Alten waren der Meinung, dass die Versorgung durch staatliche Institutionen auf Greise, Kranke und Verarmte beschränkt werden sollte. Finanzielle Sicherheit wie eine gute medizinische Versorgung für die Alten wurden zu zentralen Themen der öffentlichen Debatte.

Mit dem „Poor Law Amendment Act" (Armengesetz) von 1834 hatten die englischen Gemeinden die Voraussetzungen dafür geschaffen, bedürftigen alten Menschen wenigstens eine minimale finanzielle Unterstützung zu gewähren. Vorkämpfer für die lebenslange finanzielle Versorgung, allerdings auf Basis der während der beruflichen Tätigkeit erworbenen Ansprüche, waren die englischen Zöllner und die französischen Steuereinnehmer. Die Sonderstellung dieser Berufsgruppen war der Anlass, dass die Altersversorgung in den Industriestaaten zu einem zentralen Thema der politischen Auseinandersetzungen wurde. Renten, die nach und nach allen Beamten als Staatsdienern gewährt wurden, lieferten die Grundlage für den Wohlfahrtsstaat des 21. Jahrhunderts. Keine andere Maßnahme hat von der Antike bis heute die Lebensqualität alter Menschen so entscheidend verbessert wie die staatlich garantierte Rente.

Auch die medizinische Versorgung alter Menschen verbesserte sich langsam.

Vorerst wurden in pseudowissenschaftlichen Journalen die Lebensweise angeblich sehr alt gewordener Menschen beschrieben, wie von Henry Jenkins, der 169 Jahre alt geworden sein soll, oder des englischen Bauern Thomas Parr, der angeblich mit 153 Jahren verstarb, um für praktische Anregungen zum Erreichen eines hohes Alters zu werben. Nach und nach befasste man sich weniger mit solchen Mythen, sondern fokussierte sich auf wissenschaftlich begründbare Fakten hinsichtlich der Ernährung, der Gesundheit sowie altersspezifischer Veränderungen. So erwähnte Jean Baptiste Goulin um 1850, als er über Krankheiten alter Männer schrieb, u. a. Gicht, Rheuma, Augenschwäche, Schwäche in den Beinen, Katarrh, Stumpfsinnigkeit, Schlaganfall, Sodbrennen, Lethargie, Lähmungen, Durchfall, Skorbut sowie das Versiegen von Samenflüssigkeit und Tränen – und damit fast alle Krankheiten, die wir heute noch als altersspezifisch erachten.

Die medizinischen Wissenschaften versuchten das Alter als eine Lebensphase zu betrachten, die zwar allgemein gültiger, doch auf das Alter adaptierter Behandlungsmethoden bedarf.

Die Bewertung des Alters aus medizinischer Sicht war allerdings nur ein Teilaspekt einer umfassenden Veränderung, die mit der allgemeinen Verweltlichung der europäischen Kultur einherging. An die Stelle des Zurückziehens aus dem öffentlichen Leben, um sich der Vorbereitung auf das Jenseits zu widmen, tritt der Ruhestand als eine Phase, in der man sich von den Verpflichtungen des Berufs befreit, um sich uneingeschränkt seinen Neigungen widmen zu können. Die selbstbewussten Alten förderten auch das Ent-

stehen eines Angebots, das speziell auf den älteren Verbraucher ausgerichtet war. Es wurde „en vogue", sich altersgemäß zu bewegen, zu kleiden und zu ernähren.

Die großen sozialen Umwälzungen, die im 19. Jahrhundert das Leben in Europa und Nordamerika drastisch veränderten, gehen vor allem auf die Industrialisierung, auf das rapide Bevölkerungswachstum und auf das Leben in Metropolen zurück. Auf der einen Seite entstanden neue Berufsbilder, wie z.B. in der Medizin oder im Maschinenbau, die eine lange Ausbildungszeit und hohes fachliches Können erforderten, auf der anderen Seite verlor das handwerkliche Können aufgrund der Umstellung auf

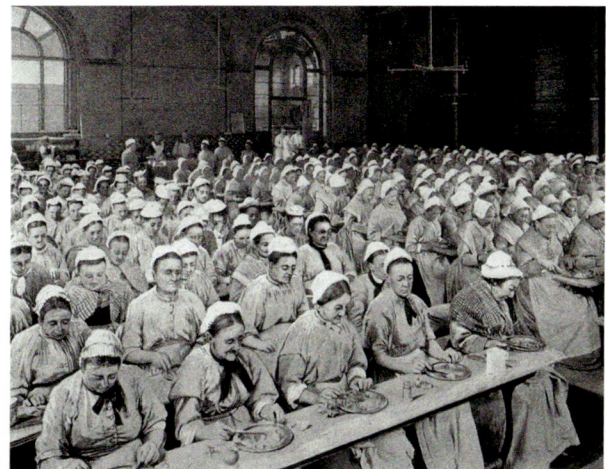

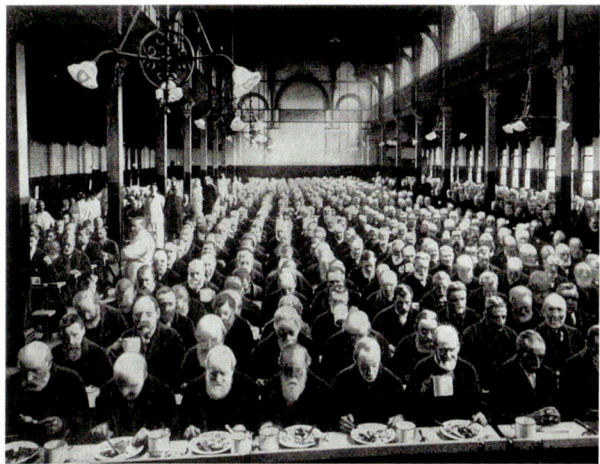

3.3 Armenhäuser im England des 19. Jahrhunderts. Frauen und Männer mussten in getrennten Häusern leben und Anstaltskleidung tragen. Viele ältere Menschen fürchteten den Aufenthalt in diesen Anstalten mehr als das Verhungern. Quelle: Mary Evans Picture Library.

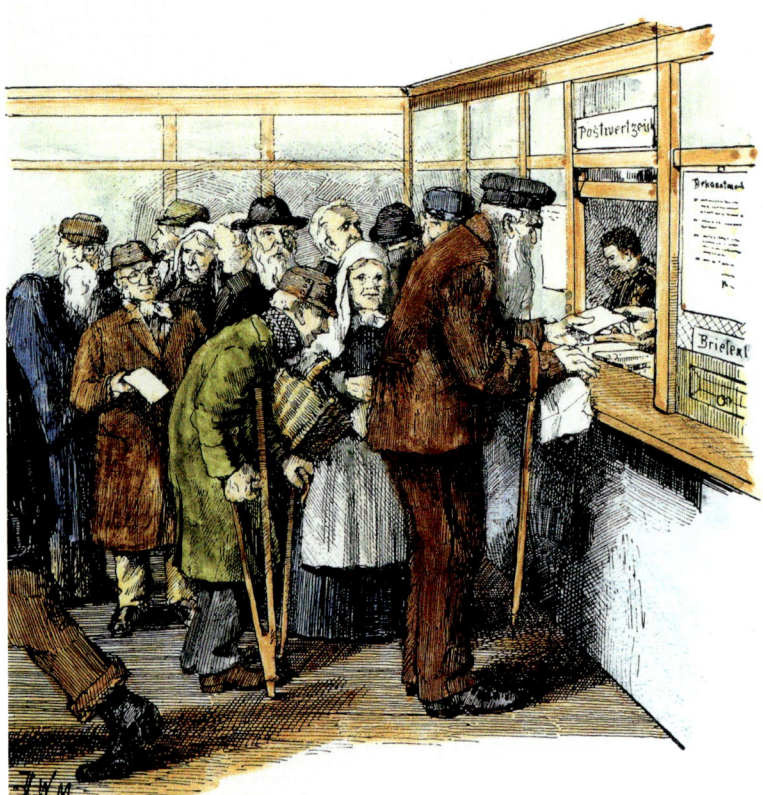

3.4 Menschen stehen an einem Postschalter in Deutschland an, um sich ihre Rente auszahlen zu lassen. Wenige Jahre zuvor waren die Gesetze zur Altersversicherung erlassen worden (Zeichnung etwa um 1890).
Quelle: akg, London.

mechanisierte Produktionsverfahren in den Fabriken an Wert. Die neuen Produktionsmethoden bewirkten einen sozialen und politischen Wandel, der zwar alle Altersschichten und Einkommensklassen betraf, sich aber besonders auf das Arbeitsleben älterer Menschen auswirkte. Arbeitnehmern, die mit dem Arbeitstempo in den Fabriken nicht Schritt halten konnten, blieb als Alternative oft nur die Heimarbeit für die Textilindustrie, etwa weben oder stricken.

Die nach kapitalistischen Prinzipien ausgerichteten Produktionssysteme brauchten eine Arbeiterklasse, die lohnabhängig war, diszipliniert arbeitete, derer man sich aber entledigen konnte, falls ihre Mitglieder alt und gebrechlich wurden. Wer seinen Arbeitsplatz verlor, keine geringwertige Tätigkeit wie z.B. Straßenfegen fand, war auf die Unterstützung der Familie, der Wohlfahrtsorganisationen oder des Staates angewiesen. Es entstand ein Proletariat der Alten, die nichts besaßen und von der Hand in den Mund lebten.

Als Antwort auf die Ausbeutung der Arbeiter wurden in England Verbände gegründet, bei denen sich die Beschäftigten gegen Krankheit oder Invalidität versichern konnten.

Das erste Rentensystem für Arbeiter wurde 1854 für Beschäftigte im preußischen Bergbau entwickelt. Weitere Unternehmer in Deutschland schlossen sich diesem Vorgehen an, teils um ihre Beschäftigten an sich zu binden, teils um staatlichen Regulierungen zuvor zu kommen. Die Altersrenten waren bescheiden und wurden nur an Arbeiter gezahlt, die mindestens 70 Jahre alt waren.

Reichskanzler Otto von Bismarck war einer der Ersten, der eine hinreichende Versorgung betagter Menschen als staatliche Aufgabe betrachtete. In einer Rede im Reichstag 1884 sagte er: *„Die soziale Bedeutung einer allgemeinen Versicherung der Besitzlosen scheint mir unermesslich zu sein; es ist unerlässlich, unter der großen Mehrheit besitzloser Menschen über die Gefühle, die mit dem Anrecht auf eine Rente entstehen, eine grundsätzliche konservative Haltung zu erzeugen. Warum sollte der Soldat der Arbeit nicht eine Rente beziehen wie der Soldat im öffentlichen Dienst? Das ist Staatssozialismus, die legitime Ausübung praktischen Christentums. "*

Mit einer Kranken- und Rentenversicherung wollte das Kaiserreich als Ständestaat zwar für die Arbeiterschaft die soziale Verantwortung übernehmen, sie aber auch als potentielle Wähler an das herrschende Parteiensystem binden.

Die Höhe der Altersversorgung für die Rentner stagnierte bedingt durch die Weltwirtschaftskrise und die finanziellen Aufwendungen für die beiden Weltkriege. Erst ab etwa 1970, als die vielen Kriegsschäden beseitigt waren und in Europa ein wirtschaftlicher Aufschwung einsetzte, kam Bewegung in die Rentenpolitik. Die Zahl der über 60-Jährigen überschritt die 20 %-Marke und damit wurden die Rentner innerhalb der Bevölkerung zu einer Gruppe, die Wahlen entscheiden konnten. Rentengarantien oder gar Erhöhungen erwiesen sich als ein probates Mittel für die Regierenden, den Ausgang der nächsten Wahl positiv für sich zu beeinflussen.

Der wachsende Reichtum in den Industriestaaten verbesserte zwar die materielle Absicherung im Alter, aber eine angemessene Rolle in der Gesellschaft fanden betagte Menschen noch nicht. Nach wie vor wurden sie von vielen Erwerbstätigen als lästiger und unnützer Teil der Bevölkerung angesehen.

Fakten und Perspektiven im 21. Jahrhundert

Ab etwa 1970 wurde besonders in Deutschland für die Mehrheit der Senioren etwas erreicht, wovon man in vorherigen Generationen nur geträumt hatte, nämlich sein Alter als einen langen und aktiven Lebensabschnitt genießen zu können. Möglich wurde die neue Lebensqualität durch wesentliche Verbesserungen beim Einkommen, bei der Ernährung und bei der medizinischen Versorgung. In der Medizin entwickelte sich mit der Geriatrie ein neues Teilgebiet, das sich auf die Behandlung altersspezifischer Erkrankungen konzentrierte.

Da der Anstieg der Lebenserwartung mit der Abnahme der Geburtenrate einher geht, gibt es Stimmen, die befürchten, dass die Rentner zu einer nicht mehr finanzierbaren Last für die noch arbeitende Bevölkerung werden könnten. Die geringere Zahl der Beschäftigten würde durch Abgaben und Steuern immer stärker belastet, um die üppigen Renten für die Alten zahlen zu können. Auch könnte die wirtschaftliche Vormachtstellung der Industrienationen im Vergleich zu den asiatischen Ländern aufgrund der Überalterung der Bevölkerung und dem Mangel an jungen Erwerbstätigen verloren gehen. Im industrialisierten Europa stagniert die Zahl der Nachkommen bei etwa ein bis zwei Kindern pro Familie. Alle Regierungsprogramme, junge Familien etwa durch finanzielle Zuwendungen zum Kinderreichtum zu bewegen, sind bisher fehlschlagen. Die unterstellte Zwangsläufigkeit, dass weniger Kinder und Jugendliche zu Einschränkungen des gesellschaftlichen Lebensstandards führen und Sozialabbau notwendig machen, ist jedoch keine haltbare These. Unsere wirtschaftliche Zukunft hängt von unserer wirtschaftlichen Produktivität ab und die wiederum von der Qualität unserer Bildungssysteme. Sie wird nicht so sehr davon bestimmt, wie viele Kinder wir haben, sondern wie wir mit diesen Kindern umgehen.

Etwa ab dem Jahr 2000 gehört eine wachsende Anzahl Rentner in Mitteleuropa zur finanziell abgesicherten und oft wohlhabenden Schicht. Das summierte Einkommen aus Rente, Verpachtungen und Zinseinkommen ist teilweise so hoch, dass das gesparte Kapital nicht zur Finanzierung des Lebensabends angegriffen werden muss, sondern als Erbe Kindern und Enkeln zugewendet werden kann.

Während früher die Jungen die Alten ernährten, finanzieren die Großeltern heute häufig die Ausbildung und die Sonderwünsche der Enkel. Der Anteil an erspartem Volksvermögen dürfte zu mehr als 50 % bei der Generation der Rentner liegen. Rentner sind reisefreudig, sie geben etliches Geld für Körperpflege und Mobilität aus, sie fördern durch Teilnahme das Kulturleben, sie unterstützen durch Spenden und Mitarbeit das Vereinsleben und ihr Sparvolumen stabilisiert das Volksvermögen, das sich in Deutschland um etwa 200 Milliarden pro Jahr vermehrt.

Allerdings gibt es selbst im reichen Deutschland auch heute noch arme Menschen, die aufgrund unverschuldeter Lebensumstände am Existenzminimum leben. Dazu gehören z. B. Kriegswitwen, viele Bezieher von Invalidenrenten und andere, die aus unterschiedlichen Gründen keine Sozialbeiträge gezahlt haben und deshalb von der Sozialfürsorge leben müssen. Dieses für den Rest des Lebens „Armsein" ist in einem Umfeld der Wohlhabenden besonders bedrückend.

Ohne Zweifel werden die Senioren ihre künftige Rolle in einer sich rapide wandelnden und immer mehr konsumorientierten Gesellschaft neu ausrichten müssen. Sie sollten die Funktion der „Konservativen oder Bewahrer" übernehmen, die durch ihr Verhalten den Jüngeren aufzeigen, dass nur ein Miteinander der Generationen nach den Prinzipien der sozialen Gerechtigkeit, ein mehr an Lebensqualität für alle Altersgruppen bringen kann.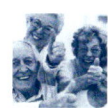

Literaturangaben

Bovenschen, S. (2008): Älter werden. Fischer, Frankfurt
Graf, F. W. (2010): Über Glück und Unglück des Alters. C. H. Beck, München
Hesse, H. (2010): Vom Wert des Alters. Suhrkamp, Frankfurt

Opaschowski, H. W., Reinhardt, U. (2007): Altersträume: Illusion und Wirklichkeit. Primus Verlag, Darmstadt
Thane, P. (2005): Das Alter, eine Kulturgeschichte. Primus Verlag, Darmstadt

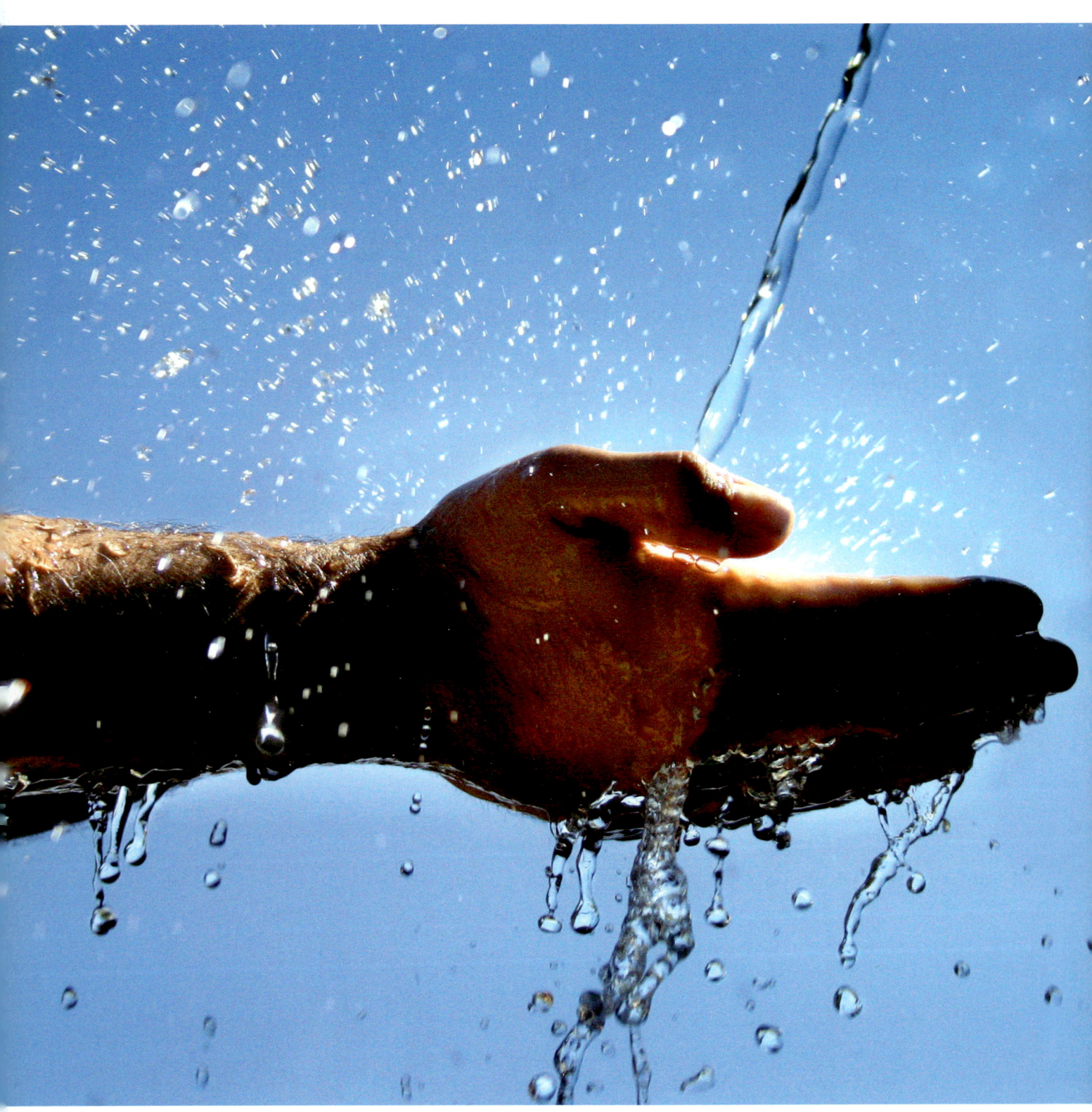

Wasser
als Lebenselixier

© Aramanda – Fotolia.com

Wasser als Vorform des Lebens

Wasser ist eine Vorform des Lebens. Seine außergewöhnlichen physikalischen und chemischen Eigenschaften sind die Grundbedingung für das Entstehen und die Existenz von Leben. Auch auf anderen Planeten, die wie die Erde in einer solchen Entfernung zu einer Sonne stehen, dass Wasser in seinen drei Aggregatzuständen Eis, Wasser und Dampf vorkommt, muss, da die physikalischen Gesetze im gesamten Weltraum gültig sind, notwendigerweise Leben entstehen. Als weitere Bedingung für Leben muss die Atmosphäre und damit auch das Wasser Kohlendioxid enthalten.

Wasser ist unser alltäglicher Begleiter, vom Aufstehen bis zum Schlafengehen. Wir putzen uns die Zähne und genießen eine Dusche damit, zum Frühstück brühen wir uns Kaffee oder Tee damit auf, während der Mahlzeiten oder zwischendurch greifen wir nach der Wasserflasche und abends freuen wir uns über den Whisky mit Eis. Frauen trinken etwa 1,2 Liter Wasser pro Tag, Männer bringen es auf 1,4 Liter.

Ein Mensch mit 70 kg Körpermasse schleppt etwa 42 kg in Form von Wasser mit sich herum, dabei weist sein Gehirn mit 80 % den höchsten Wassergehalt auf. Während er vierzehn Tage ohne Nahrung auskommt, ist er ohne Wasseraufnahme nach 36 Stunden verdurstet.

Wasser ist die wichtigste und am reichlichsten vorhandene Verbindung in allen lebenden Systemen, denn beinahe alle chemischen Reaktionen laufen in einer wässrigen Umgebung ab. Ohne den Wasserkreislauf gibt es kein Leben auf der Erde. Wasser verdunstet aus den Weltmeeren als den großen Vorratsbehältern und kondensiert in der Atmosphäre zu Wassertropfen. Die so gebildeten Wolken wandern rund um den Globus und schütten das Wasser wieder als Regen aus.

Von der Gesamtmenge des Wassers auf der Erde, geschätzt 1360 Millionen km³, enthalten die Ozeane 97 % des Wassers in Form von Salzwasser. Die in Seen vorhandene Süßwassermenge beträgt 8 Millionen km³. Die Menge an Wasser, die als ewiges Eis vorliegt, beträgt 29 Millionen km³. Der Rest setzt sich aus Luftfeuchtigkeit, Oberflächenwasser und Grundwasser zusammen.

Für die Evolution der Lebewesen auf der Erde war Wasser von herausragender Bedeutung. Leben entstand in Wasserpfützen, die sich aufheizten und in denen sich die gelösten Stoffe durch das Verdunsten des Wassers konzentrierten. Nur durch die einzigartigen Eigenschaften des Moleküls Wasser konnten aus probiotischen Molekülen wie Proteinen, Lipiden und Nucleinsäuren vermehrbare biologische Systeme, d. h. Leben, entstehen.

Die chemischen und physikalischen Eigenschaften des Wassers

Die ungewöhnlichen Eigenschaften des Moleküls Wasser mit der Formel H_2O erklären sich aus seiner chemischen Struktur. Als Einzelmolekül ist Wasser für das Leben wertlos, da es in dieser Form oberhalb von ca. − 20 °C als Gas vorliegt. Das flüssige Wasser, das Elixier des Lebens, ist ein lockerer Zusammenschluss aus tausenden von Wassermolekülen, die durch schwache Kräfte zusammengehalten werden. Selbst Wasserdampf, der beim Erhitzen auf über 100 °C entsteht, setzt sich noch aus einem Netzwerk von etwa 600 Wassermolekülen zusammen.

Im Wasser ist ein Sauerstoffatom mit zwei Wasserstoffatomen verbunden. Da aber Sauerstoff die negativ geladenen Teilchen, d. h. die Elektronen, stärker anzieht als Wasserstoff, konzentriert sich die negative Ladung beim Sauerstoff und die positive bei den beiden Wasserstoffen. Dadurch bildet sich ein sog. Dipolmoment aus, d. h. ein elektrisches Moment aufgrund ungleicher Ladungsverteilung. Weiterhin liegen die drei Atome nicht auf einer Geraden, sondern das Wassermolekül ist bananenförmig gebaut. Der Winkel, der die beiden O-H-Bindungen einschließt, beträgt 104°.

Falls der „Maxwellsche Dämon" das gewinkelte H-O-H-Molekül zu einer Geraden aufbiegen und Wasser damit nicht mehr als Flüssigkeit, sondern als Gas vorliegen würde, würden die Weltmeere verdampfen und alles Leben als Gasblasen von unserem Planeten verschwinden. Jedes einzelne Wassermolekül verhält sich wie ein kleiner Dipol und

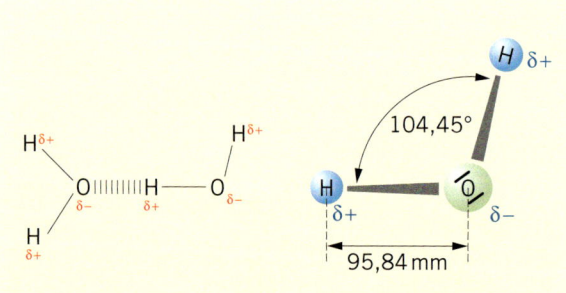

4.1 Im Wassermolekül mit der Summenformel H_2O bilden die beiden vom Sauerstoff ausgehenden Bindungen einen Winkel von 104°. Die dadurch entstehende ungleiche Ladungsverteilung verursacht das Dipolmoment des Wassers und damit die ungewöhnlichen physikalischen Eigenschaften des Wassers.

4.2 Jedes Wassermolekül bildet Wasserstoffbrücken mit anderen Wassermolekülen. Dabei wird der Wasserstoff des einen Moleküls vom Sauerstoff des anderen Wassermoleküls angezogen. So existiert die Flüssigkeit Wasser als Netzwerk von tausenden von Wassermolekülen.

sortiert jeweils weitere H₂O-Moleküle in Form eines Tetraeders um sich herum. Die einzelnen Wassermoleküle werden untereinander durch Wasserstoffbrückenbindungen zusammen gehalten. Dabei handelt es sich im Gegensatz zu den Bindungen zwischen Sauerstoff und Wasserstoff um sehr schwache Kräfte, die sich ständig bilden und wieder lösen. Sie bedingen die ungewöhnlichen physikalischen Eigenschaften des Wassers. Wasser und das von ihm gebildete Netzwerk, das die Fachleute, weil es nicht exakt beschreibbar ist, ein „flickering cluster" nennen, verhalten sich wie Individuen und die von ihnen gebildete Gesellschaft. Die Bindungen zwischen den Individuen sind locker; als Gesellschaft formen sie ein Gebilde mit völlig neuen Eigenschaften. Für unsere biologische Existenz ist die Wärmekapazität besonders wichtig. Wasser kann große Wärmemengen aufnehmen oder abgeben, ohne seine Temperatur stark zu verändern. Wenn Wasser Wärmeenergie absorbiert, löst sich ein Teil der Wasserstoffbrücken und bildet sich wieder bei der Abgabe von Wärme. Die große Wassermenge in unserem Körper kompensiert Änderungen der Außentemperatur und trägt so zum inneren Gleichgewicht (Homöostase) des Körpers bei. Wasser benötigt auch eine große Wärmemenge, um vom flüssigen in den gasförmigen Zustand zu wechseln. Seine Verdunstungswärme ist hoch. Wenn Wasser auf der Oberfläche der Haut verdunstet, beansprucht es viel Wärme und liefert dadurch einen Kühlungsmechanismus für den Körper.

Wasser löst Salze wie Kochsalz (NaCl) auf, indem es die beiden gebildeten Ionen Na⁺ und Cl⁻ mit einer Wasserhülle (Hydrathülle) umgibt. Im Körper existieren also keine Salzkristalle, sondern hydratisierte Natriumkationen und Chloridanionen.

Diese Regeln gelten auch für die weiteren Salze, die unser Körper benötigt. Nur solche Ionen können biologische Eigenschaften wie das Weiterleiten von elektrischen Strömen übernehmen.

Wasser löst Stoffe auf, die ihm chemisch ähnlich sind, wie z. B. Glucose, Harnstoff oder Zitronensäure. Solche Verbindungen nennt man hydrophil. Wasser liebt sein eigenes Netzwerk und verdrängt fettähnliche Moleküle (lipophile oder hydrophobe Substanzen) als Störenfriede aus seinem Netzwerk. Deshalb lösen sich Fette nicht im Wasser, Öle und Wasser mischen sich nicht mit Wasser.

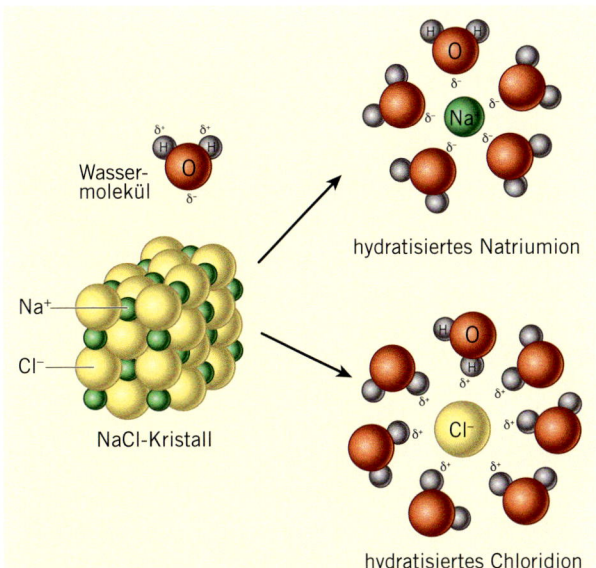

4.3 Wassermoleküle lösen Salze. Wird ein Kochsalzkristall (Natriumchlorid) in Wasser platziert, so spaltet es sich in Chlorid- und Natriumionen. Beide Ionen werden von Wassermolekülen umgeben (hydratisiert). Nur von Wassermolekülen abgeschirmt, können Ionen im Körper existieren. Quelle: G. J. Tortora und B. H. Derrickson (2006): Anatomie und Physiologie. Wiley-VCH, Weinheim.

Wasser nimmt in Form der Hydrolyse oder der Kondensation an chemischen Reaktionen teil. Bei der Hydrolyse wird ein Stoff mithilfe des Wassers in zwei oder mehrere Teile zerlegt. Bei der Kondensation verbinden sich Moleküle unter Freisetzung von Wasser zu einer neuen Substanz. Dieser im Stoffwechsel sehr häufige Vorgang produziert das sog. Synthesewasser.

Wasser kann auch einen seiner beiden Wasserstoffe als positiv geladenes Ion, das dann als Proton (H⁺) bezeichnet wird, abgeben. Es verbleibt dann ein negativ geladenes Hydroxylion (OH⁻). Dieses sog. Dissoziationsgleichgewicht ist verantwortlich für die sauren und basischen Eigenschaften des Wassers. Der Grad der Dissoziation wird in einer logarithmischen Skala, der sog. pH-Skala, erfasst. Bei dem Neutralwert, dem Wert von 7, liegt nur ein Wassermolekül von zehn Millionen als Protonen und Hydroxylionen vor, bei einem pH-Wert von zwei, wie er etwa im Magen vorkommt, liegt 1 % als Protonen vor. Im Wasser lösen sich die in der Atmosphäre vorkommenden Gase in unterschiedlichen Mengen. So löst sich Kohlendioxid mit 1690 mg pro Liter gut in Wasser, Sauerstoff dagegen mit 8,9 mg pro Liter nur mäßig. Diese Löslichkeit ist allerdings von der Temperatur und vom Druck abhängig. Die geringe Löslichkeit von Sauerstoff in Wasser stellt für Lebewesen, die ihre Energie aus der Verbrennung gewinnen, ein besonderes Problem dar (→ Kap. 9). Wasser altert nicht, aber wenn keine Gase wie Kohlendioxid mehr im Wasser gelöst sind, schmeckt es abgestanden und schal.

Wasser hat seine größte Dichte (0,999975 g/cm³) bei 4 °C; so schwimmt Eis auf Wasser und kaltes Wasser sinkt auf den Boden von Seen und Teichen ab.

Wasser hat eine sehr hohe spezifische Wärmekapazität. Man braucht für die Erwärmung von einem Liter Wasser um ein Grad 4,2 Kilojoule oder rund eine Kilokalorie. So kann Wasser im Vergleich zu anderen Flüssigkeiten viel Energie aufnehmen, ohne dass sich seine Temperatur deutlich erhöht. Dadurch wird auch beim Abkühlen wieder viel Energie frei.

Wasser kooperiert mit anderen chemischen und biologischen Molekülen auf eine einzigartige Weise, wie man anhand der Ausbildung von Schmierstoffen und Gleitschichten in unserem Körper erkennen kann. Schmierstoffe halten z.B. die Gelenke beweglich oder vermindern die Reibung zwischen Herzbeutel und Herzmuskel. Die beteiligten mehrschichtigen Gebilde bestehen aus einer Proteinschicht, an die negativ geladene Zuckermoleküle gebunden sind. An diese Schicht wird eine Lage hydratisierter Katio-nen, etwa Mg^{++}- oder Ca^{++}-Ionen, angelagert. Daran bindet wieder eine Wasserschicht derart an, dass die positiv geladenen Seiten der Wassermoleküle in Richtung der hydratisierten Kationen zeigen. So entsteht eine Form von gebundenem Wasser, das als hervorragende Gleitschicht oder als Schmiermittel dient. Nur durch diese hochkomplexen Verbundstrukturen wird es möglich, dass z.B. aufgrund der so minimierten Reibung die roten Blutkörperchen durch die Kapillaren strömen können.

Im Alter stellen sich im Zusammenhang mit dem Körperwasser einige Schwierigkeiten ein. Ursache dafür ist nicht diese einzigartige Flüssigkeit, sondern es sind die gealterten Strukturen, die mit dem Wasser interagieren müssen. So speichert unsere Haut nicht mehr genügend Wasser und wird als Folge runzlig. Die Niere hält entweder zu viel Wasser zurück oder überführt überschüssiges Wasser nicht mehr zurück in die Körperkreisläufe. Das bedeutet, dass wir entweder nicht urinieren können oder zu viel müssen.

Auch kann die Zähigkeit des Blutes im Alter ansteigen, sodass es langsamer durch unsere Adern fließt und wir träger werden. Die Lebensweise im Alter mag auch dafür sorgen, dass wir weniger im Wasser schwimmen, aber dafür mehr von einem Gemisch aus Wasser und Alkohol in Form von Rotwein trinken.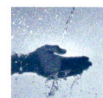

Literaturangabe

Dickerson, R. E., Geis, I. (1986): Chemie – eine lebendige und anschauliche Einführung. VCH Verlag, Weinheim

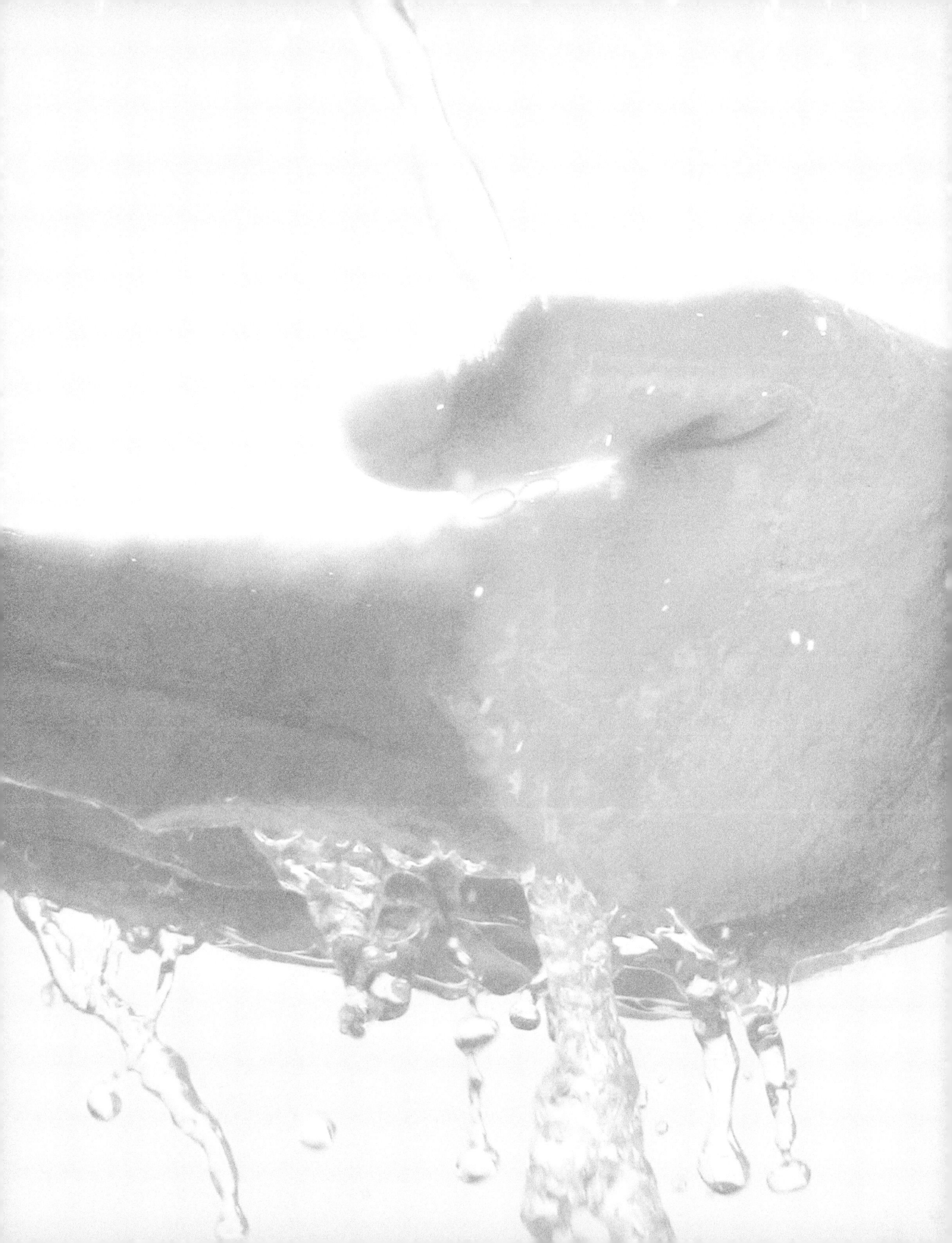

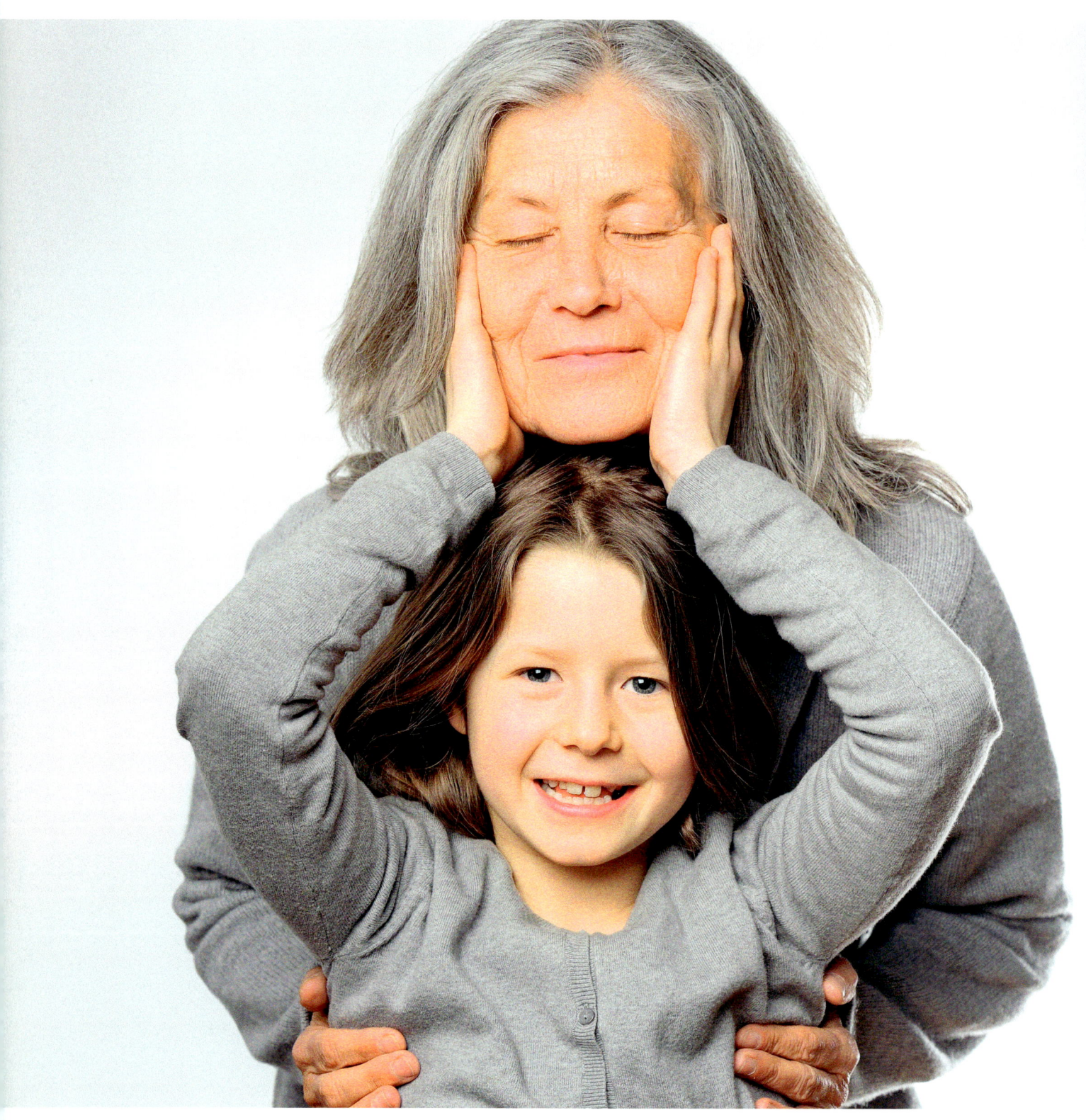

Veranlagung oder Erziehung: Was bestimmt Lebensqualität und Alter?

Erbe oder Erziehung

Wenn wir uns bei einem neugeborenen Kind die Frage stellen, ob sein Aussehen und sein Verhalten von den Erbanlagen oder der Erziehung bestimmt werden, so fällt die Antwort scheinbar eindeutig aus: Das Neugeborene ist zwar ein Individuum, letztlich jedoch das Produkt der Gene seiner Eltern.

Ohne Zweifel leisten sowohl die Genetik wie auch die Erziehung einen Beitrag zur kindlichen Entwicklung. Über die jeweiligen Anteile streiten sich die Experten, da je nach Fachgebiet ein jeder für sich den größeren Anteil einfordert. Während das Ererbte von der DNA bestimmt wird, ist das Gehirn für das Thema Erworbenes zuständig (→Kap. 11). Das Verhältnis von ererbt zu erworben kann sich allerdings im Laufe des Lebens ändern.

So könnte besonders im Alter der Einfluss der Gene überwiegen, falls es bestimmte Erbeigenschaften gibt, die Altern und Tod programmieren. Die Suche nach solchen Erbanlagen ist z. Z. ein aktuelles Thema genetischer Forschung. Ein besonders umstrittenes Terrain der Erbforschung ist die sog. Epigenetik. Sie befasst sich u. a. mit der Frage, ob im Leben gemachte Erfahrungen das Erbgut strukturell verändern und als Folge die Form des individuellen Alterns bestimmen. Man schließt sogar nicht mehr aus, dass mittels der Epigenetik die Weitergabe erworbener Eigenschaften an die folgenden Generationen möglich ist.

Die biologischen Grundlagen der Vererbung

Das Erbprogramm aller Lebewesen, vom Bakterium bis zum Menschen, ist in einem fadenähnlichen Molekül verschlüsselt, das aufgrund seiner chemischen Struktur mit dem komplexen Namen Desoxyribonucleinsäure bezeichnet wird. Deshalb werden anstelle des Zungenbrechers fast immer die deutsche Abkürzung DNS oder die international gebrauchte Abkür-

---

Schreibweise wissenschaftlicher Begriffe

Wissenschaftliche Begriffe werden oft unterschiedlich geschrieben, je nachdem, ob der Autor den griechischen oder den lateinischen Wortstamm bevorzugt. Bei den deutschen Bezeichnungen werden Wörter wahlweise mit C oder Z geschrieben – Citronensäure oder Zitronensäure – oder mit C, K oder Z – Calcium, Kalcium oder Kalzium. Die Vielfalt in der Rechtschreibung bringt zwar keine Probleme für das Verständnis, aber es erschwert das Nachschauen in einem Stichwörterverzeichnis oder im Internet. Der Autor hat die in den beiden nachfolgend zitierten Standardwerken praktizierte Schreibweise übernommen:

Pschyrembel: Klinisches Wörterbuch, 262. Auflage, 2010, de Gruyter Verlag, Berlin

Tortora und Derrickson: Anatomie und Physiologie, 2006, Wiley-VCH Verlag, Weinheim.

5.1 Eine flächige Projektion der DNA-Wendeltreppe. Der Faden wird von Zuckermolekülen gebildet, die über Phosphorsäuren miteinander verknüpft sind. Jedes Zuckermolekül ist mit einem informationstragenden Element, einer der vier Basen Adenin, Cytosin, Guanin und Thymin, verknüpft. Die beiden Stränge werden durch vielfältige, aber schwache physikalische Kräfte zusammengehalten, die man als Wasserstoffbrücken bezeichnet. Diese Summe von schwachen Kräften erlaubt das Auseinandergehen und das Wiedervereinigen der beiden DNA-Stränge. Erbfehler (Mutationen) entstehen, wenn beim Kopieren eines Stranges ein falscher Partner, eine falsche Base – hier als Partner von Adenosin Cytosin anstelle von Thymin –, eingebaut wird. Zumeist werden diese Fehler von zelleigenen Reparaturmaschinen behoben, gelegentlich aber werden sie auch vererbt. Fehler in Maßen garantieren in der Evolution die Vielfalt von Lebensformen, bei einem Individuum können sie jedoch auch schwere Krankheiten hervorrufen.

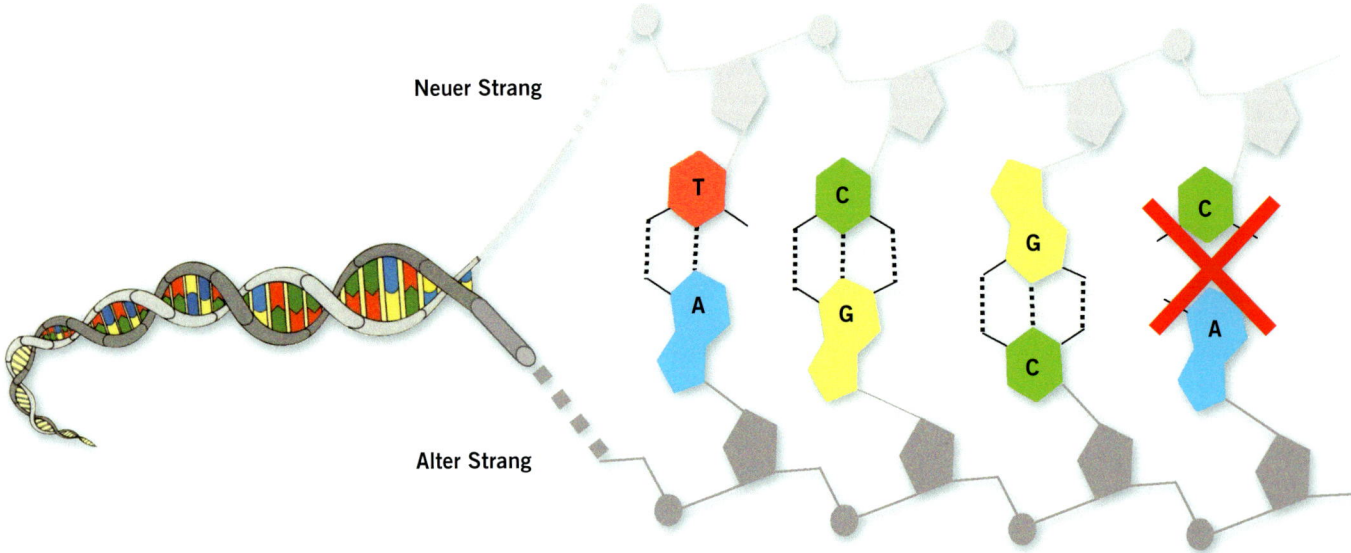

Neuer Strang

Alter Strang

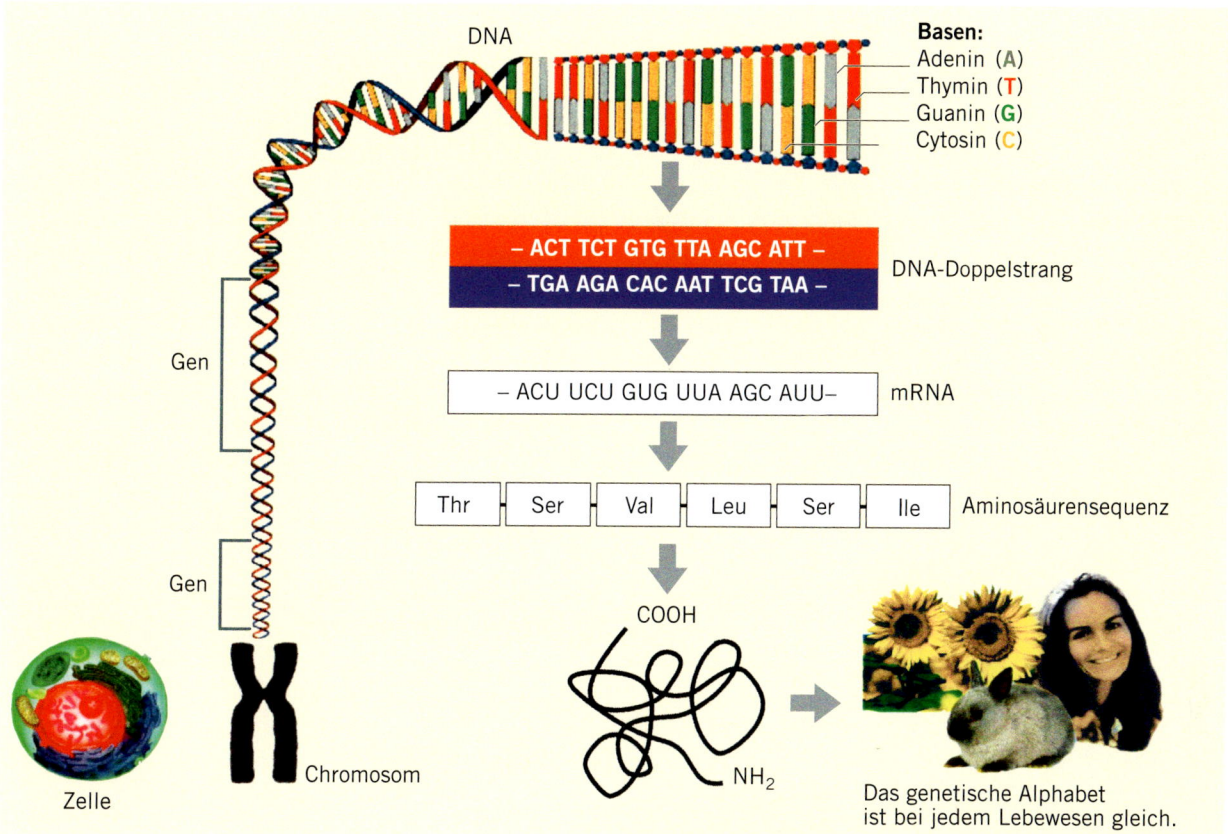

DNA

Basen:
Adenin (A)
Thymin (T)
Guanin (G)
Cytosin (C)

Gen

– ACT TCT GTG TTA AGC ATT –
– TGA AGA CAC AAT TCG TAA –

DNA-Doppelstrang

– ACU UCU GUG UUA AGC AUU–

mRNA

| Thr | Ser | Val | Leu | Ser | Ile |

Aminosäurensequenz

Gen

COOH

NH₂

Zelle

Chromosom

Das genetische Alphabet
ist bei jedem Lebewesen gleich.

5.2 Das vereinfachte Schema skizziert die chemischen Grundlagen der sogenannten Genexpression, die Umsetzung der als DNA gespeicherten Information in einen aus Aminosäuren zusammengesetzten Proteinfaden. Dabei werden von der DNA viele kurzlebige Kopien gemacht, die man als Boten- oder Messenger-RNA bezeichnet. Diese Abschrift dient dann als Matrize zur Synthese der Proteine. Wird in der DNA ein Baustein verändert, so wird auch in die mRNA ein falscher Buchstabe eingeführt und damit eine falsche Aminosäure in das Protein.

zung DNA (deoxyribonucleic acid) benutzt. Die Abkürzung DNA wird im Folgenden verwendet.

Den genetischen Informationscode, wie er in der DNA niedergelegt ist, kann man mit einem Alphabet vergleichen.

Das genetische Alphabet nutzt als Informationselemente nur vier Buchstaben, nämlich A, C, G, und T; dies sind Abkürzungen für chemische Verbindungen. Das DNA-Molekül des Menschen besteht aus drei Milliarden dieser Buchstaben und wäre als gestreckter Faden etwa zwei Meter lang. Die DNA existiert in der Zelle als verdrillter Doppelfaden, das berühmte Strickleiter-Modell. Wenn sich eine Zelle teilt, erhält jede Tochterzelle wieder ein weitgehend mit der Mutterzelle identisches DNA-Molekül. Da Mutter und Tochter genetisch fast identisch sind, kann man sie auch nach dem Aussehen, dem Phänotyp, nicht unterscheiden.

Die DNA dient als Bauanleitung zur Herstellung von ca. 30 000 unterschiedlichen Proteinen oder Eiweißen. Die heute zumeist benutzte Bezeichnung Proteine stammt aus dem Griechischen und bedeutet

so viel wie „von erstem Rang oder von erster Bedeutung".

Proteine sind aus 20 unterschiedlichen Aminosäuren aufgebaute fadenförmige Makromoleküle. Die Anzahl, die chemische Natur und die Reihenfolge der Aminosäuren bestimmen die Struktur und die Funktion des Proteins. Sie sind die zellulären Komponenten, die alle Vorgänge auf der Ebene von Zellen und Organismen dominieren. Sie fungieren in Form von Kollagen als Bauelemente, beschleunigen als Enzyme Stoffwechselreaktionen, bestimmen als Hormone unsere Gefühlswelt und organisieren als Antikörper die Infektionsabwehr. Das Syntheseschema zur Auswahl der richtigen Reihung und der nachfolgenden

Verknüpfung der Aminosäuren zu einem Protein ist genetisch in unserem Erbgut, der DNA, niedergelegt. Kurz gefasst ererben Kinder von Eltern nichts anderes als eine Bauanleitung zur Synthese von ca. 30 000 unterschiedlichen Proteinen.

Je drei der vier in der DNA vorkommenden Bausteine Adenin, Cytosin, Guanin und Thymin werden zur Durchführung einer programmierten Proteinsynthese als Informationselement zu einem so genannten Codon zusammengefasst, das aus drei genetischen Buchstaben besteht. Es stellt das Programmwort für den Einbau einer definierten Aminosäure in ein Protein dar. Der „genetische Code" gilt mit kleinen Abweichungen für alle Lebewesen und auch für die nicht dem Leben zugeordneten vermehrungsfähigen Formen wie Viren.

Da sich Lebewesen jedoch ständig an ihre Umwelt anpassen und Phasen der Entwicklung wie Reife und Altern durchlaufen, müssen sie über die Fähigkeit verfügen, aus der Gesamtheit des genetischen Speichers einzelne Informationen selektiv abzurufen und zu nutzen. So existieren in vielen Zellen zwei Klassen von Proteinen: Haushaltsproteine, die in konstanter Menge produziert werden, und Bedarfsproteine. Beispielsweise wird bei verstärkter körperlicher Leistung mehr Sauerstoff veratmet bzw. mehr Glucose zu Kohlendioxid abgebaut als in Phasen der Ruhe. Die für diese Vorgänge im Stoffwechsel benutzten Enzyme und Transportproteine werden dann verstärkt hergestellt. Um diese Anpassungen molekular zu ermöglichen, werden Gene in einem Vorgang, den man Überschreibung (Transkription) nennt, zuerst in ein chemisch ähnliches Molekül, eine sog. Boten-RNA (engl. messenger-RNA, abgekürzt mRNA) umgeschrieben. Die in der mRNA niedergelegte genetische Information wird dann mit Hilfe von zellulären Synthesemaschinen (Ribosomen) in eine Aminosäureabfolge, also in ein Protein, umgesetzt.

Die Zwischenstufe mRNA ermöglicht es, die Zahl der Proteinkopien, die von einem Gen gesteuert werden, drastisch zu erhöhen. Von einem Gen können in etwa zehn Minuten ca. 1000 RNA-Moleküle synthetisiert werden. Jedes RNA-Molekül kann als Matrize zur Produktion von 1000 Proteinkopien dienen. So kann ein „aktives" Gen die Produktion von einer Million Proteinkopien dirigieren. mRNA-Moleküle werden in den Zellen nach Bedarf synthetisiert und danach schnell wieder abgebaut, d.h., sie unterliegen einem raschen Wechsel oder „turn over". Somit repräsentiert die DNA nur die genetische Kompetenz eines Organismus, während Typ und Menge der mRNA die aktuelle Stoffwechsellage einer Zelle wiedergeben. Durch das Konzept von Zwischenkopien ausgewählter Gene kann sich ein komplexer Organismus stets an die Umweltbedingungen anpassen. Aber wer und was entscheidet, ob ein Gen an- oder ausgeschaltet wird und welche Proteinmenge produziert wird? Gene bestehen aus Strukturstrecken, fortlaufenden Codonen, die die Synthese eines Proteins aus aufeinander folgenden Aminosäuren vermitteln, und Steuerelementen (Promotoren), die vergleichbar einem Schalter das An- und Abschalten des Gens bewirken. Wie immer sind auch an diesem Vorgang Proteine beteiligt, die man Transkriptionsfaktoren nennt. Sie binden an die Steuerstrecken an und regulieren damit die Menge an mRNA und somit die Zahl der Proteinkopien, die produziert werden sollen. Ein Steuerelement kann die Synthese eines oder auch mehrerer Proteine dirigieren. Oft bindet ein kleines Molekül, wie etwa Adrenalin, an den Transkriptionsfaktor und überführt ihn von einer inaktiven in eine aktive Form. Die aktive Form bindet an die Regelstrecke und löst die Synthese derjenigen Proteine aus, die vom Stoffwechsel benötigt werden. So entsteht eine Reaktionskaskade, die von einem Stoffwechselprodukt ausgelöst wird, das entweder zu viel oder zu wenig im Stoffwechsel vorliegt. Auch die Synthese der Transkriptionsfaktoren selbst unterliegt einer bedarfsabhängigen Steuerung. Nur durch diese verzweigten Regelkreise kann ein vielzelliger Organismus seinen Stoffwechsel ständig an die äußeren Gegebenheiten anpassen. Derartige Reaktionskaskaden sind lebenserhaltend, wenn z.B. Infektionen abgewehrt oder große Blutungen gestillt werden müssen. Auch bewusstes Verhalten wird erst, zwar ausgelöst durch eine sensorische Wahrnehmung und moduliert durch das Gedächtnis, durch eine Steuerung der Genaktivität ermöglicht.

In Säugerzellen liegt die DNA nicht frei vor, sondern im Verbund mit Proteinen, den sog. Histonen. Die Assoziate aus Nucleinsäuren und Proteinen werden als Chromatin bezeichnet. Durch chemische Modifikation, etwa Methylierung oder Acetylierung der Aminosäuren in den Histonen, wird die Freigabe der Gene oder ihre Stummschaltung gesteuert. Diese Modifikationen werden wiederum von Enzymen wie der Acetyltransferase katalysiert oder durch andere Enzyme wie der Desacetylase auch wieder rückgängig gemacht. Auch die DNA selbst kann so chemisch verändert werden, dass als Folge Gene an- oder abgeschaltet werden. Dazu wird der Baustein Cytosin durch das Anfügen einer Methylgruppe verändert. Beide Modifikationen, die Veränderung der Histone und die Methylierung der DNA, stellen die strukturellen Grundlagen der Epigenetik dar. Dieses Wechselspiel von vielen Komponenten in den Zellen bedingt die Anpassungsfähigkeit des Genoms. Das heißt, wir sind nicht dem Diktat der Gene unterworfen, sondern gestalten durch unser Verhalten Struktur wie Funktion des von den Eltern übernommenen Erbguts.

Im Laufe der Evolution hat sich das Erbgut der Lebewesen ständig verändert. Die meisten der Veränderungen – Mutationen genannt – hatten für das Individuum negative Auswirkungen und wurden so nicht weitergegeben, da sich ein Lebewesen mit einer schlechteren Erbanlage nicht gegen seine Artgenossen durchsetzen kann. Gelegentlich aber hat eine Mutation auch positive Auswirkungen auf die Überlebenschance des betroffenen Individuums. Es konnte sich beispielsweise effizienter fortpflanzen als seine Konkurrenten, die Mutation wurde weiter getragen und erwies sich als stabil. Je kürzer die Generationszeit eines Lebewesens und je höher die Zahl seiner Nachkommen ist, umso häufiger sind Mutationen und umso schneller kann sich eine Mutation durchsetzen. Durch das Prinzip „Mutation und Selektion" entstand über den Evolutionszeitraum von 3 Milliarden Jahren die Vielfalt der Arten, wie wir sie heute kennen. Veränderungen des Informationsgehalts der DNA können auch durch äußere Einwirkungen wie etwa durch energiereiche Strahlung oder Chemikalien ausgelöst werden. Somit können Umweltbedingungen die Mutationshäufigkeit erhöhen. Falls die biologisch bestimmte Selektion durch kulturelle Einflüsse verhindert wird, kann es, über lange Zeiträume gesehen, zu einer Verschlechterung der Erbanlagen eines Lebewesens kommen.

Wenn sich eine menschliche Zelle durch Teilung vermehrt, verdoppelt sich auch die DNA, was bedeutet, dass drei Milliarden genetischer Buchstaben kopiert werden müssen. Etwa pro einer Millionen Kopiervorgänge passiert in der Zelle ein Fehler, d. h., die Tochterzelle unterscheidet sich in etwa dreitausend genetischen Buchstaben von ihrer Mutterzelle.

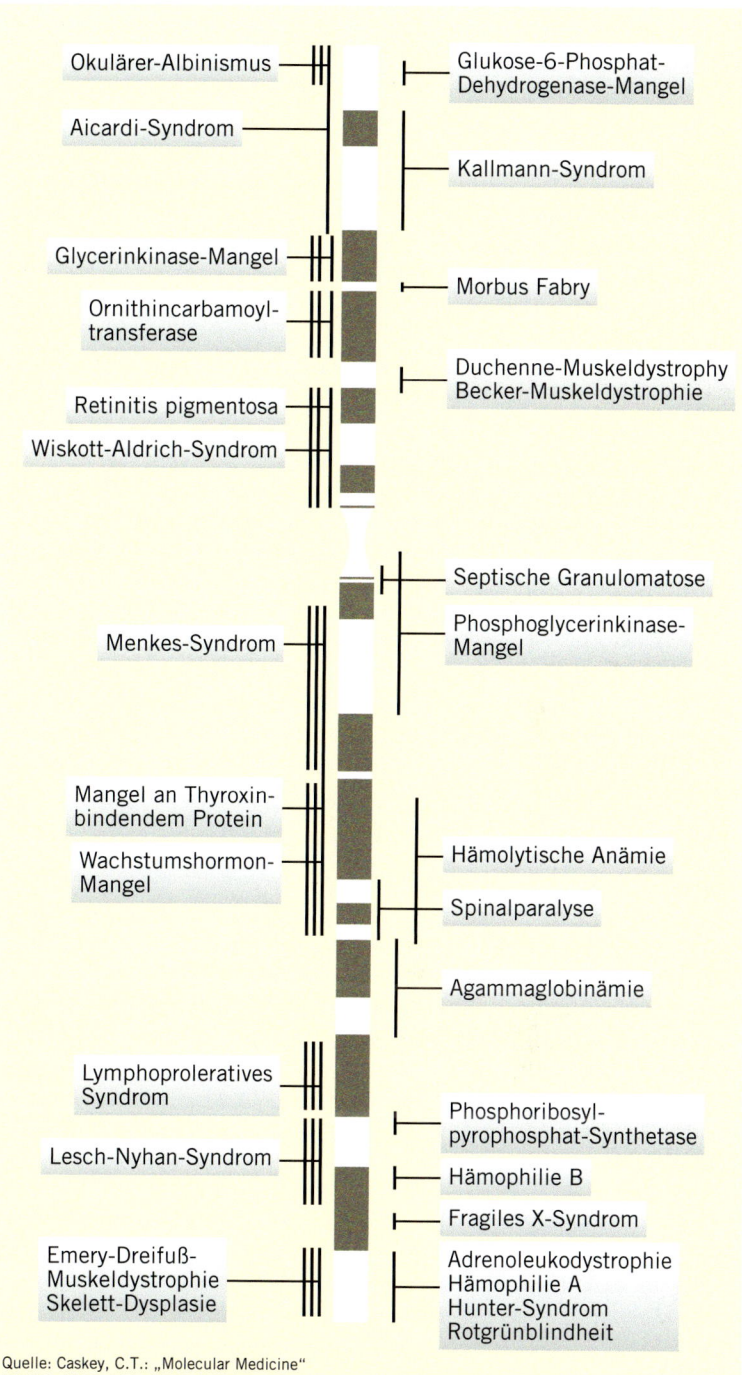

Quelle: Caskey, C.T.: „Molecular Medicine" (1993), JAMA 269, 1986–1992.

5.3 Eine Auflistung einiger Erbkrankheiten, die dem mit X bezeichneten Geschlechtschromosom zugeordnet werden. Zu diesen Erkrankungen gehören z. B. die Hämophilie A und B sowie die Muskeldystrophien. Da Frauen über zwei X-Chromosomen verfügen, von denen oft nur eins krankhaft verändert ist, können sie Überträger der Erbanlage sein, obwohl sich die Krankheit bei ihnen nicht ausprägt. Männer dagegen haben nur ein X-Chromosom, das zweite bezeichnet man mit Y, deshalb muss sich die Krankheit bei ihnen ausprägen.

Die meisten dieser Veränderungen wirken sich strukturell und physiologisch nicht aus, sie sind schweigend. In sich schnell teilenden Zellen, wie etwa den Zellen der Darmschleimhaut, sind Mutationen häufiger, aber die Zellen haben in der Regel nur eine Lebenszeit von etwa 20 Tagen. Erhöht die Mutation jedoch die Überlebenszeit und vielleicht zusätzlich noch die Teilungsgeschwindigkeit der Zellen, so können Krebszellen entstehen. Nerven- und Muskelzellen teilen sich nach der Geburt nicht mehr und sind so vor Mutationen durch Kopiervorgänge geschützt. Ereignen sich jedoch durch Umwelteinflüsse bedingte Mutationen, welche die Zellen aus der Ruhephase in eine Teilungsphase überführen, so können sich auch bei diesen Zelltypen Tumore ausbilden. Chemische Verbindungen wie Nitrosamin oder Formaldehyd, die sich selbst in einigen Lebensmitteln finden, begünstigen die Kanzerogenese.

Besonders folgenschwer können Erbgutveränderungen sein, welche die Keimzellen, die Gonaden, betreffen. Diese Veränderungen werden an die Nachkommen weitergegeben, also vererbt. Bekannte erbliche Krankheiten sind z.B. die Chorea Huntington, der Veitstanz, die Muskeldystrophien und der Mongolismus. Allerdings werden die meisten genetischen Erkrankungen nicht durch die Mutation eines einzelnen genetischen Buchstabens ausgelöst, sondern haben vielfältige andere Ursachen. Die Eizellen im weiblichen Körper sind schon bei Geburt angelegt, so dass sie sich während der Lebensphase nicht durch Teilung neu bilden. Sie müssen nur einen Reifungsprozess durchlaufen und sind deshalb nicht anfällig für Kopierfehler. Anders verhält es sich bei Spermien, die sich beim geschlechtsreifen Mann ständig neu bilden.

Genetik und Lebensalter

Die Thematik „Ererbt oder erworben" wird auch im Zusammenhang mit dem Lebensalter des Menschen diskutiert. So gibt es Familien, in denen trotz unterschiedlicher Lebensumstände alle Nachkommen über 90 Jahre alt werden. Solche Beispiele legen nahe, dass das Lebensalter genetisch festgelegt ist. Vor kurzem haben Forscher in Boston bei Untersuchungen an einer Gruppe von Hundertjährigen ca. 75 Gene identifiziert, welche die Ursache für Langlebigkeit

sein sollen. Bei 1055 Hundertjährigen – in der Kontrollgruppe 1267 Personen deutlich unter 100 Jahren – hatten 15 % der „Centenarians" die sog. Langlebigkeits-Gene. Anhand ihrer Analysen glauben die Genetiker vorhersagen zu können, welcher Mensch ein Alter von über 100 Jahren erreichen kann. Die Sicherheit ihrer Vorhersage geben sie mit 77 % an. Weiterhin wurden bei den 100-Jährigen 150 Genveränderungen (Ein-Basen-Austausche, single nucleotide polymorphisms) festgestellt, die zum Wohlbefinden im Alter beitragen sollen. Somit würden in Zukunft aufgrund der genetischen Veranlagung 15 % unserer Mitbürger über 100 Jahre alt werden. Weiterhin kann man anhand einer DNA-Analyse evtl. erfahren, wie es mit der Gesundheit im Alter bestellt ist.

Ohne Zweifel trägt entscheidend die Lebensweise von Kindheit an zum Lebensalter und zur Lebensqualität im Alter bei. Personen, die zur Glaubensgemeinschaft der Adventisten gehören, werden im Mittel 88 Jahre alt, d. h., sie leben 10 Jahre länger als die restliche Bevölkerung eines Landes, was auf ihre gesunde Lebensweise zurückgeführt wird. Ihre Religion schreibt ihnen eine vegetarische Ernährung vor, verbietet Alkohol und Rauchen, verpflichtet zu körperlichen Übungen und empfiehlt eine Stressreduzierte Lebensweise.

Die Epigenetik und das Verhältnis von Ererbtem zu Erworbenem

Der Glaube an die Vererbung erworbener Eigenschaften ist tief in der Bevölkerung verwurzelt. So glauben viele Eltern, dass sie ihren wohlgestalteten Körper oder ihr Bildungsniveau mittels der Gene an ihre Kinder weitergeben können. Was lange von den Evolutionsbiologen und Molekulargenetikern als Scharlatanerie abgetan wurde, erlebt heute als Epigenetik seine strukturelle und funktionelle Wiederauferstehung.

Diese Form der Evolutionstheorie wurde von dem französischen Biologen Pierre Antoine de Monet, Chevalier de Lamarck (1744–1829), im 19. Jahrhundert begründet und wird heute als Lamarckismus bezeichnet. Seiner Meinung nach vererben Lebewesen an ihre Nachkommen auch jene Eigenschaften, die sie selbst im Laufe ihres Lebens erworben haben. Die von den Eltern praktizierte Intelligenz werde an die Kinder vererbt, wodurch diese von Geburt an intelligenter seien als die Kinder weniger privilegierter Eltern. Wissenschaftlich wurde der Lamarckismus durch die Entdeckung der Gene durch Gregor Mendel und die Evolutionstheorie von Charles Darwin vorerst widerlegt.

In unserer Zeit erfährt der Lamarckismus als Epigenetik seine Renaissance. Während der Kindheit gemachte Erfahrungen können die Struktur der Histone und der DNA verändern und nachfolgend das Verhalten z.B. im Alter beeinflussen. Eventuell können solche Modifikationen auch an die nachfolgenden Nachkommen weitergegeben werden.

Über alle Forschungsgebiete hinweg wird akzeptiert, dass frühkindliche Erfahrungen ihren Niederschlag im Gehirn finden und Verhalten wie Gesundheit im späteren Leben beeinflussen. Es war bis vor kurzem Lehrmeinung, dass sich verhaltensrelevante Erfahrungen nur in Form neuer Verbindungen (Synapsen) zwischen den Nervenzellen manifestieren (→ Kap. 11). Nun konnte man zeigen, allerdings zumeist mit den Versuchstieren Maus und Ratte, dass Erfahrungen in der Kindheit die Struktur einiger Gene durch chemische Reaktionen, z.B. eine Methylierung der Base Cytosin in der DNA, verändern. Kanadische Wissenschaftler analysierten die DNA zweier Gruppen von Rattenfamilien: In der einen Gruppe kümmerten sich die Mütter liebevoll um ihre Nachkommen, während in der anderen Gruppe depressive Mütter ihre Nachkommenschaft vernachlässigten. Es zeigte sich, dass die Nachkommen der jungen Ratten ähnliches Verhalten aufwiesen: Kinder von depressiven Müttern brachten ihrerseits wieder ängstliche, zuneigungsunfähige Kinder zur Welt. Solche Nachkommen wiesen bei Blutuntersuchungen einen hohen Spiegel an Corticosteron, einem Stresshormon, auf. Die Zahl der Glucocorticoidrezeptoren im Gehirn – sie sind für den Stressabbau verantwortlich, indem sie die Ausschüttung der Corticoidhormone aus der Nebenniere reduzieren – war deutlich vermindert. Bei der Analyse des zuständigen Gens zeigte es sich, dass die DNA durch Methylierung verändert worden war, was die Stummschaltung des Gens zur Folge hatte.

Lässt man weiblichen Mäusen im Käfig kein Material für den Nestbau, so werden sie ängstlich und sie sind später lieblos zu ihren Nachkommen. Man fand, dass das Gen für den neuronalen Wachstums-

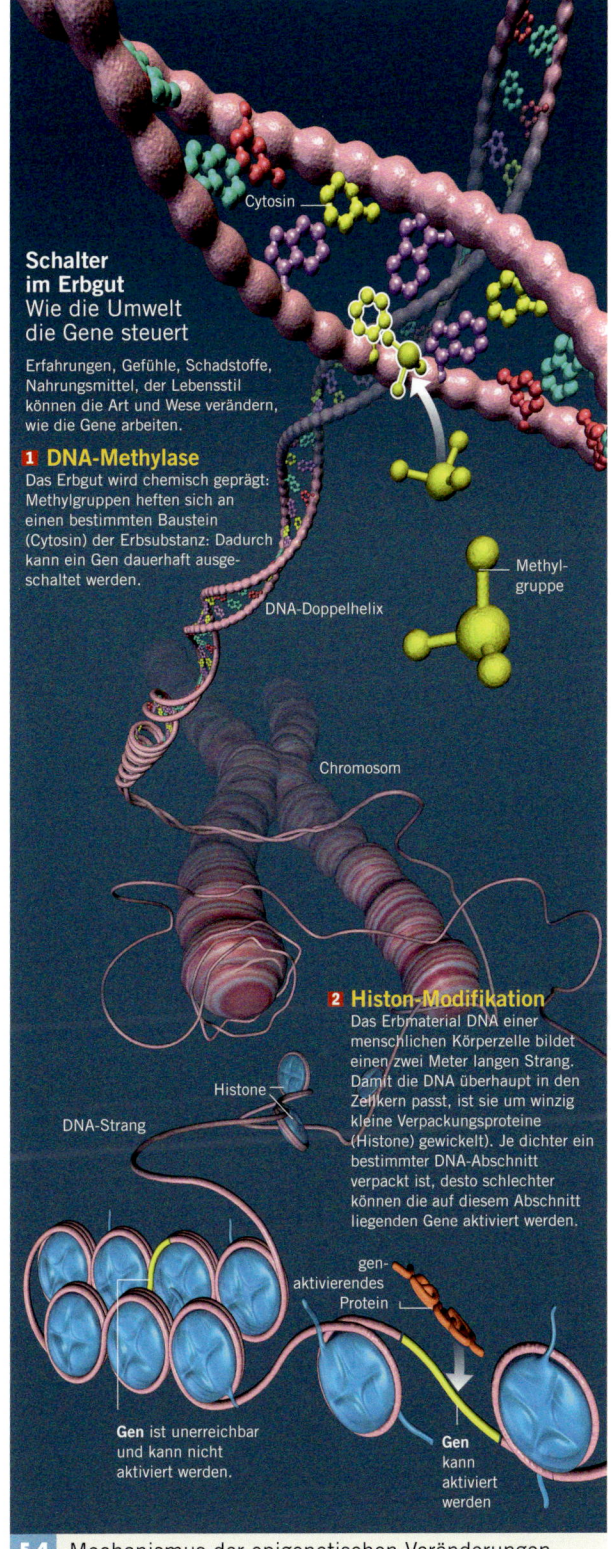

5.4 Mechanismus der epigenetischen Veränderungen der DNA und der Histone.
Quelle: Der Spiegel 32/2010.

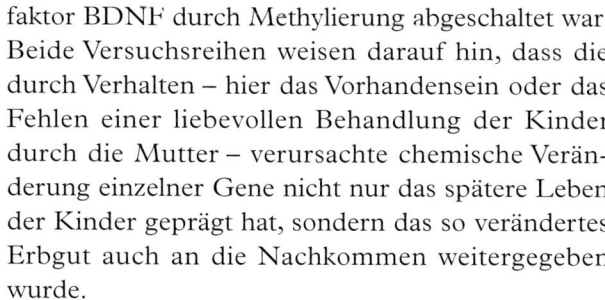

Schalter im Erbgut

Wenn sich Methylgruppen an das Erbmolekül binden, werden dadurch in der Regel Gene ausgeschaltet. Offenbar können bestimmte Methylierungsmuster vererbt werden und die Kinder prägen.

DNA-Strang

Gene als Knetmasse

Wie Umwelteinflüsse das Erbgut möglicherweise modellieren

Vater des Kindes ist älter als 40 Jahre		die Söhne haben überdurchschnittlich häufig Autismus
Väter, die vor dem 12. Lebensjahr mit dem Rauchen begonnen hatten		Söhne haben ein erhöhtes Körpergewicht
Frauen, die während der Schwangerschaft unterernährt waren		Enkelkinder kommen mit geringerem Geburtsgewicht zur Welt
Männer überstanden Hungersnot in der Jugend		Enkelsöhne sind langlebiger

Systemische Erkrankungen

Nachteilige Methylierungsmuster, die früh im Leben entstehen, können im Erwachsenenalter offenbar eine ganze Reihe von Erkrankungen auslösen: **Asthma, Fettsucht, Arterienverkalkung, Depression, Schizophrenie und Krebs**

5.5 Der Einfluss der Epigenetik auf die nachfolgenden Generationen. Es wird vermutet, dass epigenetische Veränderungen der DNA oder der Histone an die Kinder- und Enkelgenerationen weiter gegeben werden und deren Eigenschaften beeinflussen können.

Quelle: Der Spiegel 32/2008.

DER SPIEGEL

faktor BDNF durch Methylierung abgeschaltet war. Beide Versuchsreihen weisen darauf hin, dass die durch Verhalten – hier das Vorhandensein oder das Fehlen einer liebevollen Behandlung der Kinder durch die Mutter – verursachte chemische Veränderung einzelner Gene nicht nur das spätere Leben der Kinder geprägt hat, sondern das so verändertes Erbgut auch an die Nachkommen weitergegeben wurde.

Nun stellt sich natürlich die Frage, ob die Genetik von Nagetieren mit der von Menschen vergleichbar ist. Die kanadischen Forscher untersuchten deshalb die Gehirne von 24 Selbstmördern, die als Kinder sexuell missbraucht worden waren, und verglichen sie mit Gehirnen von Unfalltoten als Kontrollgruppe. Auch hier zeigte es sich, dass im Hypothalamus von Selbstmördern das Gen für den Glucocorticoidrezeptor durch Methylierung stumm geschaltet war. Weiterhin zeigte die Analyse der Zellen im Nabelschnurblut von Säuglingen depressiver Mütter, dass das Gen für den Glucocorticoidrezeptor durch die gleiche chemische Modifikation blockiert war. Drei Monate alte Säuglinge hatten eine erhöhte Cortisonkonzentration im Speichel, ein Hinweis auf eine erhöhte Stressanfälligkeit. Die Forscher vermuten, dass Stress in der Kindheit im Alter zu einer erhöhten Anfälligkeit für Krankheiten führt. Auch Drogenkonsum sowie falsche Essgewohnheiten (→ Kap. 13) führen zu dauerhaften Veränderungen von Genen, d. h. auch der Hang zur Überernährung oder Drogensucht können evtl. auf die nachfolgenden Generationen vererbt werden.

Falls epigenetische Muster in Analogie zum Genom als sog. Methylom vererbt werden, wird die Bewertung der Relation von „Ererbt zu Erworben" neu diskutiert werden müssen. Es scheint denkbar, dass kulturelle Einflüsse und Erfahrungen biologisch von Generation zu Generation vererbt werden. Damit fällt das Dogma der molekularen Biologie, dass nur Zufallsmutationen Veränderungen in der nachfolgenden Generation hervorbringen können.

Es ist auffällig, dass es gerade die in Gehirnzellen benutzten Gene sind, die nach der Geburt verändert werden. Somit könnte das Gehirn die DNA nach seinen eigenen Vorstellungen verändern. Auf die Frage, ob z. B. die Informationsspeicherung eine Sache der Neuronen oder doch Aufgabe der Gene ist, wird im Kapitel 11 eingegangen.

Der mögliche Missbrauch genetischer Daten

Die Ambivalenz einer genetisch orientierten Medizin lässt sich auch am Beispiel der genetischen Diagnostik veranschaulichen. Bei Krankheitsbildern wie der Chorea Huntington kann man voraussagen, dass der Betroffene zwischen dem 40. und 60. Lebensjahr an einem tödlich verlaufenden Nervenleiden erkranken wird. Solches Wissen kann im Umfeld der Person oder bei der beruflichen Qualifikation für den Betroffenen äußerst schädlich sein. Die Ächtung von Personengruppen aufgrund vermuteter erblicher Belastung hat in der Vergangenheit zu Diskriminierung, Verfolgung und Euthanasie geführt. Solche Auswüchse sind auch in Zukunft nicht auszuschließen. Mit dem entschlüsselten Humangenom und der Bestimmung tausender Erbmerkmale auf einem Diagnosechip wird die voraussagende Medizin immer schneller, umfassender und auch billiger. Ohne Zweifel kann die Nutzung der neurogenetischen Diagnose nicht nur den Anwendern überlassen bleiben, sondern muss im Sinne des „informed consent" der Zustimmung der Patienten wie einer gesetzlichen Regelung unterliegen.

Literaturangaben

Brown, T. A. (1999): Moderne Genetik. Spektrum Akad. Verlag, Stuttgart

Fischbach, K. F. (1998): Lehrbuch der Genetik, Kapitel Neurogenetik, Hrsg. Seyffert, W., Gustav Fischer, Stuttgart

Gassen, H. G., Martin, A., Sachse, G. (1986): Der Stoff, aus dem die Gene sind. Bilder und Erklärungen zur Gentechnik. J. Schweitzer Verlag, München

Lange, U. C., Schneider, R. (2010): What an epigenome remembers.

Bioassays 32 (2010) 659–668

Leroi, A. M. (2004): Tanz der Gene – Von Zwittern, Zwergen und Zyklopen. Spektrum Akad. Verlag, Heidelberg

Lipton, B. (2006): Intelligente Zellen. Wie Erfahrungen unsere Gene steuern. KOHA Verlag, Burgrain

Spitzer, M. (2006): Gott-Gen und Großmutterneuron. Geschichten von Gehirnforschung und Gesellschaft, Schattauer, Stuttgart

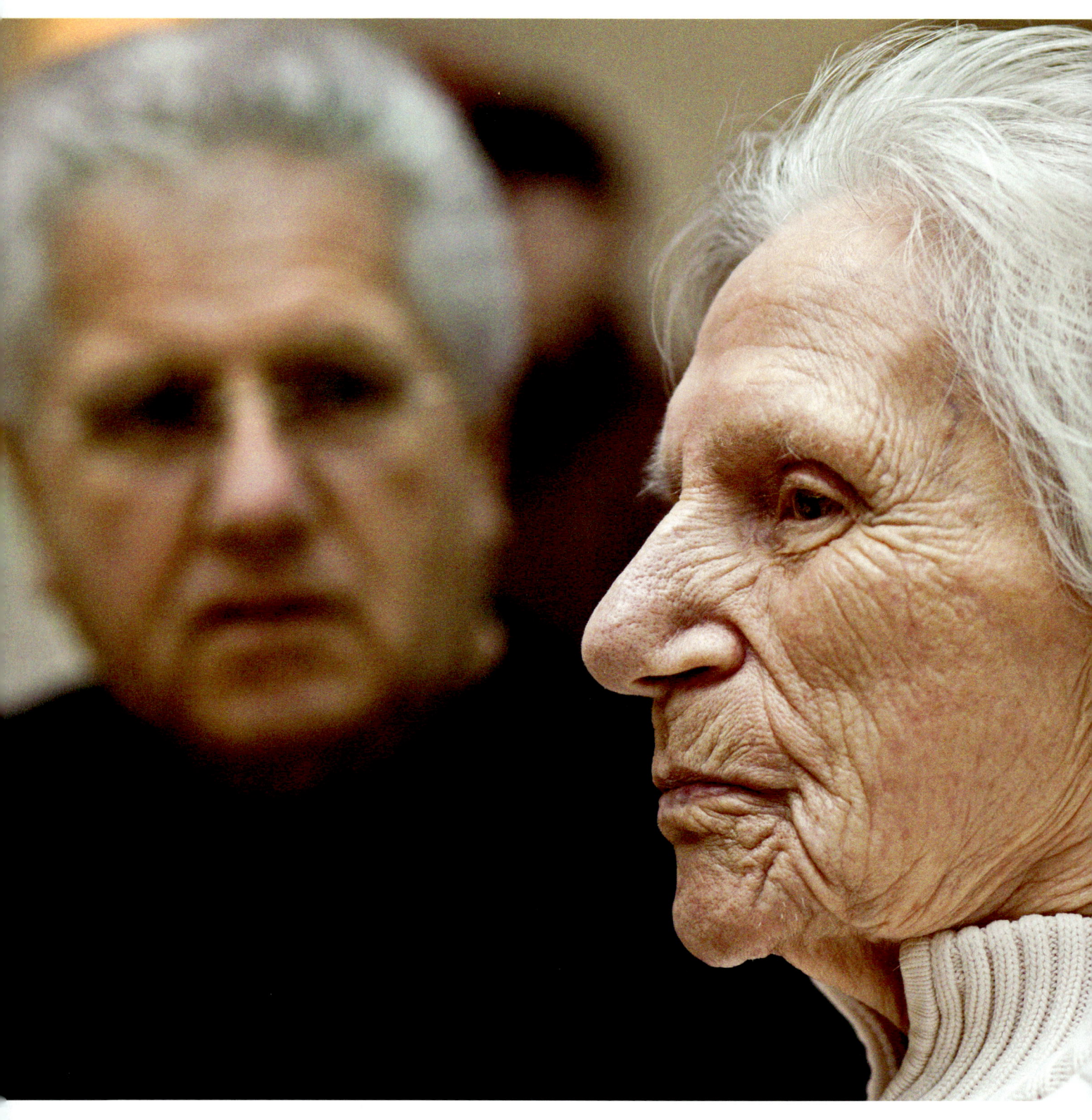

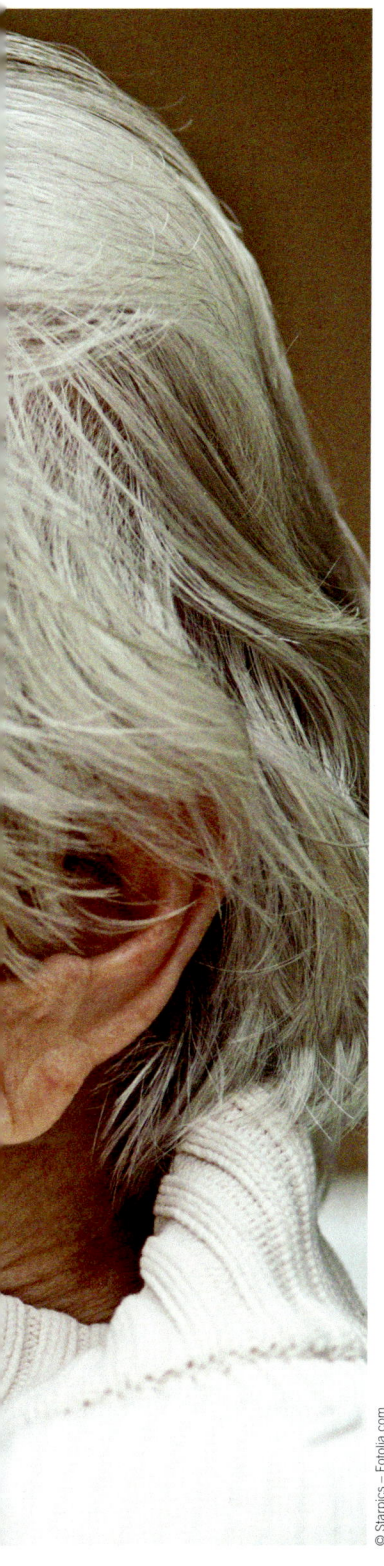

© Starpics – Fotolia.com

Zellen und Bindegewebe bilden den menschlichen Körper

Homöostase als Konstanz des Körpermilieus

Homöostase (homoios = gleichartig, stasis = Zustand, Stillstand) ist ein Gleichgewichtszustand im inneren Milieu des Organismus, der auf das unaufhörliche Zusammenspiel von vielen Regulationsvorgängen des Körpers zurückgeht.

Ein wichtiger Aspekt der Homöostase besteht in der Aufrechterhaltung des Volumens sowie der Zusammensetzung von Körperflüssigkeiten, bestehend aus verdünnten wässrigen Lösungen, die gelöste Stoffe enthalten, die sowohl innerhalb wie außerhalb der Zellen vorkommen. Die Flüssigkeit innerhalb der Zellen wird intrazelluläre Flüssigkeit, die außerhalb extrazelluläre und jene, welche die Räume zwischen den Zellen ausfüllt, interstitielle Flüssigkeit genannt. Spezielle Flüssigkeiten sind das Blutplasma, die Lymphe in den Lymphgefäßen, die Cerebrospinalflüssigkeit in Gehirn und Rückenmark, die Synovialflüssigkeit in den Gelenken und das Kammerwasser im Auge. Weil die interstitielle Flüssigkeit alle Körperzellen umgibt, beeinflusst sie das innere Milieu des Körpers. Die Zusammensetzung der interstitiellen Flüssigkeit ändert sich, wenn sich zwischen ihr und dem Blutplasma Stoffe hin- und herbewegen. Ein derartiger Stoffaustausch vollzieht sich durch die Wände der dünnsten Blutgefäße, der Kapillaren. Dieser Stofftransport in beide Richtungen verschafft den Zellen die nötigen Nährstoffe wie Glucose und beseitigt Abfall wie Kohlendioxyd.

Die Homöostase im menschlichen Körper wird fortwährend gestört. Manche Beeinflussungen kommen aus der Umgebung, wie etwa Hitze und Kälte, andere stammen aus dem Inneren des Körpers, wie z.B. ein Abfallen des Blutzuckers aufgrund einer ausgefallenen Mahlzeit. Die meisten Störungen sind schwach und vorübergehend; die Reaktion der Körperzellen stellt schnell wieder ein Gleichgewicht her. In einigen Fällen jedoch kann die Störung des Gleichgewichts anhaltend sein, wie bei Vergiftungen oder Infektionen.

Der Körper verfügt auch dann über Regulationssysteme, die im Normalfall das innere Milieu wieder ins Gleichgewicht bringen können. Das Nervensystem reguliert die Homöostase, indem es Nervenimpulse an die Organe sendet, die in der Lage sind, das Gleichgewicht wieder herzustellen. Ähnliches wird von dem endokrinen System bewirkt, das mithilfe von Drüsen Hormone in die Blutbahn entlässt, die dann über diesen Weg die Organe erreichen und deren Stoffwechselleistung modulieren. Dabei sind Nervenimpulse schnell, während die Hormonwirkung zwar langsam ist, dafür aber viele Stellen im Körper simultan erreichen kann.

Der Körper kann sein inneres Milieu mithilfe zahlreicher Rückkopplungssysteme regulieren. Ein Rückkopplungssystem ist ein Regelkreis, bei dem der körperliche Zustand gemessen, bewertet und evtl. nachfolgend verändert wird. Jede gemessene Variable, wie die Körpertemperatur oder der Blutdruck, wird Regelgröße genannt. Jede Störung, die eine Regelgröße verändert, bezeichnet man als Stimulus oder Reiz. Ein Rückkopplungssystem umfasst drei Grundbestandteile, einen Sensor, auch oft Rezeptor genannt, ein Kontrollzentrum (Regler) und einen Effektor.

Ein Sensor ist eine Körperstruktur, die Änderungen einer Regelgröße misst und an ein Kontrollzentrum meldet. Ein Kontrollzentrum wie das Gehirn setzt die Bandbreite fest, innerhalb der eine Regelgröße liegen soll, bewertet die von den Rezeptoren eingegangene Nachricht und leitet Korrekturmaßnahmen ein. Bei einem Effektor handelt es sich ebenfalls um eine Körperstruktur, die Nachrichten vom Kontrollzentrum empfängt und eine Wirkung erzeugt, die die Regelgröße verändert. Beinahe jedes Organ oder Gewebe kann sich als Effektor verhalten. Nehmen Nervenendigungen einen Abfall der Körpertemperatur wahr, senden neuronale Impulse die Nachricht an das Gehirn (Kontrollzentrum), das sie bewertet und evtl. eine Nachricht an die Skelettmuskeln (Effektoren) schickt. Dies führt zum Frösteln und Muskelzittern. Dadurch wird Wärme erzeugt und die Körpertemperatur normalisiert sich wieder.

Erkrankung ist ein spezifischer Begriff für Krankheiten, die durch eine Reihe erkennbarer Anzeichen und Symptome charakterisiert sind. Eine lokale Erkrankung betrifft Teile des Körpers, während eine systemische Erkrankung den gesamten Körper oder mehrere Teile davon betrifft. Eine erkrankte Person kann Symptome wahrnehmen, subjektive Veränderungen der Körperfunktionen, die ein Außenstehender nicht registrieren kann. Objektive Veränderungen, die ein Arzt beobachten kann, werden Krankheitszeichen genannt.

Um nachfolgend das Altern von Zellen, Geweben und Organen zu beschreiben, wird auf zwei wissenschaftliche Disziplinen zurückgegriffen, die Anatomie und die Physiologie. Die Anatomie (ana = auf, tomos = schneiden) ist die Lehre vom Bau der Körperteile und ihrer Beziehung untereinander. Die Physiologie (physis = Natur, logos = Lehre) ist die Lehre von den Körperfunktionen, die erklärt, wie die Organe und der Körper als Ganzes arbeiten. Beide Fachgebiete beschreiben, wie etwas funktioniert. Für

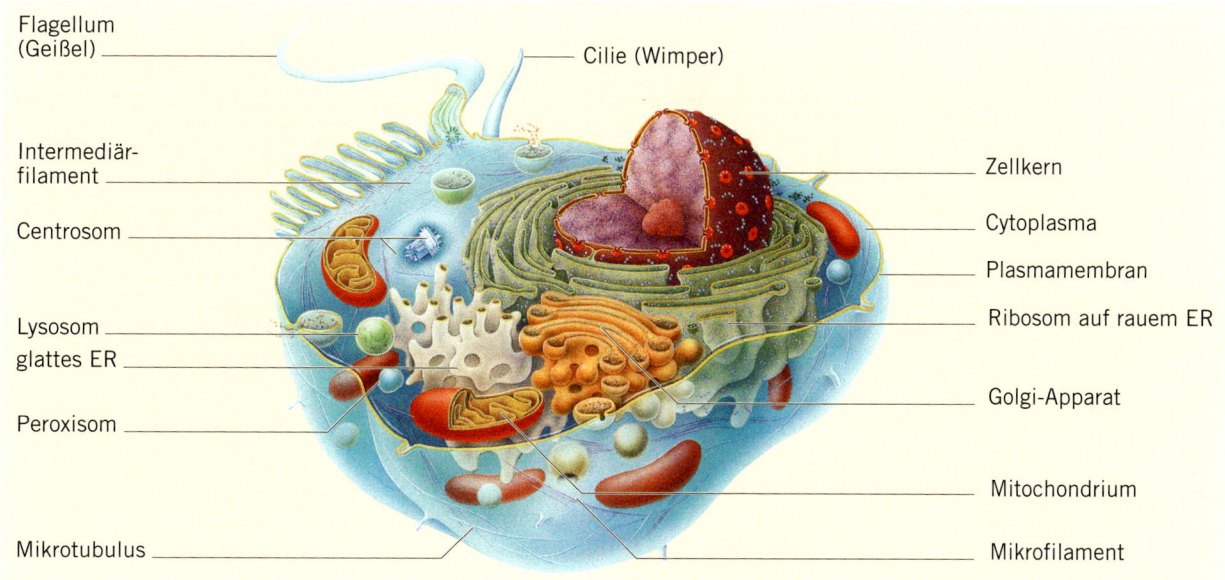

Flagellum
(Geißel)

Cilie (Wimper)

Intermediär-
filament

Zellkern

Centrosom

Cytoplasma

Plasmamembran

Lysosom

Ribosom auf rauem ER

glattes ER

Peroxisom

Golgi-Apparat

Mitochondrium

Mikrotubulus

Mikrofilament

Erklärungen zum „Warum" werden oft auch die Regeln der Chemie und Physik bemüht.

6.1 Dreidimensionale Darstellung einer Zelle. Dominant ist der Zellkern, der das genetische Material in Form von Chromosomen enthält. Die weiteren Strukturen führen zumeist spezielle Aufgaben bei der Synthese der Proteine aus. Die Mitochondrien sind für die Zellatmung zuständig und produzieren Energie in Form von ATP. Quelle: G. J. Tortora und B. H. Derrickson (2006): Anatomie und Physiologie. Wiley-VCH, Weinheim.

Vom Einzeller zum Zellverbund

Die Organisationsebenen des menschlichen Körpers erstrecken sich von Atomen und Molekülen bis hin zum gesamten Menschen. Sie unterteilen sich in die chemische und die zelluläre Ebene sowie in die Gewebs-, die Organ-, die Organsystem- und die Körperebene. Alle Teile des menschlichen Körpers, die miteinander funktionieren, bilden den gesamten Organismus. Auf der chemischen Ebene werden Atome und einfache Moleküle zu komplexen Verbindungen wie Zucker oder Fetten zusammengebaut. Auf der zellulären Ebene verbinden sich Moleküle zu Zellen als den grundlegenden strukturellen und funktionellen Einheiten eines Organismus. Zellen sind die kleinsten, lebenden Einheiten im menschlichen Körper. Zellen verhalten sich im Verhältnis zu ihrer Umgebung kooperativ. Sie verfügen aber auch über ein Eigenleben, das wie bei einem Tumor zu einem rücksichtslosen Egoismus entarten kann. Sowohl im Alltag wie in der Biologie bezeichnet der Begriff Zelle einen mit Inhalten gefüllten und mit einer Wand umgrenzten Raum.

Die Zellen im Körper des Menschen lassen sich in etwa 200 verschiedene Typen einteilen, deren Größe, Form und Funktion erheblich variieren. Die größte Zelle, eine menschliche Eizelle, ist bei einem Durchmesser von 140 Mikrometern gerade noch mit dem bloßen Auge zu erkennen, während ein rotes Blutkörperchen (Erythrocyt) nur acht Mikrometer misst. Die Form einer Zelle wird von ihrer Funktion bestimmt; sie kann als Platte, Würfel oder Zylinder vorliegen. Dabei beschreiben geometrische Formen die Zellgestalt nur ungenügend, da Zellen ihre Form ändern können und eben nur Teile der Zelle einer bestimmten Formvorstellung genügen. Ein Erythrocyt braucht eine möglichst große Oberfläche, um viel Sauerstoff an das Gewebe abgeben zu können, während sich ein Spermium mit seiner Geisel als Schwimmer bewähren muss. Zellen, die das Innere des Darms auskleiden, können mithilfe sog. Mikrovilli ihre dem Darmlumen zugewandte Oberfläche enorm vergrößern. Nervenzellen besitzen meterlange Fortsätze, um Informationen weiterzuleiten.

Die Zelltypen unterscheiden sich zwar in Einzelheiten voneinander, verfügen aber im Prinzip über einen universellen Bauplan.

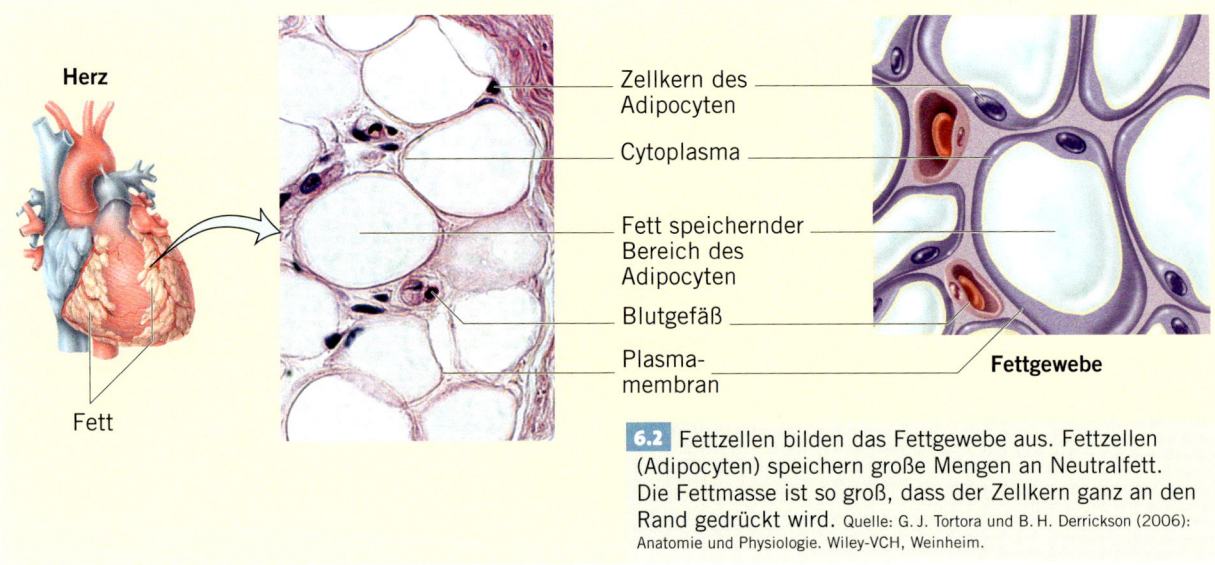

6.2 Fettzellen bilden das Fettgewebe aus. Fettzellen (Adipocyten) speichern große Mengen an Neutralfett. Die Fettmasse ist so groß, dass der Zellkern ganz an den Rand gedrückt wird. Quelle: G. J. Tortora und B. H. Derrickson (2006): Anatomie und Physiologie. Wiley-VCH, Weinheim.

Die drei Bauelemente der Zelle sind die Plasmamembran, das Cytoplasma und der Zellkern. Die Plasmamembran bildet die bewegliche äußere Hülle der Zelle, die das Zellinnere von der äußeren Zellumgebung trennt. Sie ist eine selektive Barriere, die den Materialfluss in und aus der Zelle reguliert. Die Plasmamembran spielt auch eine Schlüsselrolle bei der Kommunikation zwischen den Zellen und ihrer Umgebung. Das Cytoplasma (plasma = Gebilde) füllt den Raum zwischen Plasmamembran und dem Zellkern (Nucleus) aus. Das Cytosol, der flüssige Teil des Cytoplasmas, enthält Wasser, gelöste Stoffe und fein verteilte Partikel. Das Cytosol umgibt verschiedene Organellen wie den Golgi-Apparat oder die Mitochondrien. In den Mitochondrien laufen die Verbrennungsprozesse ab, welche die Energie für den Betrieb des Zellstoffwechsels liefern. Sie verfügen über ihren eigenen genetischen Apparat.

Der Zellkern ist eine große Organelle, die den größten Teil der DNA einer Zelle in Form von Chromosomen beherbergt. Bei der somatischen Zellteilung unterliegt die Körperzelle einer Kernverdopplung – Mitose – und einer Teilung des restlichen Zellinhalts, der Cytokinese. Das Erbgut beim Menschen ist in Chromosomen verpackt und im Zellkern lokalisiert. So werden erst die Chromosomen und damit die DNA verdoppelt und danach teilt sich der Zellkern. Erst dann kann sich die Zelle durch Abschnürung ihrer Plasmamembran verdoppeln. Es entstehen zwei identische Zellen mit gleicher Zahl und Beschaffen-

heit an Chromosomen wie die Ursprungszelle. Die somatische Zellteilung ermöglicht die Zellvermehrung und ersetzt defekte oder tote Zellen.

Bei dieser Art der Zellvermehrung kann man im Prinzip nicht unterscheiden, was die alte und was die neue Zelle ist. Da aber beim Kopieren der DNA einige Fehler passieren, kann die neue Zelle von der Stammzelle geringfügig unterschiedlich sein. Bei sich schnell und häufig teilenden Zellen können solche Vorgänge zur Zellalterung oder zum Absterben der Zelle führen. Die Teilungsgeschwindigkeit der Zellen in einem Organismus ist sehr unterschiedlich. Muskel- und Nervenzellen teilen sich über die gesamte Lebensspanne nicht mehr, während sich die Oberflächenzellen des Darms, die Epithelien, in 14-tägigem Rhythmus erneuern. Die roten Blutzellen werden in einer Spanne von 80 Tagen ausgetauscht. Ob die rasche Erneuerung mit der Belastung der Zelle zusammenhängt, lässt sich zwar vermuten, aber nicht beweisen. Muskelzellen, z.B. im Wadenmuskel, müssen sich auch ständig strecken und zusammenziehen, halten aber über die gesamte Lebensspanne des Menschen durch.

Die Meiose, die Zellteilung zur Fortpflanzung, die sich in den Hoden und den Eierstöcken abspielt, erzeugt Keimzellen (Gameten), bei denen die Chromosomenzahl halbiert ist. Sie enthalten nur einen einfachen Chromosomensatz mit 23 Chromatiden und werden deshalb haploide Zellen genannt (haploos = einfach).

Bei der Wiederherstellung der Chromosomen aus zwei Chromatiden bilden väterliche und mütterlich zueinander passende Chromatide eine Vierereinheit, eine Tetrade. Auf dieser Stufe kommt es durch das „Crossing Over" zu einem Austausch von genetischem Material zwischen Vater und Mutter. Bei diesem Austausch werden sehr große Stücke des Erbguts übertragen, so dass nicht ein neuartiges Lebewesen entsteht, sondern ein Nachkomme mit geringfügig geänderten Eigenschaften. So beginnt die Meiose mit einer diploiden Ausgangszelle, und sie endet mit zwei Zellen, von denen jede einen halben Chromosomensatz besitzt. Bei einer nachfolgenden Meiose teilt sich jede der beiden haploiden Zellen, so dass vier haploide Gameten entstanden sind, die sich genetisch von der Ausgangszelle, die sie erzeugt hat, unterscheiden. Bei der Befruchtung der Oocyte durch das Sperm, beides haploide Zellen, bildet sich dann wieder eine Zelle mit doppeltem Chromosomensatz (Zygote). So entstehen Nachkommen, die ihren Eltern ähneln, ihnen aber nicht gleich sind.

Aus der befruchteten Eizelle entstehen in einem Vorgang, der Zelldifferenzierung genannt wird, alle die unterschiedlichen Zellformen, die unseren Körper aufbauen. Die Eigenschaft der Zygote, sich in jeden Zelltyp verwandeln zu können, wird als Totipotenz bezeichnet. Dabei ist die Entwicklungsroute der Zellen durch epigenetische Veränderungen (→ Kap. 5) der DNA festgelegt, d. h., sie sind determiniert. Sie können dann als pluripotente oder multipotente Stammzellen nur noch Zellen für ein bestimmtes Gewebe, etwa für das Blut, produzieren. Sog. ausdifferenzierte Zellen haben ihren endgültigen Status erreicht und übernehmen ihre Funktion als Körperzellen.

Für die Steuerung der Zellentwicklung sind Hormone und Wachstumsfaktoren, Zell-Zell-Kontakte sowie die Herkunft der Zelle verantwortlich. Irrwege bei der Zelldifferenzierung sind häufig die Ursache für Krankheiten und vorzeitiges Altern.

Zellen und Gewebe

Wenn sich Zellen zu Geweben zusammenschließen, wird der Zellverband mit Bezug auf Struktur und Funktion zwar von den Eigenschaften der beteiligten Zellen dominiert, die Zellgemeinschaft weist aber auch neue Charakteristika auf. So gebildete Körpergewebe lassen sich in die vier Grundtypen Epithel, Bindegewebe, Muskeln und Nervengewebe unterteilen.

Das Epithelgewebe bedeckt äußere und innere Körperoberflächen, kleidet Hohlorgane, Körperhöhlen und Gänge aus und formt die Drüsen. Unterschiedliche Bindegewebsarten verbinden Organe miteinander, speichern Energiereserven und unterstützen die Abwehrreaktionen gegen pathogene Organismen. Muskelgewebe schafft die physikalischen Kräfte um Körperstrukturen zu bewegen und produziert die Körperwärme. Nervengewebe nimmt Veränderungen innerhalb und außerhalb des Körpers wahr und erzeugt Impulse, die das Körpergleichgewicht (Homöostase) garantieren.

Wenn Zellen ein Gewebe bilden, werden die einzelnen Zellen, vergleichbar, wie der Mörtel die Ziegel verbindet, über die Basalmembran miteinander verkittet. Um die Stabilität des Gewebes weiter zu

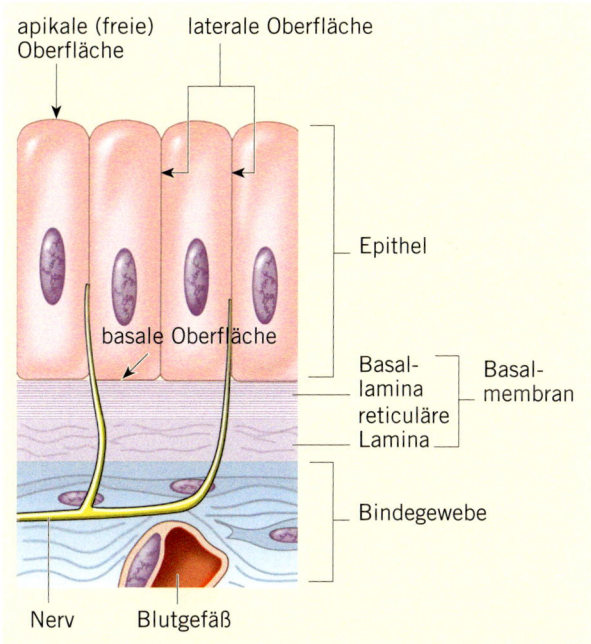

apikale (freie) Oberfläche

laterale Oberfläche

basale Oberfläche

Epithel

Basallamina
retikuläre Lamina

Basalmembran

Bindegewebe

Nerv   Blutgefäß

6.3 Prinzipieller Aufbau der Gewebe am Beispiel einer Epithelzellschicht. Sind die Zellen dicht gepackt und weiterhin miteinander durch Fasern verbunden, gibt es keinen Platz für einen Interzellularraum. Die Zellschicht liegt auf einer Basalmembran auf. Unter ihr beginnt das Bindegewebe. Nervenfasern reichen bis in die Zellschicht und erlauben so eine Kommunikation mit dem Nervensystem. Quelle: G. J. Tortora und B. H. Derrickson (2006): Anatomie und Physiologie. Wiley-VCH, Weinheim.

verstärken, werden die Zellen zusätzlich durch Proteinbrücken miteinander verankert.

Es gibt fünf Arten solcher Verbindungen, die man Tight Junctions, Adhäsionsverbindungen, Desmosomen, Hemidesmosomen und Gap Junctions nennt. Tight Junctions verhindern, dass kleine Moleküle den Raum zwischen den Zellen passieren können. Sie sind besonders häufig im Epithel der cerebralen Blutgefäße und im Deckgewebe von Magen, Darm und Blase angesiedelt.

Adhäsionsverbindungen verstärken den Zusammenhalt der Zellen, wenn sich die Oberfläche der Zellschicht ständig stark bewegt, wie etwa bei den Kontraktionen des Darms. Desmosomen, die aus Glykoproteinen bestehen, sind quasi Punktschweißungen zwischen den Zellen. In der Haut und im Herzmuskel verhindern sie, dass sich bei extremer Dehnung die Zellen voneinander trennen. Hemidesmosomen verankern eine Zellschicht mit der Basalmembran und verbinden den Zellverband mit dem Bindegewebe. Gap Junctions sind die Versorgungstunnel, die die Zellen miteinander verbinden. Sie ermöglichen Stofftransport und Kommunikation zwischen benachbarten Zellen.

Das Epithelgewebe oder Epithel besteht entweder aus einzelnen oder aus mehrlagigen Schichten von fest miteinander verbundenen Zellen. Es übernimmt wichtige Funktionen im Körper, wie Schutz, Filtration, Sekretion, Resorption und Exkretion. Epithel und Nervengewebe bilden im Verbund die Sinnesorgane. Aufgrund der hohen Zellteilungsrate kann sich das Epithel ständig erneuern. Die freie (apikale) Oberfläche der Epithelzelle zeigt z.B. in der Haut nach außen, in einer Körperhöhle oder in einer Röhre dagegen liegt ihre Oberfläche innenseitig. Die Oberfläche von Epithelien kann durch Ausstülpungen (Microvilli) stark vergrößert sein oder Strudelhaare (Zilien) tragen. Die Basalfläche dagegen ist mit der Basalmembran oder der extrazellulären Matrix verbunden. Das Epithelgewebe wird zwar von Nerven durchzogen, besitzt aber keine Blutgefäße.

Das Bindegewebe ist nicht nur das häufigste Gewebe im Körper, sondern übernimmt auch eine Vielzahl unterschiedlicher Funktionen. Es besteht aus einzelnen Zellen und der sie umgebenden extrazellulären Matrix. Die Komponenten der extrazellulären Matrix, wie Proteinfasern und die Grundsubstanz, werden in den eingelagerten Zellen gebildet und dann in den extrazellulären Raum sezerniert. Man unterscheidet straffes, lockeres und areoläres Bindegewebe. Zu den Bindegeweben zählen auch das Blut, die Fettzellen (Adipocyten) und große Teile des Immunsystems. Es verbindet, schützt und isoliert z.B. Körperorgane wie Leber und Niere und es bündelt die Muskelzellen zu Skelettmuskeln.

Jeder Typ des Bindegewebes enthält Vorläuferzellen, die man als Blasten (blastos, Keim, Spross) bezeichnet, so die Fibroblasten (fibra = Faser) im lockeren Bindegewebe oder die Osteoblasten im Knochen. Die Blasten teilen sich, bilden die Grundsubstanz und differenzieren zu den reifen Zellen, den Cyten. Die reifen Fibrocyten oder Osteocyten teilen sich kaum noch, produzieren aber z.B. die für die Matrix benötigten Faserproteine. Weitere Zellen, die in der extrazellulären Matrix vorkommen, sind Fresszellen (Makrophagen, phagein = fressen), Plasmazellen, Mastzellen, Fettzellen und weiße Blutkörperchen (Leukocyten). Makrophagen beseitigen Zellfragmente und Bakterien, indem sie diese aufnehmen und verdauen. Sie können stationär sein oder durch die Matrix wandern, um Infektionsherde zu finden. Plasmazellen sezernieren Antikörper, die Fremdstoffe im Gewebe erkennen und unschädlich machen. Mastzellen produzieren Histamin, ein Stoff, der Blutgefäße erweitert und damit die Bekämpfung einer Infektion unterstützt. Die Histaminausschüttung ist auch für den Juckreiz in der Haut verantwortlich. Adipocyten speichern Neutralfette. Leukocyten kommen im Bindegewebe nur in geringer Konzentration vor, wandern jedoch bei einer Entzündung aus den Blutgefäßen ein. Sie bekämpfen alle Arten von Parasiten.

Die speziellen Eigenschaften des Bindegewebes beruhen hauptsächlich auf der Zusammensetzung der Grundsubstanz und der Menge und Art der Faserproteine. Die Grundsubstanz, die flüssig, gelatineartig oder fest (kalzifiziert) sein kann, fixiert die Zellen, speichert Wasser und sorgt für den Austausch von Stoffen zwischen Blut und Zellen. Sie enthält Wasser und organische Makromoleküle in Form von Proteinen und Polysacchariden oder Kombinationen beider Molekülklassen. Zu den Polysacchariden gehören die Hyaluronsäure sowie die negativ geladenen Zucker Chondroitinsulfat, Dermatansulfat und Keratansulfat. Sie können aufgrund ihrer chemischen Struktur große Mengen Wasser und geladener Moleküle wie Magnesium- und Kalziumionen speichern.

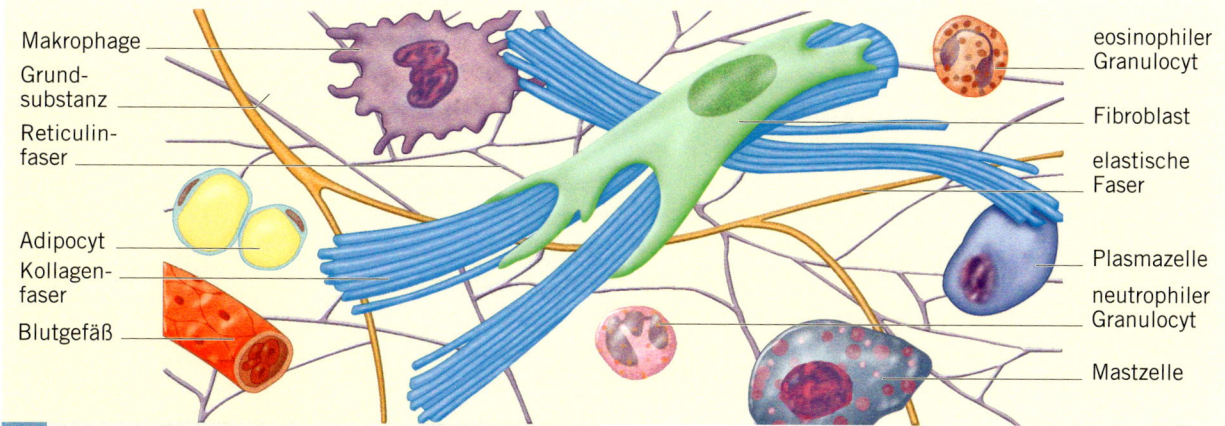

Makrophage
Grund-
substanz
Reticulin-
faser

Adipocyt
Kollagen-
faser
Blutgefäß

eosinophiler
Granulocyt

Fibroblast

elastische
Faser

Plasmazelle

neutrophiler
Granulocyt

Mastzelle

6.4 Zellen und Fasern, die das Bindegewebe bilden. Die Art und Menge der Fasern, etwa Kollagen oder Elastin, bestimmen die Eigenschaften des Bindegewebes. Eine Vielzahl unterschiedlicher Zellen kann in das Bindegewebe eingelagert sein. So bekämpfen z.B. Makrophagen, Plasmazellen und Granulocyten als Teil des Immunsystems eingedrungene Fremdkörper und Bakterien.
Quelle: G. J. Tortora und B. H. Derrickson (2006): Anatomie und Physiologie. Wiley-VCH, Weinheim.

Eine besondere Rolle spielt die Hyaluronsäure, denn sie bestimmt die Viskosität von Körperflüssigkeiten, so etwa im Bindegewebe oder als Gelenkschmiere. Fibronektin dagegen ist ein reines Adhäsionsprotein, das die Zellen mit der Matrix verbindet. Bindegewebe ist intensiv vaskularisiert, d.h. es besitzt eine intensive Nähr- und Sauerstoffversorgung.

Leukocyten, die sich, um an einen Infektionsherd zu gelangen, schnell durch die Matrix bewegen müssen, scheiden ein Enzym, die Hyaluronidase aus, das die Hyaluronsäure abbaut und so die Matrix flüssiger macht. Auch infektiöse Bakterien nutzen diesen Trick, um sich schneller im Bindegewebe bewegen zu können.

Drei Faserarten liegen im Bindegewebe zwischen den Zellen: Kollagenfasern (kolla = Leim), elastische Fasern und Netzfasern. Die Kollagenfamilie mit ihren 27 Vertretern macht 25 % der Proteinmenge in unserem Körper aus. Kollagen kommt in Sehnen, Knorpel, den Bändern und den Knochen vor. Je nachdem, wie groß der mit dem Protein verbundene Zuckerteil ist, kann Kollagen unterschiedlich viel Wasser speichern. Im Knochen ist das Kollagen zuckerfrei, während beim Knorpel der Zuckerteil hoch ist. Elastische Fasern (Gummibänder) bestehen aus Elastin, einem Protein, das sich bis auf 150 % seiner normalen Länge dehnen kann. Als elastisch bezeich-

net man die Dehnung, weil sie nach dem Wegfall der Zugbelastung in die Ausgangslage zurückkehrt. Elastische Fasern kommen häufig in der Haut, in den Blutgefäßen und im Lungengewebe vor. Netzfasern (Retikulinfasern) sind Kollagene mit Glykoproteinbeschichtung. Sie bilden Netze im areolären Bindegewebe, im Fettgewebe und in den glatten Muskeln. Auch stabilisieren sie das Funktionsgewebe der weichen Organe wie der Milz.

Das Fettgewebe besteht aus Fettzellen (Adipocyten), die Fette in Form von Triglyceriden speichern. Das Fett bildet den zentralen Tropfen in der Zelle, der Zellkern und das Cytoplasma liegen ganz am Rande (→ Abb. 2). Das weiße Fettgewebe liegt unter der Haut, es umgibt Herz, Nieren, das gelbe Knochenmark, polstert die Gelenke und die Augenhöhle hinter dem Augapfel. Fett stellt die größte Energiereserve dar und reduziert den Wärmeverlust durch die Haut.

Muskelgewebe besteht aus langgestreckten Zellen, den Muskelfasern, die gespeicherte Energie in Kraft und Bewegung umsetzen können. Muskelgewebe hält den Körper aufrecht, erzeugt Wärme und bietet den Organen Schutz. Aufgrund seiner Lage sowie seiner Struktur und Funktion wird das Muskelgewebe in Skelett-, Herz- und glatte Muskulatur unterteilt.

Wie der Name sagt, ist die Skelettmuskulatur mit den Skelettknochen verbunden. Sie wird als willkürlich bezeichnet, da sie durch bewusste Steuerung gespannt und entspannt werden kann. Eine Skelettmuskelfaser, die aus einer einzigen Zelle besteht, kann 30 bis 40 cm lang sein. Das Herzmuskelgewebe bildet den größten Teil der Herzwand. Seine Kontraktion kann im Gegensatz zur Skelettmuskulatur nicht bewusst gesteuert werden. Die Muskelfasern im Herzen sind verzweigt und durch Desmosomen fest miteinander verbunden. Die zwischen einzelnen Zellen liegenden Gap Junctions ermöglichen die schnelle Weiterleitung von Erregungspotentialen und somit eine koordinierte Kontraktion der Fasern.

Glattes Muskelgewebe kommt in den Hohlstrukturen, wie den Blutgefäßen, den Luftwegen zur Lunge, im Magen, im Dünndarm, in der Gallen- und der Harnblase vor. Glatte Muskelfasern agieren unwillkürlich, die einzelne Faser ist klein. In den Darmwänden verbinden Gap Junctions viele Fasern miteinander, so dass das Muskelgewebe durch die gemeinsame Aktion vieler Muskelfasern kräftige Kontraktionen erzeugen kann.

Das Nervengewebe setzt sich aus Nervenzellen (Neuronen) und der Neuroglia zusammen. Nur Neuronen können auf Sinnesreize hin elektrische Impulse erzeugen und sie weiterleiten. Die Neuroglia dient als Bindegewebe der Isolation und der Versorgung der Nervenzellen. Details des Nervengewebes werden in → Kap. 11 beschrieben.

Die Funktion des Drüsenepithels wird von Zellen ausgeführt, die in Büscheln tief unter dem Deckepithel liegen. Eine Drüse kann aus einer einzelnen Zelle oder einer Zellgruppe bestehen, die Substanzen an die Oberfläche, in Gänge oder in das Blut sezerniert. Becherzellen sind einzellige Drüsen, die ihren Schleim direkt auf die apikale Oberfläche eines Auskleideepithels wie z. B. des Darms sezernieren. Alle Körperdrüsen werden entsprechend ihrer Funktionsweise in endokrin oder exokrin unterteilt.

Die Sekrete der endokrinen Drüsen gelangen direkt in die interstitielle Flüssigkeit und diffundieren von dort in den Blutstrom. Beispiele für endokrine Drüsen sind die Hypophyse, die Schilddrüse und die Nebennieren. Ihre Sekrete, Hormone genannt, regulieren Stoffwechselaktivitäten, um das Körpergleichgewicht aufrechtzuerhalten. Exokrine Drüsen sezernieren ihre Produkte in Gänge, die in eine Oberfläche wie die Haut oder in ein Hohlorgan münden. Zu ihren Sekreten gehören Schleim, Talg, Speichel und Verdauungsenzyme.

Das Immunsystem

Es gibt zwei grundlegende Mechanismen der Infektabwehr, je nachdem, ob diese angeboren und damit Erreger-unspezifisch oder ob sie erworben und damit Erreger-spezifisch sind. Die angeborene Immunabwehr kann Krankheitserreger (Pathogene) wie Bakterien erkennen, ohne dass der Organismus mit dem Erreger zuvor Kontakt gehabt haben muss.

Es wird angenommen, dass 90 % aller Infektionen durch die angeborene Immunität erkannt und erfolgreich bekämpft werden.

Mit der adaptiven Immunität, d. h. dem erworbenen Schutz, verfügt der menschliche Körper über spezielle Abwehrmechanismen gegen Krankheitserreger, wie Bakterien, Toxine, Viren und Fremdgewebe. Substanzen, die als fremd erkannt werden und Immunreaktionen hervorrufen, werden Antigene (Ag) genannt. Zwei Eigenschaften unterscheiden die spezifische von der unspezifischen Abwehr: die Spezifität gegen eine Fremdsubstanz (Antigen) und ein Gedächtnis für bekannte Antigene, sodass ein zweiter Kontakt eine schnellere und stärkere Antwort auslöst. Das adaptive Immunsystem entwickelt sich nach der Geburt und während der Kindheit. Geringfügige, aber ständige Belastung des Immunsystems während der Kindheitsphase führen über alle Phasen des Lebens zu einer erhöhten Immunkompetenz.

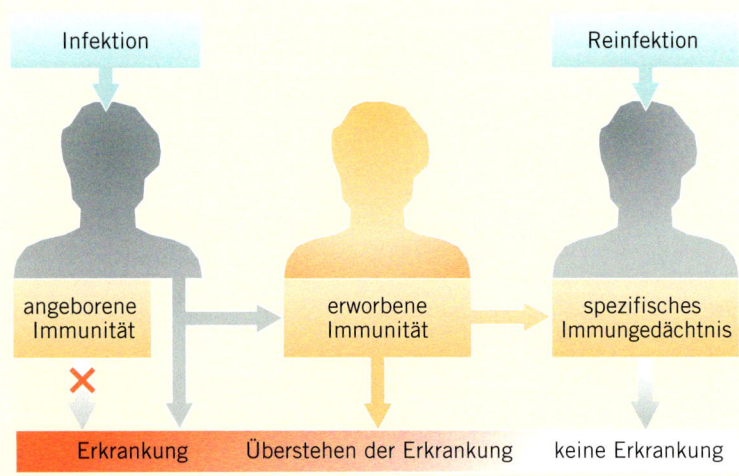

6.5 Angeborene und adaptive Immunität. Beim Eindringen in einen Organismus stößt ein infektiöses Agens zuerst auf Bestandteile des angeborenen Immunsystems. Reicht dies nicht aus, um eine Krankheit zu verhindern, wird das adaptive Immunsystem aktiviert. Es merkt sich den Erreger, so dass ein zweiter Kontakt mit dem Erreger nicht mehr zur Erkrankung führt. Das Immunsystem besitzt dann eine erworbene Immunität gegen diesen Erreger.

Die Immunologie (immunis = frei, unberührt) befasst sich mit der Antwort des Körpers auf Antigene. Das Immunsystem umfasst Zellen und Gewebe zur Ausführung der Immunantwort. Viele der zellulären Komponenten des Immunsystems werden im Thymus und in die Lymphbahnen ausgeschüttet. Ähnlich wie bei der Blutgerinnung können vom Immunsystem viele Fehlreaktionen wie etwa Autoimmunreaktionen ausgehen, d. h. Abwehrreaktionen gegen körpereigene Komponenten. Deshalb zirkulieren die beteiligten Komponenten, Proteine und Zellen in einer inaktiven Form im Körper und werden erst durch den Kontakt mit einem Erreger aktiviert.

Die Zellen des Immunsystems, wie Granulocyten und Makrophagen, bewegen sich in den Blutgefäßen oder den Lymphbahnen und kommen in den meisten Geweben vor. Dringt ein Krankheitserreger in den Körper ein, so können diese Abwehrzellen ihn bekämpfen. Makrophagen können z. B. durch Aufnahme und Verdauung den Erreger vernichten oder durch Produktion von Modulatoren und Cytokinen die Immunreaktion des Organismus steuern und andere Abwehrzellen zum Ort der Entzündung locken.

Bindet eine sog. B-Zelle an den Stoff (Antigen), der zu ihrem Rezeptor passt, wird sie durch Lyphokine stimuliert, die von aktivierten T-Helferzellen ausgeschüttet werden. So aktivierte B-Zellen produzieren Antikörper, die Signale auf den Oberflächen fremder Moleküle und Zellen erkennen und sie unschädlich machen.

Wenn das Immunsystem eines Patienten übermäßig auf etwas reagiert, was von anderen Menschen gut vertragen wird, bezeichnet man den Betroffenen als allergisch oder hypersensitiv. Bei jeder allergischen Reaktion wird das Gewebe geschädigt. Zu den häufigsten Allergenen gehören einige Lebensmittel, wie Erdnüsse, Antibiotika, Impfstoffe, Gifte, Kosmetika, Pflanzenstoffe, Pollen, Staub, Schimmel und eine Reihe von Bakterien.

Bei Autoimmunerkrankungen ist die Selbsttoleranz des Immunsystems für einzelne Antigene durchbrochen und körpereigene Zellen und Gewebe werden angegriffen. Zu den Autoimmunerkrankungen gehören z. B. rheumatoide Arthritis, systemischer Lupus erythematodes und perniciöse Anämie.

Mit zunehmendem Alter steigt die Anfälligkeit für Infektionen und Fehlreaktionen des Immunsystems. Ältere Menschen zeigen eine verminderte Impfant-

wort und neigen verstärkt zur Bildung von Autoantikörpern (Antikörper gegen körpereigene Proteine). Außerdem ist die Effizienz des Immunsystems verringert. Die T-Zellen reagieren weniger gut auf Antigene und die Zahl der auf eine Infektion reagierenden T-Zellen ist vermindert. Dies ist auf eine Schrumpfung (Atropie) des Thymus und die verringerte Produktion von Thymushormonen zurückzuführen. Auch der Erwerb von Immunität gegen neue Erreger, z. B. gegen Kinderkrankheiten, von denen man verschont wurde, tritt bei älteren Menschen nur verzögert ein, ein Prozess, der ernste Folgen haben kann. Weil sich die Zahl der T-Helferzellen im Alter verringert, kommt es zu einer verringerten B-Zell-Antwort und damit steigt der Antikörpertiter nach Antigenkontakt zu langsam an. Daraus resultiert eine erhöhte Infektanfälligkeit im Alter.

Die Heilung von Gewebsschäden

Unter der Gewebereparatur versteht man das Ersetzen ausgedienter, beschädigter oder toter Zellen. Neue Zellen stammen vom Stroma, d. h. vom schützenden Bindegewebe der Organe oder vom Parenchym, dem Funktionsgewebe, ab. Die vier Gewebegrundtypen (Epithel-, Binde-, Muskel- und Nervengewebe) unterscheiden sich grundlegend in ihrer Fähigkeit zur Regeneration. Epithel- und Bindegewebe, z. B. im Knochen, können sich fortlaufend erneuern, während sich Muskelgewebe kaum und Nervengewebe praktisch nicht erneuert. Falls Parenchymzellen die Reparatur des verletzten Gewebes durchführen, heilt die Läsion völlig aus. Sind aber Fibroblasten als Bestandteile des Stromas an der Wundheilung beteiligt, so bilden sie gemeinsam mit Faserproteinen in einem Vorgang, den man Fibrose nennt, Narbengewebe, das die Organfunktion nur partiell erfüllen kann. Durch großflächige Narben können sich in der Folge, besonders im Bauchraum, Verwachsungen (Adhäsionen) bilden, die oft operativ entfernt werden müssen. Bei einer ausgedehnten Gewebeschädigung sind außer den genannten Zellen noch Blutkapillaren und Epithelien beteiligt. Gemeinsam erzeugen sie ein schnell wachsendes aktives Bindegewebe, das man als Granulationsgewebe bezeichnet. Das neue Gewebe bildet sich über einer Wunde oder einem chirurgischen Schnitt, damit

Epithelzellen in den offenen Bereich einwandern und ihn füllen können. Eine Heilung von Gewebsschäden wird von drei Faktoren beeinflusst, nämlich der Ernährung, der Blutzirkulation und dem Alter. Die Wundheilung benötigt einen hohen Proteingehalt in der Nahrung und hinreichend Vitamin C. Im Alter ist die Neubildung von Blutgefäßen verlangsamt und damit wird die Nährstoffversorgung im Umfeld des Schadens mangelhaft. Weiterhin sind die Kollagenfasern, die die Neubildung der Blutgefäße anregen, durch das Anhängen von Zuckermolekülen verändert. Eine effiziente Durchblutung des heilenden Gewebes reduziert die Gefahr einer Infektion, da zum einen Schadstoffe wie Bakterien und Zelltrümmer abtransportiert werden und zum anderen die Blutflüssigkeit antibakteriell wirkt.

Eine besondere Rolle bei der Gewebsregeneration spielen die sog. Stammzellen. Dies sind unreife, noch undifferenzierte Zellen, die man vor allen in den Epithelschichten der Haut und des Magen-Darm-Traktes findet. Dort ersetzen sie Zellen, die von der Gewebsoberfläche (Apikalschicht) abgestreift wurden. Stammzellen im Blut liefern fortlaufend neue rote und weiße Blutkörperchen sowie Blutplättchen. Skelettmuskeln enthalten eine geringe Anzahl an Stammzellen, die man als Satellitenzellen bezeichnet. Sie teilen sich zu langsam, um stark verletztes Muskelgewebe zu heilen. Der Herzmuskel besitzt keine Satellitenzellen, aber die Forschung der letzten Jahre hat gezeigt, dass Stammzellen aus dem Blut in den Herzmuskel einwandern, sich dort zu Muskelzellen differenzieren und dann kleinere Läsionen reparieren können.

Früher nahm man an, dass Verletzungen des Nervengewebes grundsätzlich nicht geheilt werden können. Heute weiß man, dass es auch im neuronalen Gewebe einige wenige Stammzellen gibt, die bei Bedarf zu Neuronen differenzieren können. Dieses steht im Einklang mit der Beobachtung, dass Patienten mit Gedächtnisstörungen, die durch Verletzungen z.B. des Hirngewebes bedingt sind, sich auch ohne einen chirurgischen Eingriff partiell erholen können.

Die Rolle der Stammzellen bei Heilungsprozessen ist ein wichtiges Forschungsgebiet der Molekularen Medizin, dessen Ergebnisse bisher nicht therapierbaren Patienten Hoffnung geben können. Besondere Erwartungen sind mit den sog. embryonalen Stammzellen verknüpft, die noch totipotent sind und sich damit zu jedem beliebigen Zelltyp entwickeln

können. Der Einsatz dieser Zellen ist jedoch ethisch umstritten, da sie aus fetalem Material gewonnen werden.

Das Altern und Sterben von Zellen und Geweben

Ein Organismus altert und stirbt, weil seine Zellen und Gewebe altern und sterben. Altern bedeutet, dass sich die Zellen strukturell ändern und dadurch ihre Funktionen nicht oder nur noch teilweise wahrnehmen können. Diese Vorgänge sind vermutlich die unvermeidbare Konsequenz der Perfektion, die tierische Organismen und besonders den Menschen auszeichnet.

Wesentliche Gründe für das Absterben von Zellen sind Kopierfehler bei der Verdopplung der DNA, die Verkürzung der telomeren Enden, die Belastung durch Umweltgifte, das Vorkommen von Radikalen im Atmungsgas Sauerstoff und die durch überschüssige Glucose verursachte Glykierung der Proteine. Zumeist wirken diese Faktoren nicht isoliert, sondern die Schadwirkung wird durch ihr gemeinsames Wirken potenziert.

Skelettmuskel- und Nervenzellen können zwar ihr Volumen ändern, aber während der Lebensspanne des Organismus teilen sie sich nicht. Von der Geburt bis zum Tod nimmt die Zahl dieser beiden Zelltypen etwa um 15 % ab, eine geringfügige Verringerung, die keine Funktionsausfälle zur Folge hat. Wenn im Alter wegen der verminderten Belastung der Muskulatur auch deren Masse reduziert wird, so liegt dieses an der schwindenden Größe der Muskelzellen, der geringeren Wasserspeicherung und einer reduzierten Durchblutung.

Das Erbgut in nicht-teilungsfähigen Zellen wird nur durch UV-Strahlung, Chemikalien und Schwermetallstäube in der Atemluft sowie durch toxische Nahrungsbestandteile geschädigt. Bei ruhenden Zellen können Umweltschäden nicht behoben werden, da die Reparatursysteme nur bei der DNA-Verdopplung, d.h. bei der Zellteilung funktionieren. Die Zellen sterben nur dann ab, wenn die Schädigungen sehr massiv sind, wie z.B. bei Schwermetallvergiftungen oder zu starker UV-Exposition der Haut.

Bei teilungsaktiven Zellen, wie z.B. den Endothelien und Fibroblasten, ergeben sich Probleme durch

Kopierfehler bei der Verdopplung der DNA und bei der Verkürzung ihrer telomeren Enden. Falls sich eine solche Zelle alle 20 Tage teilt, erreicht sie bei einem 80-Jährigen die 1368ste Generation. Je häufiger sich Zellen beim langlebigen Organismus wie dem Menschen teilen, umso stärker häufen sich im Alter funktionsgeschädigte Zellen an. Da die Fehler beim Kopieren der DNA auch die für die Genauigkeit der DNA-Verdopplung zuständigen Kontrollproteine betreffen, häufen sich die Fehler immer stärker an, bis es zum Tod der Zellen, Gewebe und des ganzen Organismus kommt – die sog. genetische Katastrophentheorie.

Eine besondere Rolle bei der Begrenzung der Zahl der möglichen Zellteilungen spielen die sog. Telomere. Dabei handelt es sich um besondere Strukturen der DNA an den Enden der Chromosomen, die für das Verdoppeln der Chromosomen im Zuge der Zellteilung nötig sind. Bei jeder Chromosomenverdopplung werden die telomeren Enden der DNA verkürzt. Nach etwa fünfzig Zellteilungen haben die Verkürzungen einen Grad erreicht, der eine weitere Verdopplung der Chromosomen und damit eine Zellteilung verhindert. Durch das Ausbleiben der Zellerneuerung häufen sich alte, geschädigte Zellen an und leiten so das Absterben des Gewebes und in Folge den Tod des Individuums ein. Nur Tumorzellen verfügen über Reparatursysteme, wie z.B. das Enzym Telomerase, die defekte Chromosomenenden wieder vervollständigen können. Tumorzellen können sich so unbegrenzt teilen und sind damit im Prinzip unsterblich.

Problematisch bei einer Zellteilung ist auch das Schicksal der Organellen, besonders das der Mitochondrien, von denen es Tausende in einer Zelle geben kann. Sie können entweder gleichmäßig auf Mutter- und Tochterzelle verteilt werden oder alle bei der Mutterzelle bleiben. Die Tochterzelle muss dann ihre Mitochondrien neu produzieren. Mitochondrien verfügen über ein eigenes Genom mit 37 Genen. So können sich auch bei der Verdopplung von Mitochondrien, d.h. der mitochondrialen DNA, Fehler anhäufen, die zum Funktionsverlust führen.

Schädigungen durch endogene Faktoren, wie die Radikale des Sauerstoffs und überschüssige Glucose, betreffen sowohl ruhende wie sich teilende Zellen.

Mitochondrien nutzen Sauerstoff, um Nahrungskomponenten zu verbrennen (oxidieren) und so die für den Körperhaushalt nötige Energie zu produzieren. Sauerstoff bildet stabile freie Radikale, die Mitochondrien so schädigen, dass sie nicht mehr genügend Energie produzieren können. Freie Radikale verfügen über ein einzelnes, ein sog. ungepaartes Elektron. Sie versuchen das ihnen fehlende Elektron von einer Stoffwechselkomponente zu „stehlen", d.h., sie oxidieren diese Verbindungen. Freie Radikale häufen sich in verschmutzter Luft und kommen auch in geringen Mengen in einigen Lebensmitteln vor.

Defekte Mitochondrien können weniger Energie in Form von ATP bilden. Bei Energiemangel versagen die Regel- und Kontrollmechanismen in Zellen und Geweben. So leiten die Schädigungen der Mitochondrien eine Schreckenskaskade ein, die zum Tod der Zellen führen muss.

Eine in ihrem Schädigungspotential unterschätzte Reaktion ist die sog. Glykierung oder Maillard-Reaktion, die von überschüssiger Glucose im Blut und in den Zellen ausgelöst wird. Sie verändert Strukturen von Proteinen, Lipiden und Nukleinsäuren. So bilden sich in den Faserproteinen Kollagen- und Elastin-Querbrücken aus, welche die Faserbündel im Bindegewebe versteifen. Als Folge nimmt die Elastizität der Blutgefäße ab und die Sehnen verhärten sich.

Quervernetzungen innerhalb der Proteinfasern fördern auch das Entstehen des Krankheitsbildes Atherosklerose. Die Glykierung ist zusammen mit dem oxidativen Stress ein bedeutender Pathogenesefaktor für diabetische Folge- und degenerative Hirnerkrankungen. Glucose ist eben nicht nur ein wichtiges Energiesubstrat, sondern in höheren Konzentrationen auch ein Gift.

Die Funktionserhaltung innerhalb eines Organismus erfordert nicht nur das Ausscheiden von Abfallstoffen, sondern auch das ständige Erkennen und Entfernen defekter Zellen.

Der programmierte Zelltod (Apoptose) ist der unter physiologischen Bedingungen ablaufende Tod in einem mehrzelligen Organismus. Dabei muss man den natürlichen Tod einer Zelle, die Apoptose, von dem Unfalltod der Zelle, der Nekrose, unterscheiden. Die Beseitigung der Zellen mittels Apoptose kann durch Strahlen- oder Chemikalien geschädigte DNA, Hormone vom Glucocorticoid-Typ sowie viele weitere Stimuli ausgelöst werden. Während die bei der Nekrose entstehenden Abbauprodukte durch

Aktivierung des Immunsystems eine Entzündung hervorrufen, kommt es bei der Apoptose zu einem gesteuerten Abbau der Zelle, der beim Zellkern beginnt und von innen nach außen weiter fortschreitet. Die entstehenden Zelltrümmer werden durch die Fresszellen beseitigt, so dass es zu keiner Entzündung kommt. Mit der Apoptose hat sich im zellulären Geschehen ein Mechanismus etabliert, der die Folgen des Zelltods für das gesunde Gewebe minimiert.

Während Wachstumsfaktoren und Cytokine an die Oberflächenrezeptoren der Zellen binden und deren Überleben fördern, bewirken die sog. Todesfaktoren das Gegenteil. Die Bindung von Stoffwechselprodukten an Todesrezeptoren führt in einer Zelle zur Aktivierung der Caspase-Kaskaden. Diese Proteasen spalten ca. 280 wichtige Proteine in der Zelle und leiten so ihren Tod ein.

Zellen im Gewebsverbund oder im Blut werden durch Hemmstoffe – z.B. durch Tumorsuppressor-Gene und die zugehörigen Proteine – daran gehindert, sich unangemessen auf Kosten ihrer Nachbarn zu teilen und zu wachsen. Sie sind quasi eingebunden in einen sozialen Kontext. Wird das Tumorsuppressor-Gen durch Umwelteffekte oder Kopierfehler beim Verdoppeln der Chromosomen verändert, kann aus einem sog. Proto-Onkogen ein Onkogen, d.h. ein Krebsgen, werden. Ein solches Gen kann die Bildung von Wachstumsfaktoren oder die Produktion von Molekülen, welche die Kommunikation zwischen den Zellen regeln, anregen. Als Folge entledigt sich die Zelle ihrer sozialen Bindungen. Sie teilt sich schnell und wächst auf Kosten ihrer Nachbarzellen, denen sie durch Bildung eigener Blutgefäße die Nährstoffe und den Sauerstoff entzieht. Im Bereich des Tumorgewebes kommt es zur Nekrose der gutartigen (benignen) Zellen, um Platz für die Tumorzellen zu schaffen. Ein unbehandelter Tumor lebt und wächst, solange sein Wirt überlebt.

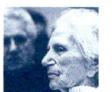

Literaturangaben

Alberts, B. (2003): Molekularbiologie der Zelle. Wiley-VCH, Weinheim
Campbell, N. A. (1997): Biologie. Spektrum Acad. Verlag, Heidelberg
Janeway, C. A. (2002): Immunologie. Spektrum Akad. Verlag, Heidelberg
Krantz, S. (2010): Janusgesicht Glucose. Tredition Verlag, Hamburg

Krstic, R. V. (1988): Die Gewebe des Menschen und der Säugetiere. Springer Verlag, Heidelberg
Lippert, H. (2003): Lehrbuch Anatomie. Urban & Fischer, München und Jena

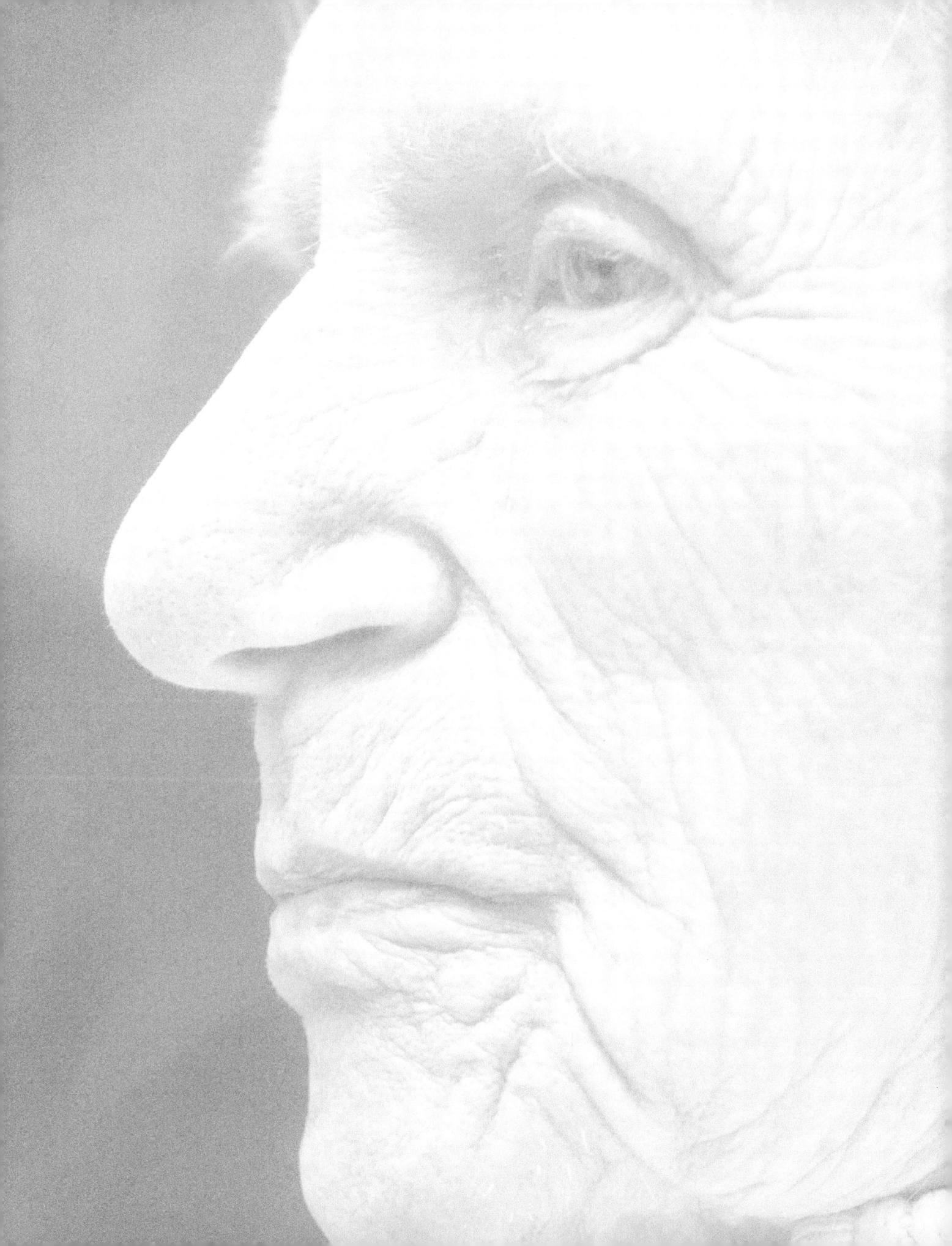

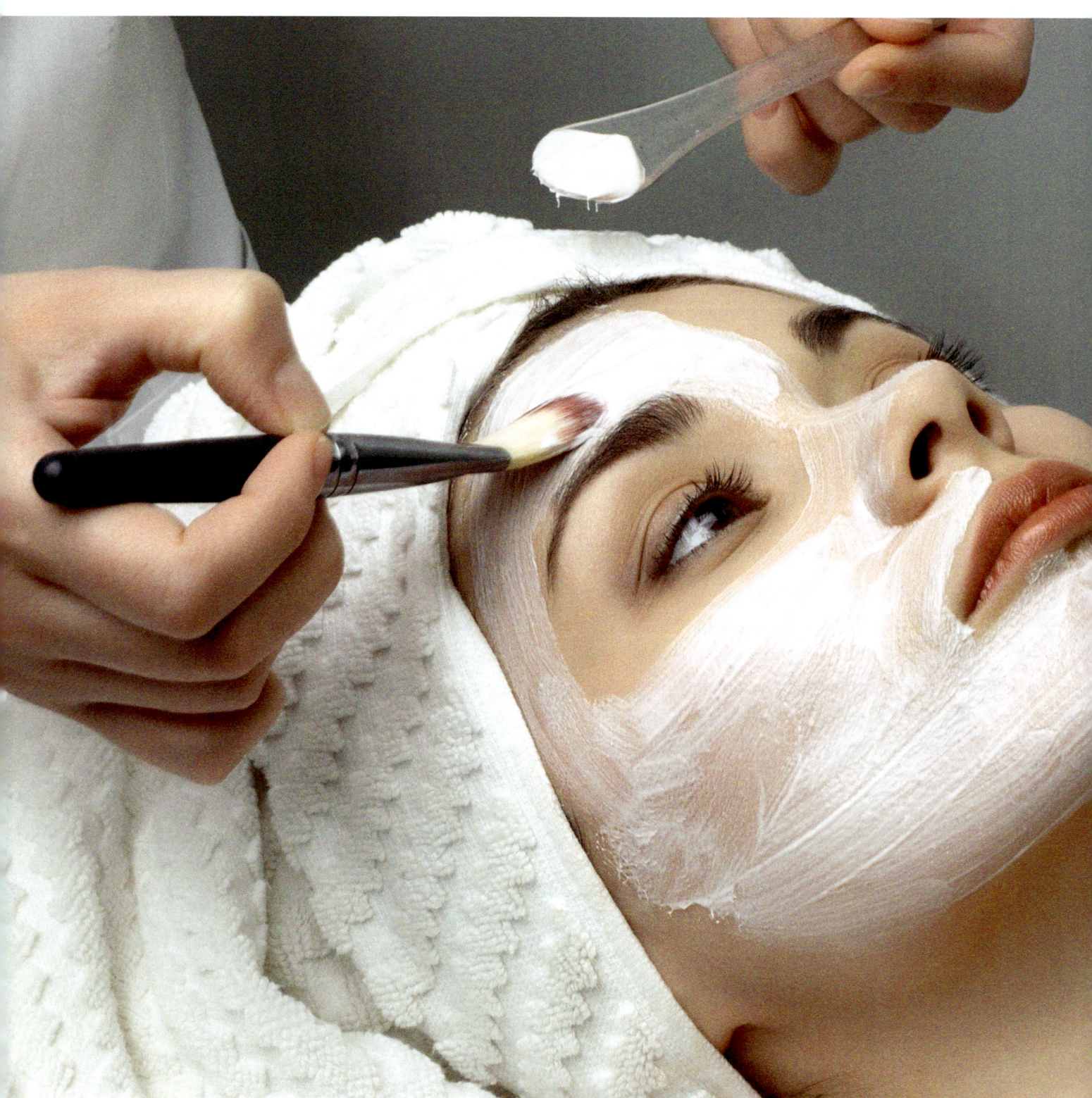

Ursachen und Wirkungen der Hautalterung

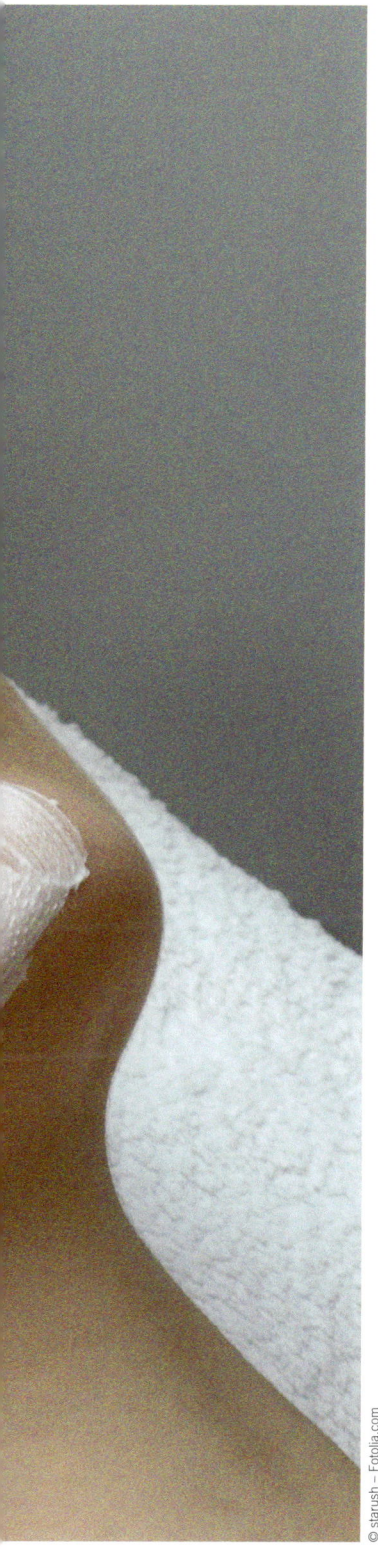

Die Haut als Hülle

Die Haut, vom Haarschopf bis zu den Zehennägeln, ist das sich alltäglich aufdrängende Bild eines unabdingbaren Alterungsprozesses.

An der Haut könnten wir die altersbedingten Veränderungen der restlichen Organe, etwa von Herz oder Leber, beispielhaft verfolgen. Bei der Bewertung der Hautqualität überwiegt das Aussehen, so das Vorliegen von Falten und Altersflecken, und nicht wie bei den anderen Organen der mögliche Funktionsverlust.

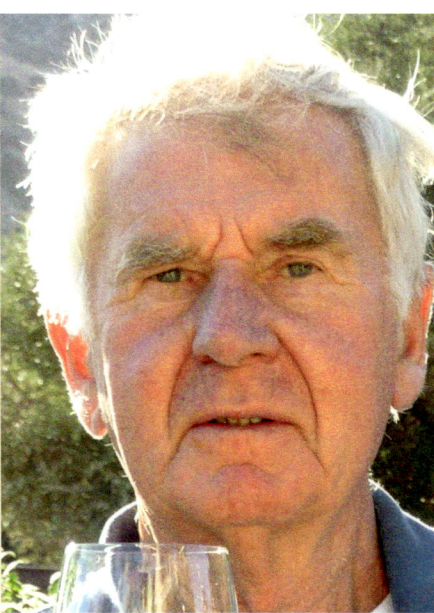

7.1 Der Kopf eines alten Mannes. Die vielfältigen Veränderungen der Haut und das weiße, schüttere Haar weisen auf das Alter des Mannes hin. Quelle: privat

Medizinische Daten zur Haut

Die Bestandteile des Hautsystems sind die Haut selbst und die von ihr abgeleiteten Strukturen, wie Haare, Nägel, Schweiß- und Fettdrüsen. Dermatologie (dermis = Haut, logos = Kunde) ist das medizinische Fachgebiet, das sich mit der Diagnose und der Behandlung der Haut befasst.

Die Haut schützt das Innere des Körpers gegen mechanische Verletzungen, speichert 15 % des Blutes, hilft bei der Regulation der Körpertemperatur und beseitigt Abfallstoffe, wie z.B. überschüssiges Kochsalz. Sie unterstützt die Synthese von D-Vitaminen und registriert Empfindungen wie Berührung,

- seine Haut zu Markte tragen
- nicht aus seiner Haut können
- seine Haut so teuer wie möglich verkaufen
- sich seiner Haut wehren
- sich in seiner Haut nicht wohl fühlen
- nicht in jemandes Haut stecken mögen
- mit heiler Haut davonkommen
- das geht unter die Haut
- auf der faulen Haut liegen
- nur aus Haut und Knochen bestehen
- seine Haut retten

Tab. 7.1 Redensarten zur Haut

Schmerz, Wärme und Kälte. Damit schützt sie den Körper nicht nur vor schädlichen Einflüssen der Umwelt, sondern ergänzt die fünf Sinne in der Wahrnehmung der Außenwelt. Über die Haut nehmen wir z.B. die Anwesenheit eines anderen Menschen wahr, selbst wenn wir ihn weder sehen, hören noch riechen. Weil unsere Haut für uns wie auch für andere sichtbar ist, spiegelt sie auch unsere Empfindungen durch Erröten oder Stirnrunzeln wider. Obwohl die Haut als Barriere zur Umwelt durch Verwundungen, Sonnenlicht, Mikroben und Umweltschadstoffe ständig geschädigt wird, verhindern ihre anatomische Beschaffenheit und ihr Regenerationsvermögen größere Funktionsausfälle bis ins hohe Lebensalter.

Die Haut, die die äußere Körperoberfläche bedeckt, ist das flächenmäßig größte und gleichzeitig schwerste Körperorgan. Bei einem Erwachsenen bedeckt die Haut eine Fläche von etwa zwei Quadratmetern, wiegt vier bis fünf Kilogramm und bestimmt damit 16 % unseres Körpergewichts. Ihre Dicke variiert von einem halben Millimeter an den Augenlidern bis zu vier Millimetern an den Fersen. Zu den Hauptfunktionen der Haut zählen die Thermoregulation, Blutspeicherung, Schutz vor Umwelteinflüssen, Wahrnehmung von Empfindungen, Ausscheidung und Aufnahme von Substanzen sowie die Vitamin-D-Synthese.

Die Haut oder Cutis setzt sich aus drei Schichten mit den folgenden Funktionen zusammen: Die Epidermis fungiert als Schutzschicht, die Dermis als Funktionsraum und die Subcutis als Versorgungseinheit.

In medizinischen Lehrbüchern wird die Haut mit ihren Hilfsstrukturen, wie Haare, Nägel und Drüsen, auch als Integument bezeichnet, ein Begriff, der allerdings nur Epidermis und Dermis umfasst.

Die Oberhaut bezeichnet man als Epidermis (epi = auf) und die darunter liegende dickere Schicht nennt man die Lederhaut oder Dermis. Unterhalb der Dermis liegt als Subcutanschicht auch als Hypodermis oder Subcutis bezeichnet.

In den meisten Körperbereichen besteht die Epidermis aus vier Schichten, den sog. Strata. Die Felderhaut oder Hornhaut (= Stratum corneum) stellt die Schranke gegen das Eindringen unerwünschter Stoffe in die Haut dar. Diese besonders dünne Hautschicht markiert die Verteidigungslinie gegen die Außenwelt und ist zugleich Eingangspforte

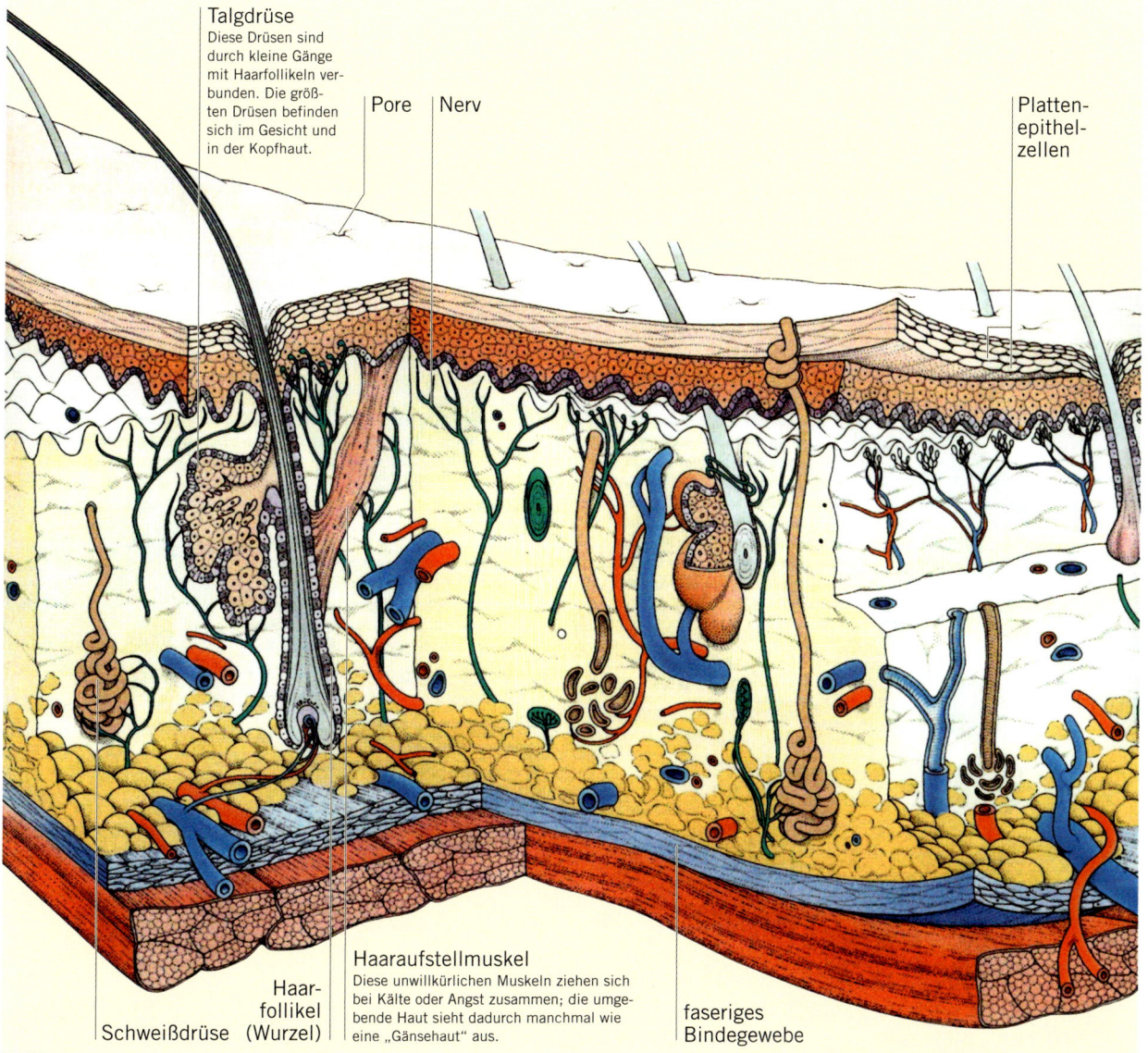

Talgdrüse
Diese Drüsen sind
durch kleine Gänge
mit Haarfollikeln ver-
bunden. Die größ-
ten Drüsen befinden
sich im Gesicht und
in der Kopfhaut.

Pore   Nerv

Platten-
epithel-
zellen

Schweißdrüse

Haar-
follikel
(Wurzel)

Haaraufstellmuskel
Diese unwillkürlichen Muskeln ziehen sich
bei Kälte oder Angst zusammen; die umgebende Haut sieht dadurch manchmal wie
eine „Gänsehaut" aus.

faseriges
Bindegewebe

7.2 Der Aufbau der Haut in der Übersicht. Die Haut besteht hauptsächlich aus zwei Gewebearten. Das äußere Platten-
epithel ist aus Zellschichten aufgebaut, die nach außen hin flacher und schuppiger werden. Die innere Lederhaut enthält
faseriges und elastisches Gewebe, das von Blutgefäßen, Schweißdrüsen, Nervenfasern und Haarfollikeln durchsetzt ist. Die
tiefste Schicht, die Subcutis, verbindet die Haut mit dem darunter liegenden Gewebe. Quelle: Tony Smith (2004): Der menschliche Körper. Ein Bildatlas. BellaVista Verlag, Köln.

für Stoffe, welche in die Haut eindringen sollen. Ihre
Barrierefunktion ist etwa hundertmal stärker ausgeprägt als die der restlichen Epidermisschichten. Wo
die Reibung am größten ist, etwa an den Fußsohlen
oder an den Fingerspitzen, verdickt sich die Felderhaut und wird dann als Leistenhaut bezeichnet. Das
Stratum corneum besteht aus 25 bis 30 Schichten
abgestorbener Keratinocyten, die im Inneren hauptsächlich das Faserprotein Keratin enthalten. Der sie

umgebende Extrazellularraum enthält Lipide, Proteine sowie einen hohen Anteil Wasser. Der Wassergehalt, der auch den Wasserdruck (Turgor) bestimmt,
fördert die Elastizität der Haut.

In der Körnerzellschicht (Stratum granulosum)
beginnt die Verhornung der Epidermis. Die eingelagerten Lamenarkörperchen synthetisieren Fette für
die Abdichtung der Räume zwischen den Hornzellen. Die tiefste Schicht der Epidermis ist das Stratum

basale, dessen wichtigste Funktion die ständige Bildung neuer Basalzellen ist. In dieser Schicht laufen die Reifungsprozesse der Hautzellen ab, die zur Regeneration der Haut nötig sind.

Das Epithel enthält vier Zellarten, nämlich Keratinocyten, Melanocyten, Langerhanszellen und Merkelzellen. Hornbildende Zellen (Keratinocyten) repräsentieren 80 % aller Zellen der Epidermis.

Sie bilden das Protein Keratin, das als Faserprotein die Haut und das darunter liegende Gewebe vor Hitze, Mikroorganismen und Chemikalien schützt und gegen Entzündungen und Infektionen agiert. Sie setzen auch ein Dichtungsmittel frei, das die Räume zwischen Hornzellen füllt, so die Haut vor zu starkem Wasserverlust bewahrt und das Eindringen fremder Stoffe weitgehend verhindert. Die Stachelzellschicht (Stratum spinosum) ist nach den stachelförmigen Ausläufern dieser Zellen benannt. Dieser Zelltyp ist eine Zwischenstufe der Differenzierung von Basalzellen zu Keratinocyten. Diese unterstützen die Elastizität der Haut, da die einzelnen Zellen durch Haftpunkte, die Desmosomen, miteinander verbunden sind. Zwei gegenüberliegende Desmosome werden wiederum quer durch die Zelle durch Proteinfasern, die Keratine, miteinander verbunden. So entsteht ein hoch dynamisches, zelluläres Netz, das Stabilität und Dynamik der Haut unterstützt. Im Stratum corneum erreichen die Keratinocyten ihr Endstadium als eine Schicht von abgeflachten, toten Korneocyten (Hornzellen). Korneocyten haben keinen Zellkern mehr und sind mit Keratin gefüllte Säcke. Sie werden als Schuppen von der Hautoberfläche, etwa der Kopfhaut, abgeschilfert.

Die Melanocyten produzieren in Zellkörperchen, den Melanosomen, das braun bis schwarze Pigment Melanin. Keratinocyten nehmen die Melanosomen auf und das freigesetzte Melanin verteilt sich als Schutzwall um die Zellkerne. So wird das genetische Material vor Schäden durch UV-Strahlen geschützt.

Langerhanszellen, die im roten Knochenmark entstehen und in die Haut einwandern, sind für die Immunantwort nach Mikrobenbefall zuständig (→ Kap. 6). Der Abwehr von fremden oder als fremd empfundenen Stoffen dienen weiterhin Makrophagen (Phagocytose), Mastzellen (Entzündung) und Lymphocyten (Immunreaktionen). Die Merkelzellen stehen mit sensorischen Nervenzellen in Verbindung und leiten so Berührungsreize über das Rückenmark zum Gehirn.

Der tiefe Teil der Haut, die Dermis, auch Korium oder Lederhaut genannt, baut sich aus Bindegewebe auf, in das kapillare Blutgefäße, Nerven, Drüsen, Fettzellen und Haarfollikel eingelagert sind. Die Kombination der Proteinfasern Kollagen und Elastin unterstützt die Festigkeit, die Dehnbarkeit und die Elastizität der Haut (→ Kap. 5). Zusammen bilden sie die Netze, in denen die Hautzellen fixiert sind.

Oberflächen von Handinnenseiten, Fingern, Fußsohlen und Zehen haben eine Reihe von Leisten und Rinnen, die als gerade Linien oder als Muster aus Schleifen und Windungen erscheinen. Die Leisten vergrößern die Epidermisoberfläche und verbessern damit das Greifen der Hand oder den Bodenkontakt des Fußes.

Das Hautleistenmuster ist genetisch bestimmt und damit einzigartig für jedes Individuum. Es kann in der Kriminalistik zur Identifizierung eines Täters dienen. Die Untersuchung der Hautleistenmuster bezeichnet man als Dermatoglyptik (glyphe = Skulptur).

Unterhalb der Dermis liegt die Subcutanschicht (Unterhautbindegewebe, Subcutis, Hypodermis), die

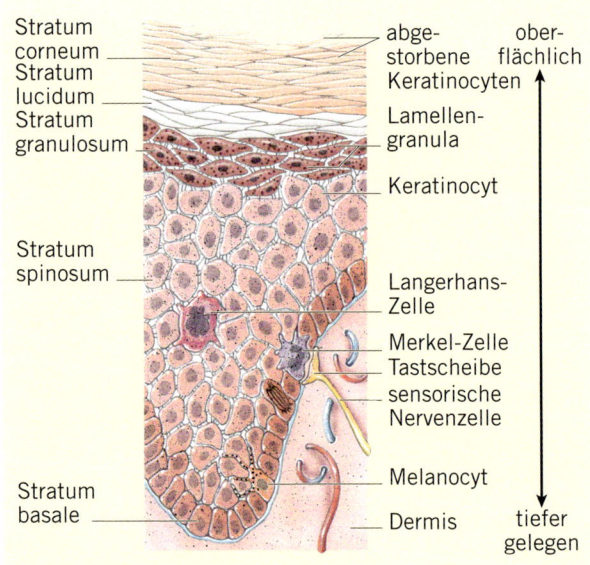

7.3 Schemazeichnung, die den Aufbau der Cutis zeigt. Die oberste Schicht zeigt verhornte, tote Zellen, die Corneocyten oder Hornzellen. Darunter liegen Schichten von Keratinocyten, die von unten nach oben immer mehr Keratin speichern. Die Zellen sind mit Fasern fest verbunden, was die Durchlässigkeit der Haut für Wasser und andere Stoffe einschränkt. Quelle: G. J. Tortora und B. H. Derrickson (2006): Anatomie und Physiologie. Wiley-VCH, Weinheim.

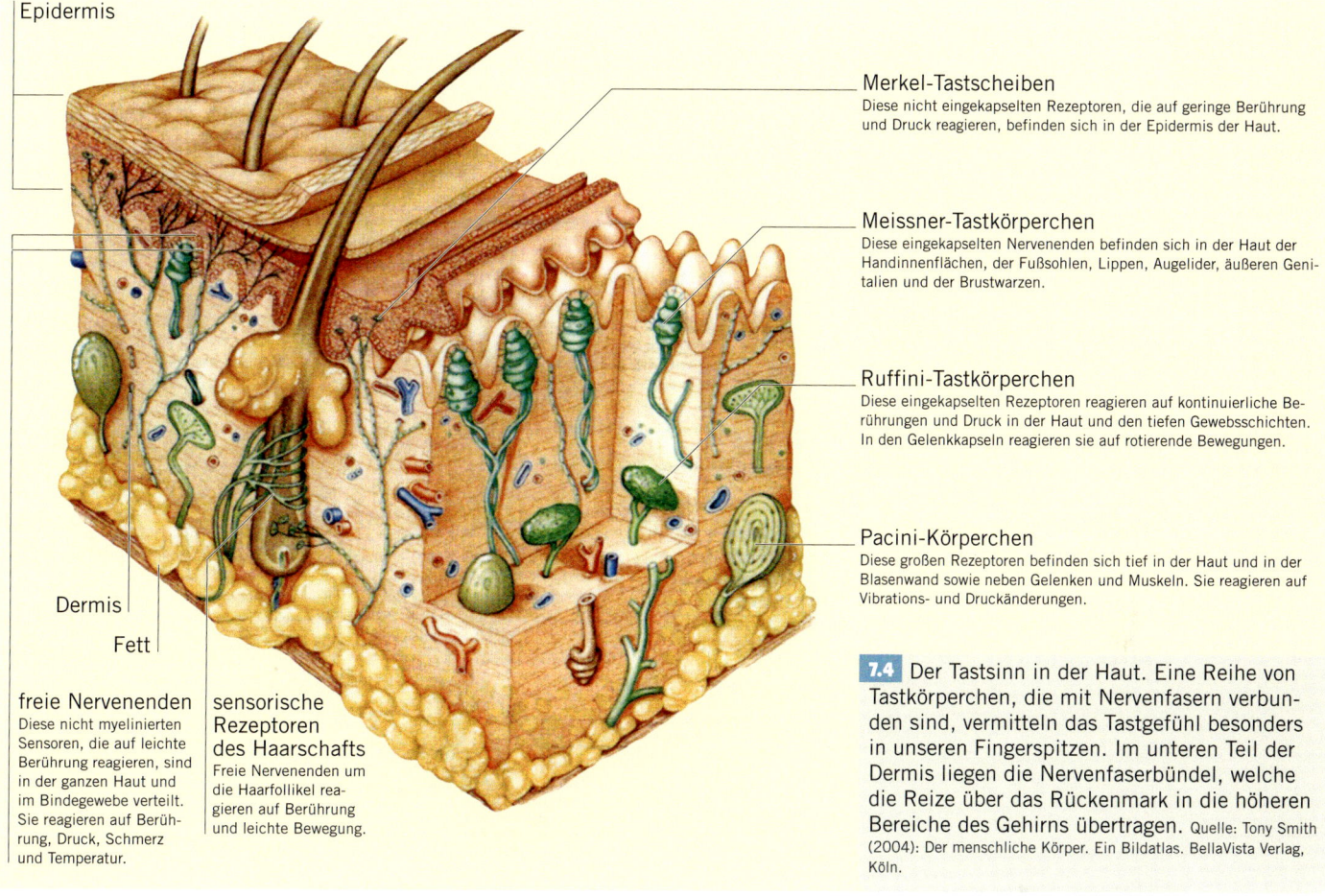

Epidermis

Merkel-Tastscheiben
Diese nicht eingekapselten Rezeptoren, die auf geringe Berührung und Druck reagieren, befinden sich in der Epidermis der Haut.

Meissner-Tastkörperchen
Diese eingekapselten Nervenenden befinden sich in der Haut der Handinnenflächen, der Fußsohlen, Lippen, Augelider, äußeren Genitalien und der Brustwarzen.

Ruffini-Tastkörperchen
Diese eingekapselten Rezeptoren reagieren auf kontinuierliche Berührungen und Druck in der Haut und den tiefen Gewebsschichten. In den Gelenkkapseln reagieren sie auf rotierende Bewegungen.

Pacini-Körperchen
Diese großen Rezeptoren befinden sich tief in der Haut und in der Blasenwand sowie neben Gelenken und Muskeln. Sie reagieren auf Vibrations- und Druckänderungen.

Dermis

Fett

freie Nervenenden
Diese nicht myelinierten Sensoren, die auf leichte Berührung reagieren, sind in der ganzen Haut und im Bindegewebe verteilt. Sie reagieren auf Berührung, Druck, Schmerz und Temperatur.

sensorische Rezeptoren des Haarschafts
Freie Nervenenden um die Haarfollikel reagieren auf Berührung und leichte Bewegung.

7.4 Der Tastsinn in der Haut. Eine Reihe von Tastkörperchen, die mit Nervenfasern verbunden sind, vermitteln das Tastgefühl besonders in unseren Fingerspitzen. Im unteren Teil der Dermis liegen die Nervenfaserbündel, welche die Reize über das Rückenmark in die höheren Bereiche des Gehirns übertragen. Quelle: Tony Smith (2004): Der menschliche Körper. Ein Bildatlas. BellaVista Verlag, Köln.

nur bedingt als Teil der Haut angesehen wird. Sie besteht aus zu Netzen verbundenen Fasern, eingelagerten Fettzellen (Adipocyten) und wird von größeren Blutgefäßen durchzogen, die 6 – 10 % des Blutes speichern. Fasern, die von der Dermis ausgehen, verbinden die Dermis mit der Subcutis und die Subcutis wiederum mit den darunter liegenden Geweben und Organen.

Die Haut trägt zur Thermoregulation der Körpertemperatur zum einen durch Schweißabgabe und zum anderen durch Regulierung des Blutflusses in der Dermis bei.

Falls sich das Innere des Körpers zu stark erwärmt, erweitern sich die Blutgefäße und es fließt mehr Blut durch die Dermis und Subcutis, um Wärme über die Haut abzugeben. Zusätzlich wird die Schweißabgabe durch die Haut gesteigert. Bei Kälte tritt der umgekehrte Vorgang ein und die Blutgefäße kontrahieren, um den Blutfluss zu minimieren, und die Schweißab-

gabe wird reduziert. Die Erhöhung des Blutflusses mit anschließender Kontraktion der Gefäße steigert den peripheren Blutdruck und führt zu einem Wohlgefühl, das wir täglich beim heiß-/kalt-Duschen erleben können.

Die Sinnesorgane in der Haut dienen sowohl ihrem Schutz wie auch dem Kontakt zur Umwelt. Sie registrieren Schmerz-, Druck-, Berührungs-, Vibrations-, Wärme- und Kälteempfindungen und melden Veränderungen an das Rückenmark oder das Gehirn.

Um den angeführten Aufgaben nachzukommen, ist eine Vielzahl von Nervenendigungen und Rezeptoren über die Haut verteilt, so die Tastscheiben der Epidermis, die Tastkörperchen und die Haarwurzelgeflechte um jeden Follikel. Die Pacini-Körperchen nehmen Druckbelastungen der Haut wahr und berichten sie an das Zentralnervensystem.

Eine andere Hautempfindung, der Schmerz, ist ein Anzeichen für einen unmittelbaren oder anhaltenden

Gewebeschaden. Die neuronalen Signale werden dann über das periphere Nervensystem zum Gehirn geleitet, wo sie uns bewusst werden können.

Um jedoch eine Gefahr schnell abwenden zu können, wie etwa bei der Berührung einer heißen Herdplatte, werden Nervenimpulse von der Haut oft nur zum Rückenmark geschaltet. Dort wird die Muskelbewegung zur Abhilfe, etwa „Finger weg", koordiniert. Der Schmerz wird uns erst mit Verzögerung bewusst. Die Sinnesorgane in der Haut bleiben auch im Schlaf wach und schaffen Abhilfe, wenn z.B. die Bettdecke verrutscht ist und eine Unterkühlung droht.

In der Dunkelheit ersetzt der Tastsinn partiell das Sehvermögen, da die Fingerkuppen und die Fußsohlen besonders empfindlich auf Druckempfindungen reagieren.

Die ständige Regeneration der Haut durch Bildung von Basalzellen wie ihre Reifung zu Keratinocyten benötigt von Organen wie der Leber eine beachtliche Stoffwechselleistung sowie einen ständigen Transport benötigter Materialien über das Blutsystem in die Dermis. Zuständig für die Synthese von Faserproteinen sind die Fibroblasten in der Dermis. Die Kollagene, Fibrilline und Elastine werden dort vorgefertigt und außerhalb der Zellen durch strukturelle Modifikationen an ihre Funktion angepasst (→Kap.6).

Die außergewöhnlichen Strukturen der Faserproteine unterstützen die Elastizität der Haut. Leider weiß man noch zu wenig von diesen Fasernetzen, um ihr Altern von außen oder über den Blutstrom gezielt beeinflussen zu können.

Für die Speicherung von Wasser und Ionen in den Hautschichten sind hauptsächlich aus Proteinen und Zuckern zusammengesetzte Moleküle zuständig, die als Proteoglykane und Glykoproteine bezeichnet werden. Ist der Proteinanteil groß, spricht man von Proteoglykanen, bei hohem Zuckeranteil dagegen von Glykoproteinen. Beide Verbindungen regulieren den Gehalt an Wasser und Ionen in der Dermis und Subcutis. Durch die Aufnahme von Wasser quellen beide Proteintypen wie Schwämme auf. Als Folge bekommt die Haut ein pralles Aussehen. Auch Ionen werden von Wassermolekülen umgeben und wirken so als zusätzlicher Wasserspeicher.

Verliert man extrem viel Wasser durch Schwitzen und der Wasserverlust kann weder durch Trinken oder durch aus den Gefäßen einströmendes Wasser ersetzt werden, so wird die Haut entwässert und nimmt ein schrumpliges Aussehen an. Bei Entzündungsreaktionen dagegen strömt Wasser in die Dermis ein, die Haut spannt und es können sich im Extremfall wassergefüllte Blasen bilden.

Kleine Moleküle wie Glycerin können von außen in geringen Mengen die Zellwände und Membranen durchdringen und gelangen dann über die Blutbahn in alle Hautschichten. Die meisten von außen applizierten Stoffe verbleiben auf der Hornhaut und erreichen somit weder tiefere Hautschichten noch dringen sie in die Blutgefäße ein und werden damit nicht systemisch verfügbar.

Die Hautfarbe ist bei den einzelnen Ethnien unterschiedlich und reicht von hellhäutig über gelb und rötlich bis zu dunkelbraun. Sie hängt hauptsächlich von der Menge und der Verteilung des Pigments Melanin in der Haut ab. Bei allen Menschen ist die Zahl der Melanocyten gleich, schwankend ist nur der Grad der Einlagerung in die Epidermiszellen. Im Alter führt ungleich verteiltes Melanin zur Bildung von Altersflecken. Auch die Farbstoffe Carotin und Hämoglobin können die Hautfarbe beeinflussen. Die gelb bis rötlichen (Pheomelanin) sowie die braun bis schwarzen (Eumelanin) Pigmente werden ebenfalls in den Melanocyten synthetisiert und lagern sich in den Keratinocyten ab.

Menschliche Haut benötigt die Sonnenstrahlung, um das Vitamin D zu bilden, das essentiell für die Knochenbildung ist (→Kap. 8). Im Zuge der Evolution und der Wanderung unserer Vorfahren von Afrika nach Europa, d.h. in ein Gebiet geringerer Sonneneinstrahlung, hellte sich die Haut auf, um die Vitamin-D-Synthese zu verbessern. Das Vitamin D, eigentlich ein im Körper synthetisiertes Hormon, entsteht in der Haut aus den Provitaminen Ergosterol oder Dehydrocholesterin. In Leber und Niere wird dann das aktive Vitamin Calcitriol gebildet. Das heute übliche Sonnenbad fördert zwar die Vitamin-D-Synthese, eine zu starke UV-Strahlung kann aber auch das menschliche Erbgut schädigen.

Die Hautfärbung kann auch ein Indikator für Erkrankungen sein, so weist Blässe auf eine Mangeldurchblutung hin, eine bläuliche Haut ist ein Hinweis auf Sauerstoffmangel und eine Gelbfärbung indiziert eine Gelbsucht als eine Form einer Lebererkrankung. Albinismus ist die ererbte Unfähigkeit einer Person

Melanin zu bilden, bei der Vitiligo dagegen kommt es zum Verlust der Melanocyten in einzelnen Hautstücken, die dann weiß erscheinen.

Hautverfärbungen nach Verletzungen, z.B. das bekannte „blaue Auge", gehen auf Abbauprodukte des Blutfarbstoffs Hämoglobin zurück. Auch die rötlichen „Säuferäderchen" auf den Nasenflügeln werden von diesen Abbauprodukten verursacht.

Die Fettschicht (subcutanes Fettgewebe, Panniculus adiposus) in der Haut dient als Energiereserve, zur Wärmeisolation, als Stoßschutz und polstert Partien im Gesicht. Das Gewicht der Fettschicht liegt bei 20–25 kg der Körpermasse. Es kann je nach Körperregion ein bis mehrere Zentimeter dick sein, nur in den Augenlidern fehlt es. Zur Fettleibigkeit (Adipositas, Obesitas) trägt das Depotfett um die Organe, das sog. viszerale Fettgewebe, den größten Teil bei. Es reichert sich besonders in der Bauchregion und rund um die Eingeweide an.

Haare, Nägel und Hautdrüsen als Anhänge der Haut

Haare (Pili) sind, mit Ausnahme von Hohlhand und Fußsohlen, auf allen Hautoberflächen vorhanden. Beim Erwachsenen ist das Haar am dichtesten auf der Kopfhaut, an den Augenbrauen, in den Achselhöhlen und um die äußeren Genitalien. Haare verringern den Wärmeverlust durch die Kopfhaut; Augenbrauen und Wimpern schützen die Augen vor Fremdpartikeln.

Die Dicke und das Verteilungsmuster der Haare werden von der Veranlagung und der Lebensführung bestimmt.

Die Haarfarbe geht in erster Linie auf die Art und Menge des Melanins im Haarschaft zurück. Melanin wird von den Melanocyten gebildet, die in der Matrix der Haarzwiebel verstreut sind und in die Cortex- und Medullazellen des Haares gelangen. Dunkelfarbiges Haar enthält Eumelanin; blondes und rötliches Haar dagegen Varianten von Pheomelanin. Haare ergrauen aufgrund einer fortschreitenden Abnahme der Melaninbildung. Weiße Haare rühren daher, dass Melanin fehlt und sich Luftblasen in den Haarschaft einlagern.

Androgene stimulieren bei männlichen Jugendlichen das Haarwachstum nach der Pubertät. Bei Frauen kann eine zu hohe Androgenkonzentration zum Hirsutismus, einer übermäßigen Behaarung, führen (Damenbart). Bei entsprechender genetischer Veranlagung können Androgene auch Haarausfall bis hin zur Kahlheit verursachen. Medikamente, die die Durchblutung steigern, z.B. Minoxidil oder Koffein, können das Haarwachstum fördern, indem sie die Follikel in der Kopfhaut vergrößern und die Wachstumsphasen des Haares verlängern. Allerdings gibt es keinen Wirkstoff, der die Kahlheit beseitigt.

Jedes Haar besteht aus einem Schaft aus toten, keratinisierten Zellen, die durch extrazelluläre Proteine verbunden sind. Der Haarfollikel und die Haarwurzel sind die Teile des Haars, die unterhalb des Schafts liegen und in der Dermis und partiell in der Subcutis lokalisiert sind. Die Haarzwiebel beherbergt eine Einsenkung, die Haarpapille, die aus Matrixzellen sowie netzartigem Bindegewebe besteht und viele Blutgefäße enthält. Jeder Haarfollikel durchläuft einen Wachstumszyklus, der aus einer Wachstums- und einer Ruhephase besteht. Während der Wachstumsphase differenzieren sich die Zellen der Matrix, keratinisieren und sterben ab. Wenn neue Zellen an der Basis der Haarwurzel entstehen, wächst der Haarschaft in der Länge. In der Ruhephase fällt die alte Haarwurzel aus und dort beginnt ein neues Haar zu wachsen. Das Haarwachstum setzt sich zwei bis sechs Jahre fort und ruht dann für etwa drei Monate. Zu jedem Zeitpunkt sind ca. 85 % der Haare in der Wachstumsphase. Der normale Haarausfall auf der Kopfhaut eines Erwachsenen beträgt täglich etwa 70 bis 100 Haare. Krankheiten, Chemo- oder Strahlentherapien und proteinarme Diäten können den Haarausfall beschleunigen. Alopezia, der teilweise oder vollständige Haarverlust, kann von genetischen Faktoren herrühren, altersbedingt sein oder von endokrinen Störungen, Chemotherapie oder Hautkrankheiten stammen. Talgdrüsen und ein glatter Muskel (M. arrector pili) liegen gemeinsam in der Haarwurzel. Bei Kälte oder Angst stimulieren Nervenzellen den Muskel zur Kontraktion; als Folge bildet sich eine „Gänsehaut".

Die Nägel sind Platten von dicht gepackten, harten, toten und verhornten Epidermiszellen, die eine klare, feste Bedeckung über die Enden der Finger und Zehen bilden.

Die Nägel helfen uns kleine Gegenstände zu greifen, schaffen Schutz vor Verwundungen der Finger-

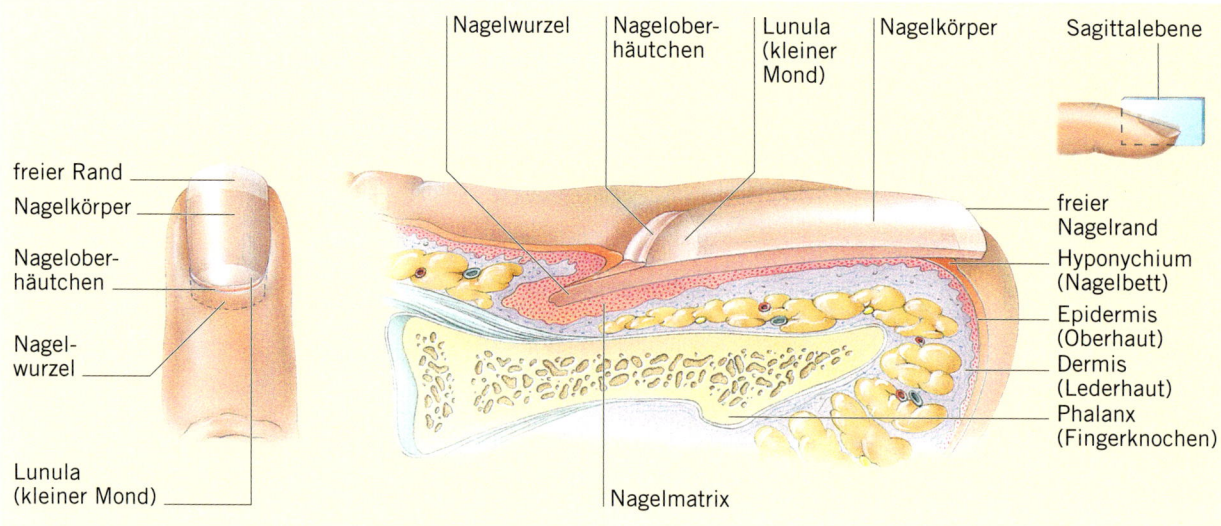

Nagelwurzel   Nageloberhäutchen   Lunula (kleiner Mond)   Nagelkörper   Sagittalebene

freier Rand
Nagelkörper
Nageloberhäutchen
Nagelwurzel
Lunula (kleiner Mond)

freier Nagelrand
Hyponychium (Nagelbett)
Epidermis (Oberhaut)
Dermis (Lederhaut)
Phalanx (Fingerknochen)

Nagelmatrix

7.5 Anatomie des Nagels. Nägel bestehen aus Keratin, einem harten Faserprotein, das auch Bestandteil des Haares ist. Sie liegen in einem Bett, das von Blutgefäßen versorgt wird. Sie wachsen aus einer Matrix aktiver Zellen an der Basis und an den Seiten. Quelle: G. J. Tortora und B. H. Derrickson (2006): Anatomie und Physiologie. Wiley-VCH, Weinheim.

kuppen und erlauben das Kratzen verschiedener Körperteile. Jeder Nagel besteht aus einem Nagelkörper, einem freien Rand und einer Nagelwurzel. Im hinteren Teil unterhalb der Nagelwurzel, der Nagelmatrix, bilden sich neue Zellen. Das durchschnittliche Längenwachstum der Fingernägel beträgt ca. einen Millimeter pro Woche; Fußnägel wachsen etwas langsamer. Im Alter werden Nägel gelblich, reißen leichter ein und werden brüchig. Eine Verfärbung der Nägel kann auch auf bestimmte Stoffwechselkrankheiten hindeuten. Quetschungen des Nagelbetts führen meist zu vielfältigen Farben, die vom Abbau der zerstörten Blutzellen kommen.

Aus Epithelzellen aufgebaute Drüsen sondern Wasser, Salze sowie Schmier- und Duftstoffe ab. Nach ihrer Lage und nach der Art der ausgeschiedenen Substanz unterscheidet man Talgdrüsen, Schweißdrüsen und Ohrenschmalzdrüsen. Talg- oder Fettdrüsen (Glandula sebaceae, sebum = Talg) sind Drüsenbläschen, die mit den Haarfollikeln assoziiert sind. Der sezernierende Teil der Talgdrüsen liegt in der Dermis und führt in den Ausgang eines Haarfollikels. An manchen Stellen wie etwa den Lippen münden die Talgdrüsen auch direkt auf der Hautoberfläche. Die Talgdrüsen scheiden eine ölige Substanz aus, als Sebum oder Talg bezeichnet. Talg ist eine Mischung aus Neutralfetten, Cholesterin, Proteinen und Salzen. Talg schmiert die Haaroberfläche und verhindert, dass die Haare austrocknen und spröde werden. Ein Film aus Talg vermindert auch den Wasserverlust über die Haut und hält sie weich und geschmeidig. Weiterhin hemmt Talg den Befall der Haut durch Bakterien.

Es gibt auf der Hautoberfläche ca. vier Millionen Schweißdrüsen. Die Zellen dieser Drüsen setzen Schweiß in Haarfollikeln oder durch Poren auf die Hautoberfläche frei. Die Hauptaufgabe der Schweißabsonderung ist die Regulation der Körpertemperatur durch Verdunstung. Schweiß spielt nur eine untergeordnete Rolle bei der Ausscheidung von Abfallstoffen wie Ammoniak, Harnsäure und Harnstoff. Aus Schweiß, Sebum und den Abbaustoffen der Hornzellen wird der sog. Säureschutzmantel mit einem ungefähren pH-Wert von 5,5 gebildet. Er vermindert den Verlust von in der Haut gespeichertem Wasser. Schweißdrüsen werden basierend auf ihrer Struktur, Lage und Sekretionsart in zwei Gruppen unterteilt, nämlich ekkrine (ekkrinein = nach außen sezernierend) und apokrine Drüse. Der von ekkrinen Drüsen gebildete Schweiß, ca. ein halber Liter pro Tag, besteht aus Wasser sowie geringen Mengen an Kochsalz, Harnstoff, Harnsäure, Ammoniak, Aminosäuren, Glucose und Milchsäure.

Apokrine Schweißdrüsen sind einfache, tubulöse Knäueldrüsen, die hauptsächlich in den Achselhöhlen, der Leiste, den Brustwarzen und dem Bartbereich vorkommen. Sie werden besonders durch Stress und sexuelle Erregung stimuliert. Dieser Schweiß wird auch als „kalter Schweiß" bezeichnet. Er enthält zusätzlich zu den üblichen Schweißkomponenten Fette, Proteine und Duftstoffe.

Ohrenschmalzdrüsen im äußeren Gehörgang bilden mit den Talgdrüsen ein wachsartiges Sekret, den Ohrenschmalz (Cerumen). Er bildet gemeinsam mit den Härchen des äußeren Gehörgangs eine klebrige Schranke, die das Eindringen von Fremdkörpern erschwert.

Ausscheidung und Aufnahme von Substanzen über die Haut

Im Vergleich zur Lunge oder zum Intestinaltrakt spielt die Haut nur eine geringe Rolle bei der Ausscheidung und Aufnahme von Substanzen. Durch die Haut verdunsten bei Ruhe etwa ein halber Liter Wasser pro Tag, bei erhöhter körperlicher Aktivität oder hohen Außentemperaturen kann die Wasserausscheidung auf zwei Liter steigen. Dabei werden neben Salzen und Kohlendioxid auch Ammoniak und Harnstoff ausgeschieden, Produkte, die aus dem Proteinabbau stammen.

Die Resorption wasserlöslicher (hydrophiler) Stoffe durch die Haut ist vernachlässigbar, jedoch gelangen fettlösliche (hydrophobe) Stoffe, wie die Vitamine A, D, E und K, über die Hornhaut in tiefere Hautschichten oder sogar in den Blutkreislauf und werden damit systemisch verfügbar. Die transdermale Resorption verläuft am besten dort, wo das Stratum corneum dünn ist, so im Gesicht oder auf der Kopfhaut. Bei der transdermalen Verabreichung von Medikamenten, d. h. der topischen Applikation, kann die Arznei, etwa ein Steroid oder Hormon, das sich in einer Salbe oder in einem Hautpflaster befindet, langsam und in geringen Mengen die Epidermis passieren und so in der Dermis oder Subcutis z.B. entzündungshemmend wirken. Einige Pharmaka können auch in die großen Blutgefäße der Subcutis gelangen und nachfolgend systemisch wirken. Topisch appliziert werden u.a. auch Östrogene bei Beschwerden nach der Menopause, Nitroglyzerin zur Vorbeugung gegen Angina pectoris, Scopolamin gegen Reisekrankheit, Fentanyl gegen heftige Schmerzen und Nicotin zum Abgewöhnen des Rauchens. Die langsame Resorption des Wirkstoffes ist dabei erwünscht, da man auf diese Weise eine Depotwirkung des Medikaments erzielt.

Zu den Stoffen, die die Hautschranke passieren können, gehören leider auch viele für Haut und Körper toxische Stoffe, wie Senfgas, Azeton, Tetrachlorkohlenstoff, Schwermetallverbindungen sowie Gifte von Tieren und Pflanzen.

Verletzung und Heilung der Haut

Als Hülle, die das Körperinnere gegen die Umwelt absichert, ist unsere Haut ständig Verletzungsrisiken ausgesetzt. Als Verletzung bezeichnet man eine Unterbrechung des Körpergeschehens mit oder ohne Substanzverlust durch eine Wunde. Sie können als mechanische Wunden durch äußere Gewalt, Schnitt- oder Stichverletzungen, als stumpfe Verletzung durch Platz-, Schürf-, Kratz- und Bisswunden, als thermische Wunde durch Verbrennung, als strahlenbedingte Schädigung durch UV- oder ionisierende Strahlung und als chemische Wunde durch Verätzung entstehen.

Verletzungen können ausschließlich die Haut betreffen; bei tiefen Wunden, die stark bluten, können auch die unter der Haut liegenden Gefäße und Muskeln verletzt sein.

Falls die Verletzung nur die Epidermis betrifft, wie es bei vielen Schürfwunden der Fall ist, kommen die Basalzellen, die die Wunde umgeben, in Kontakt mit der Basalmembran. Als Folge vergrößern sich die Zellen, wandern über die Wunde, bis sie mit der gegenüber liegenden Schicht Kontakt bekommen und bilden so eine Verdickung über der Wunde. Ein Protein, der epidermale Wachstumsfaktor, stimuliert die Bildung neuer Zellen, welche nach und nach die eingewanderten Zellen ersetzen. Wenn eine Verletzung bis zur Dermis und zur Cutis reicht, vollzieht sich die Wundheilung in der Tiefe in vier Phasen. Während der Entzündungsphase bildet sich ein Wundpfropf, der die Wundränder lose miteinander verbindet. Die Entzündung regt die Synthese von Abwehrproteinen an, die in die Wunde eingedrungenen Keime und abgestorbene Zellen zu beseitigen. Sie unterstützt auch die Einwanderung von Makrophagen zur Bakterienbeseitigung und Mesenchymzellen, aus denen sich neue Fibroblasten entwickeln. In dieser Phase wird der Blutpfropf zum Schorf. Epithelzellen wandern unter den Schorf, um die Wunde zu überbrücken. Sie bilden das Narbengewebe. Die verletzten Blutgefäße fusionieren wieder. In der Proliferationsphase kommt es unterhalb der Narbe zu einer rapiden Vermehrung der Epithelzellen und zur Neusynthese der Kollagenfasern. Während dieser Reifungsphase wird der Schorf abgestreift, die normale Dicke der Epidermis wird wieder hergestellt, die Kollagenfasern ordnen sich und die Zahl und Länge der Blutgefäße normalisieren sich.

Die Bildung von Narbengewebe bezeichnet man als Fibrose. Dabei kann sich so viel Gewebe bilden, dass sich die Narbe als Erhöhung in der Haut darstellt und über die ursprüngliche Verletzung hinauswächst. Es entsteht eine Wulstnarbe oder ein Keloid. Die Funktion des Narbengewebes ist auf eine Verschlussfunktion reduziert, die Aufgaben der früheren Haut kann es nicht wahrnehmen. Im Alter heilen solche Wunden bedingt durch eine reduzierte Zellteilung und fehlerhaft synthetisierte Faserproteine langsamer oder auch nicht mehr.

Die Grundlagen der Hautalterung

Das chronologische Altern betrifft alle Hautsegmente, während exponierte Teile, wie das Gesicht und der Handrücken, sich zusätzlich durch die Lichtexposition verändern. Hauptverursacher im Segment Umweltnoxen sind die UV-Strahlen des Sonnenlichts, die reaktiven Sauerstoffspezies (ROS) und die freien Radikale des Sauerstoffs wie des Stickstoffs. Im Alltag tragen beide Faktoren, energiereiche Strahlen wie Sauerstoff- und Stickstoffradikale, wenn auch je nach Lebensweise unterschiedlich, zur Hautalterung bei.

Ständig bedeckte Körperteile wie unser Gesäß zeigen nur Falten, wenn durch Bewegungsarmut oder Altern Muskelmasse abnimmt und damit die Haut als Hülle zu groß wird.

Der Hautalterung schenken wir so viel Aufmerksamkeit, weil ihre Auswirkungen tagtäglich sichtbar werden und mit sozialen Konsequenzen verknüpft sind. Gealterte Haut ist voll funktionsfähig, so dass nachfolgend vor allem ästhetische Fragen behandelt werden.

Die Gesichtshaut eines 80-jährigen Menschen wirkt leder- oder pergamentartig, sie ist voller brauner und rötlicher Flecken und sie kann von hervortreten-

den, bläulichen Blutgefäßen wie auch von dünnen und tiefen Falten durchzogen sein. Ähnliche Veränderungen finden sich auch an anderen, oft dem Sonnenlicht ausgesetzten Hautbereichen, etwa an der Oberhand.

Die genauen Ursachen altersbedingter Hautveränderungen sind zumeist unbekannt. Es lassen sich zwar einige wissenschaftlich gesicherte Befunde auflisten, die eine Fehlfunktion einzelner Komponenten erklären. Über ursächliche Störungen der komplexen Wechselwirkungen im System Haut gibt es dagegen nur Vermutungen.

Das pergamentartige Aussehen hat seine Ursachen in der Abnahme der Dicke der Dermis und des subcutanen Fettgewebes. Beides führt dazu, dass Pigmentstörungen und an der Oberfläche liegende Gefäße dominanter wirken. Auch der Abbau der Proteoglykane und die damit einhergehende verringerte Wasserspeicherung können zur Bildung einer Pergamenthaut beitragen.

Es gibt viele Pigmentstörungen, wie Hyperpigmentierungen im Stirn-, Wangen- und Oberlippenbereich, die in Teile der Gesichtshaut auftreten können. Sie treten als Sommersprossen, Warzen, Muttermale, Leberflecken, Melasma (Hormonflecken, die in der Schwangerschaft entstehen) oder als Altersflecken (Lentigines, Nävi, Basalzellpapillome) auf. Warzen (seborrhoische Keratosen) sind gutartige Neubildungen der alternden Haut, die ebenfalls von Sonnenlichtexpositionen begünstigt werden. Ursachen für die braune bis schwarze Fehlpigmentation, d. h. die extrazelluläre Anhäufung des Melanins, können Entzündungen in der Cutis, Schwangerschaften, Medikamente, photosensitive Komponenten in Salben, UV-Strahlen oder systemische Erkrankungen wie eine Leberzirrhose sein.

Rötlich erscheinende Gefäße wie die sog. „Säuferäderchen" auf dem Nasenrücken gehen auf Abbauprodukte des Hämoglobins zurück, die sich in abgestorbenen Kapillargefäßen anreichern. Rote Flecken (Macula) weisen auf Durchblutungsstörungen in der Dermis hin. Störungen in der Endstrombahn können zu punktförmigen Blutungen (Mikroangiopathien) führen. Purpura senilis beruht auf geringfügigen Hautverletzungen, wie sie aufgrund einer Gefäßfragilität entstehen können. Reduziert sich als Folge von Gefäßverengungen der Blutfluss im peripheren Bereich, so wirkt sich dies auf die Hautfärbung aus. Sie wechselt von rosig auf grau bis gelblich.

Neben Altersflecken gilt die Bildung zusätzlicher Falten als Kennzeichen alter Haut. Bewegungsfalten sind ein notwendiger Teil der Hautstruktur, etwa an den Gelenkkuppen. Im Gesicht entstehen Falten beim Kauen, dem Lidschlag sowie bei Gefühlsäußerungen wie Lachen und Weinen.

Zusätzliche Falten, besonders im Bereich Gesicht, Dekolleté und Oberhand, bilden sich etwa ab dem 40. Lebensjahr. Für das Entstehen von Altersfalten gibt es viele Vermutungen, aber leider kein gesichertes Wissen, das zur Abhilfe beitragen könnte.

Die Hauterneuerung verlangsamt sich im Alter, da die Zellteilungen bei Plasmazellen und Fibroblasten ihr biologisch gesetztes Ende erreicht haben. Dies führt dazu, dass die Synthese von extrazellulären Komponenten wie Kollagenen verlangsamt wird. Auch die Komponenten der extrazellulären Matrix wie Proteoglykane unterliegen strukturellen Veränderungen und werden schneller ab- statt aufgebaut.

Die in die Dermis und Subcutis eingelagerten Netze aus Kollagen und Elastin sind gemeinsam mit den Unterhautmuskeln für die Rückstellung der Bewegungsfalten zuständig. Die Alterung der Kollagene beruht vermutlich auf dem fehlerhaften Anhängen von Zuckerketten und einer zunehmenden Quervernetzung. Diese werden durch das Enzym Transglutaminase bewirkt, das bei Entzündungen im Gewebe freigesetzt wird. Vermutet wird auch, dass Glykierungen, dies sind Reaktionen der Glucose mit Faserproteinen, eine Rolle bei der Hautalterung spielen.

Elastin scheint im Zuge der Zeit seine elastischen Eigenschaften zu verlieren. Bedingt durch das Überwiegen des steifen Kollagens wird das bewegliche Netz zum starren Gerüst.

Besonders wichtig für die Faltenbildung in der Gesichtshaut ist auch der Zustand der Muskelschicht unter der Subcutis. Diese Muskeln kontrahieren besonders im Augen- und Mundbereich (Nasolabialfalten) ca. dreißigtausendmal pro Tag. Ermüdungseffekte in dieser Muskelschicht könnte die Faltenbildung fördern. Diese Interpretation wird durch die Wirkung der Botulinus-Toxine gestützt. Sie entspannen die Muskeln und reduzieren so altersbedingte Falten.

Auch die für die Wasserspeicherung wichtigen Proteoglylane, Glykoproteine und Mucopolysaccharide wie die Hyaluronsäure werden nach Zufallsprinzipien chemisch verändert und mengenmäßig verringert. Dies hat zur Folge, dass die alte Haut weniger

Knitterfältchen entstehen mit zunehmendem Alter und bilden sich großflächig aus, zum Beispiel im Wangen- und Augenbereich sowie am Dekolletee.

Marionettenfalten ziehen sich von den Mundwinkeln nach unten zum Unterkiefer. Dadurch sieht das Kinn wie bei einer Marionette abgegrenzt aus.

Mentolabialfalten sind Falten im Bereich zwischen Unterlippe und Kinn

Nasolabialfalten nennt man die Falten zwischen Nase und Mundwinkel. Sie können das Gesicht älter aussehen lassen und ihm einen mürrischen Gesichtsausdruck verleihen.

Periorale Falten sind Falten zwischen Nase und Oberlippe. Diese Region ist durch die mimische Mundbewegung sehr beansprucht.

Krähenfüße (sog. Periorbitale Linien) sind strahlenförmige Fältchen an den äußeren Augenwinkeln. Sie bilden sich durch das Zusammenziehen der Augenmuskulatur zum Beispiel beim Lachen. In der Augenumgebung ist die Haut sehr dünn. Deshalb entstehen dort oft die ersten sichtbaren Falten.

Stirnfalten (Sorgenfalten) sind quer- und senkrecht laufende Falten der Stirn, die durch Mimik wie Zorn, Sorgen und Konzentration entstehen. Die horizontalen Stirnfalten prägen sich mit dem Älterwerden immer stärker aus.

Zornesfalten (Glabella-Falten) sind die senkrechten Falten zwischen den Augenbrauen. Zornesfalten lassen das Gesicht ernst und streng wirken.

Auch im Hals- und Dekolletee-Bereich lässt mit der Zeit die Elastizität und Spannkraft der Haut nach.

Tab. 7.2 Faltentypen im Gesicht

Wasser enthält, damit sinkt der Turgor und die Haut sieht eingefallen und schlaff aus. Auch die verminderte Speicherung von geladenen Teilchen wie Natrium- und Calciumionen schwächt die Erregungsleitung in den Nervenleitung und damit die Kontraktion der Muskeln, welche die Falten zurückstellen.

Während das viszerale Fett bei den meisten Personen im Alter zunimmt, nimmt die Dicke der subcutanen Fettschicht in der Haut ab. Ob dies neben dem fehlenden Polstereffekt und der verschlechterten Wärmeisolierung noch weitere negative Effekte auf das Aussehen der Haut hat, ist unbekannt.

Die aufgeführten Einzeleffekte können zwar im Verbund eine gesteigerte Wirkung entfalten, aber die primäre Ursache der Hautalterung ist vermutlich in einer reduzierten Effizienz des kapillaren Betts, der Endstrombahn, zu suchen. Das Adergeflecht in der Haut ist so konstruiert, dass die mit Sauerstoff beladen Blutkörperchen gerade die Gefäße passieren können. Werden sie starrer oder verengt sich ihr Durchmesser, bleiben die Erythrocyten stecken. Damit werden die Stoffversorgung der Hautzellen und der Abtransport der Schadstoffe reduziert. Allerdings kann der kapillare Blutstrom durch Umwege (Anastomosen) und Neubildung von Gefäßen partiell regeneriert werden. Abhilfe schafft hier alles, was Blutdruck und Gefäßerweiterung fördert, so etwa kaltes Duschen, das morgendliche Glas Sekt oder die Freude auf den Tag.

Hautpflege – Fürsorge oder Kult?

Die frühesten Hautpflegemittel dürften tierische Fette gewesen sein, die man als Schutz gegen den Wärmeverlust über die Haut einsetzte. Auch eine Schminke aus Fett und Asche oder Ruß zum Verbergen des Gesichts wurde bereits von prähistorischen Jägern und Kriegern benutzt. In den altorientalischen Kulturen Mesopotamiens und Ägyptens war der Gebrauch von duftenden Salbölen oder Balsamen zu Pflege- und Heilzwecken üblich. Die Hochkulturen im Zweistromland und am Nil kannten auch Salbungsriten, die über den heilenden und pflegenden Gebrauch des Öls hinausgingen. Im antiken Griechenland und im römischen Reich rieben Kämpfer beim Sport oder im Krieg ihren Körper mit Olivenöl ein, um die Gegner zu beeindrucken. Dermatika wurden bereits von dem griechischen Arzt Galenos von Pergamon benutzt. Er unterschied bei den sog. Externa die Simplicia von Composita. Auch in dem mittelalterlichen Begriff „Quacksalber", wohl aus dem holländischen „kwaksalver", d. h. prahlerischer Salbenverkäufer, steckt der Begriff Salbe. Heute ist diese Bezeichnung negativ belegt, wie das Zitat „Er war an einen Quacksalber geraten" verrät.

Besonders in den westlichen Industriegesellschaften ist eine den modischen Trends folgende, intensive

Körperpflege zu einem wichtigen Faktor für beruflichen Erfolg und soziale Anerkennung geworden.

Im Durchschnitt verbringen beide Geschlechter 60 Minuten pro Tag im Bad und nutzen ca. zehn unterschiedliche Pflegeprodukte. Über 90 % aller Frauen pflegen regelmäßig ihr Gesicht, 80 % wünschen sich ein Kosmetikum, das Falten glättet, und jede zehnte Frau benutzt „anti-aging"-Kosmetik gegen Knitterfältchen im Gesicht. Fünf Prozent aller Gesichtspflegeprodukte trägt den Untertitel „anti-aging" und zwanzig Prozent der heute verkauften Kosmetika gab es vor fünf Jahren noch nicht.

Im Gegensatz zu Pharmaka sollen Hautpflegemittel auf der Epidermis wirken oder höchstens in die Lederhaut eindringen. Kosmetika bestehen aus Wirkstoffen, Formulierungshilfen und Konservierungsmitteln.

flüssige Grundstoffe – Wasser, Alkohol, Öle
halbfeste Grundstoffe – Fette, Wachse, Paraffine, Vaseline
feste Grundstoffe – Zinkoxid, Talkum, Stärke
Hilfsstoffe – Emulgatoren, Antioxidantien, Konservierungsmittel, Duftstoffe
Verwendung finden die Grund- und Hilfsstoffe als Lösungen, Cremes, Salben, Pasten und Schüttelmixturen. Beispielsweise enthält Zinkpaste: Zinkoxid 25, Weizenstärke 25 und weiße Vaseline 50

Tab. 7.3 Grundlagen und Hilfsstoffe von Dermatika

Die Inhaltsstoffe der Kosmetika sollen die Haut reinigen, sie vor Wasserverlust schützen und den Säureschutzmantel konservieren. Kleinere Falten sollen aufgefüllt und die Lichtreflektion so geändert werden, dass die Haut „glatt und sanft" erscheint. Was pflegt, sollte auch verjüngen und schön machen.

Naturstoffe wie etwa Olivenöl scheint die Haut besser zu vertragen als chemisch hergestellte Pflegestoffe. So werden Pflanzeninhaltsstoffe als Naturkosmetik zunehmend in der Hautpflege eingesetzt. Zu intensives Sonnenlicht zur Bräunung, Farbstoffe für Tätowierungen, Aufbringen von Chemikalien oder Abschaben der Keranocyten registriert die Haut dagegen als Verletzung und reagiert mit stärkerer Durchblutung, Temperaturerhöhung, Wassereinstrom und evtl. Schmerzen.

Eine Herausforderung für die Haut ist das tägliche Duschen mit warmem Wasser und vor allem mit viel Duschgel. Beides zusammen entfernt zwar Schmutz, Schweiß und üble Gerüche, aber leider auch den

7.6 Viele Hautpflegemittel enthalten Tenside. Sie können neben dem reinigenden Effekt auch eine Reihe von Nebenwirkungen haben, besonders wenn sie in zu hohen Konzentrationen in dem Pflegemittel enthalten sind.

natürlichen Hautschutz in Form des Säureschutzmantels. Duschgele enthalten deshalb rückfettende Substanzen wie Fettsäureester, die den Verlust an natürlichen Oberflächenkomponenten ausgleichen sollen.

Die sog. „trockene Haut" ist das häufigste Resultat eines defekten Stratum corneum. Eine solche Haut juckt, brennt und kribbelt, sie fühlt sich rau oder sandig an, wirkt glanzlos und matt und zeigt Rötungen oder weiße Flecken. Entweder fehlen die natürlichen Feuchtigkeitsspeicher, wie die Proteoglykane und deren Abbauprodukte, oder der Wassergehalt in der Felderhaut ist zu gering.

Feuchtigkeitscremes, die sog. „moisturizer" können die Hydratisierung der Haut verbessern und die Symptome der trockenen Haut mildern. Sie enthalten Vaseline, um Poren zu schließen, pflanzliche Öle, Dimethicon als wasserkonservierende Schutzschicht und Derivate von Panthothensäuren, welche die Neusynthese der Hautkomponenten fördern sollen. Moisturizers können keine Falten entfernen. Da die Haut mit Moisturizern mehr Wasser zurückhält, treten die Falten weniger in Erscheinung. Falls Inhaltsstoffe einer Feuchtigkeitscreme sich positiv auf die Bildung neuer Hautzellen auswirkt, könnte sogar die Neubildung von Falten reduziert werden.

Der Schutz der Haut ist in der Praxis von der Schönheitspflege nicht zu trennen. Viele Kosmetika sind Ersatzstoffe, die das Aussehen einer Person, so die Haarfarbe, den Gesichtsteint, die Farbe der Lippen oder Augenbrauen verändern sollen. Dies gilt vor allem für die stets sichtbaren Teile des Körpers. Das Schminken der Lippen verbessert das Aussehen, schützt aber auch die Lippen vor feinen Ausrissen (Rhagaden). Bei Langzeitanwendungen einiger Kosmetika können sich allerdings Schwermetalle, falls sie in Produkten wie Lidschatten oder Lippenstiften enthalten sind, in die Cutis einlagern und dort z.B. die Enzyme hemmen und damit zu Spätschäden führen.

Hautpflege und dezentes Schminken können uns jünger erscheinen lassen als wir nach dem chronologischen Alter sind. Wenn Schminke als Maske genutzt wird und Schein und Sein weit auseinanderklaffen, deutet eine überzogene Gesichtskosmetik eher auf eine verfehlte Lebenseinstellung hin. Wenn man nicht mehr lachen darf, um Risse in der Schminke zu vermeiden, könnte auch die Lebensfreude getrübt sein.

Die Behandlung altersbedingter Hautschäden

In zunehmendem Maße versucht man, altersbedingten, entstellenden Veränderungen der Haut mit medizinischen und kosmetischen Maßnahmen zu begegnen. Dabei sind ohne Zweifel in jüngster Zeit Fortschritte im Verständnis der strukturellen und physiologischen Grundlagen der Hautfunktionen erzielt worden, welche die Chancen für eine erfolgreiche Behandlung der Altershaut verbessern. Allerdings herrscht in der therapierenden Kosmetik immer noch das Prinzip „Ausprobieren" vor. Man behandelt z.B. die rechte Hand mit einem Wirkstoff und die linke Hand mit einem Placebo. Dann beobachtet und registriert man die Hautveränderungen sowie die subjektiven Gefühle der Versuchspersonen. Die Erklärungen zum intradermalen Geschehen bleiben dann der Phantasie von Wissenschaftlern und Werbetextern überlassen.

Um therapeutisch wirkende Inhaltsstoffe von der alltäglichen Hautpflege zu unterscheiden, wird nachfolgend der aus dem Amerikanischen kommende Ausdruck „Cosmeceuticals" benutzt.

Die Wirkstoffe in den Cosmeceuticals sollen über die Epidermis in die Dermis und Subcutis eindringen und dort z.B. Altersschäden beseitigen.

Allerdings gibt es keine scharfe Abgrenzung zwischen den Begriffen Kosmetikum, Cosmeceutical und Pharmakon. Ein Cosmeceutical darf jedoch nicht mit medizinischen Aussagen ausgelobt werden, etwa „heilt Hautrisse". Heilansprüche verbieten die Regulationsbehörden wie die amerikanische Food and Drug Administration (FDA) oder die europäische Organisation „European Medicines Agency" (EMEA). Die FDA stellt ausdrücklich fest: „a product can be a drug, a cosmetic, or a combination of both, but the term ‚cosmeceutical' has no meaning under the law".

Um die Wirksamkeit von Cosmeceuticals zu beweisen, sind keine Tierversuche erlaubt. Klinische Versuche am Menschen unterbleiben zumeist, da der Verdacht entstehen könnte, dass es sich bei dem untersuchten Produkt nicht um ein Kosmetikum, sondern um ein Medikament handelt. Die Daten von Auslobungen, die unter der Überschrift „dermatologisch getestet" vermarktet werden, stammen zumeist von Rattenhaut oder aus Fibroblasten-Zellkulturen. Solche Versuche ergeben zwar wissenschaftlich rele-

Stoff	Funktion
Allantoin	wohltuend für die Haut
Aloe-vera-Pulver	wohltuend für die Haut
Lipolensäure	Radikalfänger
α-Hydroxysäuren	anti-bakteriell
Arjunolsäure	Antioxidant und anti-inflammativ
Boswellia (Indischer Weihrauch)	anti-aging
Calendula-Öl (Ringelblume)	wohltuend, Zellerneuerung
Centella asiatica	erhöht die Kollagen-Produktion
Coleus forskohlii	antimikrobiell
Furfuryladenin	verbessert die Beschaffenheit der Haut
Ginkgo-Extrakte	rejunveniert die Haut
Grüner-Tee-Extrakt	Antioxidant, anti-aging
Kastanienextrakt	verbessert die Blutzirkulation
Neem-Öl (Samen des Niembaums)	anti-mikrobiell
Panthenol	fördert die Feuchtigkeit
Rosemarin-Extrakt	anti-inflammativ
Hyaluronsäure	fördert die Feuchtigkeit
Ursolsäure	Kollagenaufbau
Vitamine A, E, C	Antioxidantien
Zaubernuss	Tönung

Modifiziert nach Referenz Gao et al.

Tab. 7.4 Inhaltsstoffe in Cosmeceuticals

vante Daten, die aber für die komplexen Verhältnisse in lebender Humanhaut nur wenig aussagen.

Daten zur Wirksamkeit von Präparaten stammen fast ausschließlich von Unternehmen der Kosmetikbranche. Die in der Werbung versprochenen Effekte werden meistens „im Markt", d. h. anhand der Kundenzufriedenheit getestet. Sie beschränken sich auf Aussagen wie „verbessert das Aussehen, ernährt die Haut oder wirkt dem natürlichen Alterungsprozess entgegen". Mit einigen Ausnahmen – siehe Botulinus Toxin – werden keine Aussagen zur Verbesserung spezieller Hautfunktionen gemacht, so etwa dem Erhalt des Fasernetzwerkes in der Dermis oder zur Durchblutung der Endstrombahn in der Subcutis.

Die Wirkstoffe in Cosmeuceuticals werden zumeist gemeinsam mit sog. Trägerstoffen auf die Haut aufgebracht, so dass beide Komponenten aktiver Teil der Hautpflege werden können.

Als Voraussetzungen für die Wirksamkeit gilt, dass die Wirkstoffe aus der Formulierung freigegeben (Liberation) und von der Haut aufgenommen werden (Absorption), um schließlich die Zielstruktur etwa die Basalschicht oder die Haarwurzeln in ausreichender Menge zu erreichen. Die transcutane Absorption eines Stoffes kann transepidermal oder transfollikulär, also durch die Haarfollikel oder durch die Schweißdrüsen, erfolgen. Der Wirkstoff kann bereits in der Haut verstoffwechselt oder er kann auch vom Gefäßsystem der Haut aufgenommen werden und dann zu oft unerwünschten systemischen Wirkungen führen. Bei intakter Barriere kann sich in der Hornschicht ein Wirkstoffdepot bilden, aus dem langsam und stetig der Wirkstoff absorbiert und evtl. resorbiert wird.

Die Verwendung von Liposomen und Nanopartikeln, z.B. aus Titandioxid als Trägersubstanzen, kann die Penetration von Wirkstoffen durch die Epidermis deutlich verbessern. Während die ersteren schon länger mit Erfolg genutzt werden, sind die Vorteile und Risiken der Nanopartikel umstritten.

Nur kleine (niedermolekulare) und fettähnliche (lipophile) Komponenten der Hautpflegemittel erreichen die Basalzellen in der regenerativen Schicht der Haut. Große Moleküle, wie etwa Proteoglykane, Kollagen oder Wachstumsfaktoren, die der Hautregeneration dienen könnten, verbleiben dagegen auf der Hautoberfläche. Falls sie das Bindegewebe der Haut verbessern sollten, müssen sie in die Dermis gespritzt werden.

Nachfolgend werden einige Verfahren geschildert, die die Hautabschuppung fördern und Altersflecken sowie Falten beseitigen sollen.

Das „Peeling" (englisch für schälen oder pellen) ist eine durch mechanische, chemische oder elektrische Methoden geförderte Entschuppung der Epidermis. Peeling soll Pigmentflecken, Fältchen, Verhornungsstörungen und vergrößerte Poren entfernen, schlaffe Haut „rejuvenieren", Hautnarben reduzieren und somit im Ganzen den Teint verbessern.

Das Kratzen ist eine milde und preiswerte Form einer oberflächlichen Entschuppung. Nach einem Saunagang kann man sich etwa mit den Fingernägeln kräftig über die Haut fahren und findet dann unter den Fingernägeln ein graues Gemisch, das aus Keratinschuppen, Bakterien und Sebum besteht, also abgestoßene Hautablagerungen.

Den Rest des Körpers kann man mit einem rauen oder mit einem Spezialhandschuh aus harten Fasern abrubbeln. Eine genussreiche Form des Peelings ist das Baden in der Brandung des Meeres, besonders im Mittelmeer, das einen Salzgehalt von ca. 5 % aufweist.

Bei der Mikrodermabrasion, einem sog. oberflächlichen Peeling, werden die Corneocyten auf der Hornhaut chemisch oder mechanisch entfernt. Chemisches Peeling mit Fruchtsäuren, z.B. Glykolsäuren, wirkt nur auf der Oberfläche der Hornhaut, soll aber die Epidermis für Wirkstoffe durchlässiger machen. Der Peelingpaste werden Schleifmittel, wie Seesand, Titandioxid, zermahlene Kerne von Aprikosen oder Pfirsichen oder schlicht Kaffeesatz, zugesetzt, um lose Schuppen mechanisch zu entfernen. Als Ganzkörperpeeling eingesetzt, fördert es neben der Entschuppung auch die Durchblutung der Dermis.

Nach dem Peelen soll sich die Haut deutlich glatter anfühlen und aufnahmebereiter für die nachfolgende Hautpflege sein. Sparsam eingesetztes, oberflächliches Peeling bringt kaum Risiken mit sich. Zu oft angewandt, kann es allerdings die Verhornung der Epidermis fördern.

Beim mitteltiefen Peeling, z.B. mit Trichloressigsäure, entfernt man die gesamte Hornhaut. Zur Regeneration der Haut ist dieses Verfahren effizienter als oberflächliches Peeling. Allerdings kommt es dabei leicht zum „Frosting", d.h. zur Bildung einer weißen Schicht aus denaturiertem Protein, das dann vom Arzt wieder entfernt werden muss. Die nachfolgende, beschleunigte Bildung der Keranotinocyten ist problematisch, da sie zu Hautwucherungen führen kann. Der Heilungsprozess dauert eine Woche. Mitteltiefes Peeling sollte nur unter Aufsicht eines Dermatologen durchgeführt werden.

Das nur selten angewandte sog. tiefe Peeling, d.h. das Abtragen der gesamten Epidermis mit Phenol, ist risikoreich und kann neben Infektionen zu Krebs und Herzschäden führen. Es ähnelt dem „Schinden", einer im Mittelalter üblichen Todesstrafe, bei der man dem Delinquenten bei lebendigem Leibe die Haut abzog. Die Regeneration der Haut benötigt mehrere Wochen.

Bei allen Peelingverfahren erhöht sich die Gefahr der dermalen Infektion mit Papillomviren, die zur Warzenbildung führen kann. Begünstigt durch hormonelle Verhütungsmittel oder intensives Sonnenbaden kann es zu Pigmentstörungen kommen. Auch bei sich wiederholenden Herpesinfektionen ist Vorsicht geboten.

Altersflecken (Lentigo senilis) können durch Operationen, Abschaben (Kurretage), Vereisen, Bleichen, Schleifen oder Lasern reduziert werden. Es gibt zahllose Substanzen, die, topisch angewendet, die Hyperpigmentierungen verhindern oder rückgängig machen sollen. Bereits länger genutzt werden die Abkömmlinge des Vitamins A, wie Retinol und Tazaroten. Neuer ist der Einsatz von Hydrochinon, das die Melaninsynthese blockieren soll. Häufig benutzt werden auch Milchsäure oder Glykolsäure, da sie die Hautbarriere leicht durchdringen und ebenfalls die Melaminsynthese inhibieren könnten. Auch im Gebrauch sind Inhibitoren des Schlüsselenzyms der Melaninsynthese, der Tyrosinase. Bei allen diesen Behandlungen muss man allerdings mit vielen Nebenwirkungen, wie Hautirritationen und Lichtüberempfindlichkeit, rechnen. Deshalb verwendet man in jüngster Zeit vermehrt Pflanzenextrakte zur Altersfleckenbleichung, da sie nebenwirkungsarm sind.

Radiowellen verursachen in der Cutis und der Subcutis einen elektrischen Strom, der aufgrund des elektrischen Widerstandes diese Schicht auf bis zu 60 °C erwärmen kann. Wärme kann Fibroblasten zur verstärkten Proteinsynthese anregen und damit die Neusynthese der Faserproteine Kollagen und Elastin begünstigen. Eines dieser Verfahren, das gepulstes Licht benutzt, wird mit IPL2, d.h. als nicht ablative Methode zur Hautverjüngung bezeichnet. Als Nebenwirkungen können bei unsachgemäßer Anwendung leichte Verbrennungen der Haut auftreten.

Auch für Laser gibt es zahlreiche Einsatzmöglichkeiten in der Hauttherapie, so die Beseitigung von vaskulären und pigmentären Fehlbildungen sowie von Hautdehnungsstreifen (Striae cutis atrophicae) und Warzen (Verrucae). Zumeist zerstören die Laser mittels Photothermolyse gezielt die Fehlbildung, ohne das umgebende Gewebe zu schädigen.

Die verstärkte Faltenbildung in der Gesichtshaut älterer Menschen kann durch Sonnenlicht (Photoaging) oder durch eine genetische Veranlagung verursacht werden. Das Photoaging lässt sich durch die Verwendung von Cremes mit Sonnenschutzfaktoren mildern. Da alle zellulären und extrazellulären Strukturen unter Verdacht stehen an der Faltenbildung beteiligt zu sein, werden in Anti-aging-Präparaten Wirkstoffe wie Hyaluronsäuren oder Glycosaminoglykanen eingesetzt. Sie sollen fehlende Stoffe ergänzen, deren Neusynthese anregen oder abbauende Enzyme blockieren. Über ihre Kosmeto-kinetik, d. h. ihre Verweilzeit in der Dermis und dem detaillierten Wirkmechanismus, ist allerdings bislang kaum etwas bekannt. Die Hersteller versichern zwar, dass die Produkte im Regelfall keine Nebenwirkungen haben, jedoch können sie die ausgelobten positiven Effekte nicht garantieren. Jeder Anwender sollte durch Beobachtung kontrollieren, ob in der Werbung versprochene Wirkungen auch eintreten. Das erste Cosmeceutical, das eine Entspannung der Gesichtsmuskeln bewirken sollte, war Dimethylaminoethanol (DMAE). In der Medizin wurde es bei Alzheimer-Patienten und bei Kindern mit Aufmerksamkeitsstörungen (ADD) eingesetzt. DMAE bewirkt die Freisetzung des Neurotransmitters Acetylcholin in den synaptischen Spalt (→ Kap. 11). Es soll die Muskel kontrahiert und glatt halten und damit einen besseren „skin tone" bewirken.

Die erfolgreichsten Präparate zur Faltenglättung sind ohne Zweifel die Botulinusgifte wie Botox, die selbst bei der Milderung von Bewegungsfalten und Zornesfalten funktionieren. Botulinum ist der Name eines Proteins, das aus dem Bakterium Clostridium botulinum isoliert wird. Es ist ein starkes Nervengift, das in der Medizin zur Reduzierung übermäßiger Schweißbildung und bei Migräne eingesetzt wird. Das Toxin spaltet ein Protein in den Verbindungen zwischen den Nervenzellen (Synapsen), das für die Freisetzung des Neurotransmitters Acetylcholin zuständig ist.

Bei der Faltenbehandlung blockiert das Toxin die Acetylcholin-abhängige Nervenleitung und entspannt so die Muskulatur in der Unterschicht der Haut. Eine genau berechnete Menge Botox – auch als Bocouture und Xeomin im Handel – wird an mehrere Stellen in den jeweiligen Gesichtmuskel injiziert. Die Wirkung tritt nach zwei bis zehn Tagen auf und hält drei bis neun Monate an. Bei Wiederholung der Prozedur sollen die Muskeln die Faltenbildung verlernen, so dass der Effekt länger anhält.

Auch Peptide wie „Argireline", zusammengesetzt aus etwa sechs Aminosäuren, bewirken die Freisetzung von Neurotransmittern und damit die Entspannung der Gesichtsmuskulatur. Das als Wirkstoff dienende Hexapeptid soll die Freisetzung von Kalziumionen in den synaptischen Spalt verhindern. Zurzeit werden in der kosmetischen Forschung viele dieser Peptide auf ihre Wirkung gegen Hautfalten getestet.

Ernährung und Hautgesundheit

Eine gesunde Ernährung ist eine wichtige Maßnahme zur Pflege einer alternden Haut. Falls ältere Menschen ihre tägliche Kalorienaufnahme auf ca. 2400 kcal reduzieren, muss besonders auf eine ausgewogene Ernährung geachtet werden, weil es sonst zur Unterversorgung mit Vitaminen und Spurenelementen kommen kann. Ein solcher Mangel kann die Hautalterung beschleunigen. Nur bei erkennbaren Defekten an Haut, Haaren und Nägeln ist die Einnahme von Vitaminpillen angesagt, die z.B. die Vitamine A, C und E sowie β-Carotin und γ-Linolensäure enthalten.

Haut regeneriert sich von innen nach außen. Die Haut wird, besonders Cutis und Subcutis, über das kapillare arterielle Blutsystem mit Nährstoffen versorgt. Abfallprodukte werden entsprechend über venöse oder lymphatische Gefäße entsorgt.

Biochemisch am besten ist die Wirkung des Vitamins C für den Funktionserhalt der Haut belegt. Das Fehlen des Reduktionsmittels Vitamin C verursacht Scorbut, eine Erkrankung der Außen- und Innenhäute, an der früher besonders Seeleute litten. Vitamin C wird in der Haut benötigt, um von Fibroblasten synthetisiertes Kollagen gezielt zu verändern. Fehlt das Vitamin C, wird die Haut spröde und rissig, gefolgt von Blutungen und Nekrosen.

Hautschäden können auch durch den Mangel an Vitaminen und Spurenelementen wie Zink, ungesättigten Fettsäuren und essentiellen Aminosäuren entstehen. Nahrungsergänzungsmittel (nutritional supplements), auch als Mikronährstoffe bezeichnet, müssen oral, d. h. über den Verdauungstrakt zugeführt werden. Der Term „Nutricosmetics", zusammengesetzt aus nutrition und cosmetics, umfasst die kosmetische Wirkung von Nahrungsmitteln, besonders die der Nahrungsergänzungsmittel. In Mode sind auch „Dermanutrics", dies ist ein Markenname, unter dem sog. „Vitalstoffe" vertrieben werden, die die Haut von innen her regenerieren sollen. Der neueste Trend sind Zinkschokolade, Anti-Oxidantien-Tee und Kollagenmarshmallows, die nach dem Motto „Iss dich schön" die Haut rejuvenieren sollen. Im Volksmund wird dies als der „Schneewittchen-Effekt" bezeichnet.

Oral verabreichte Substanzen werden immer systemisch verfügbar, d. h., sie verteilen sich über den Blutstrom im ganzen Körper. Die damit nötige Überdosierung schafft keine Abhilfe, sondern ist wegen der Nebenwirkungen gefährlich. So kann es passieren, dass die meisten der „Vitalstoffe" nicht in der Haut ankommen, da der Körper überschüssige Substanzen, besonders Vitamine und Hormone, entweder über die Nierenpassage ausscheidet, sie ins Fettgewebe einlagert oder sie in der Leber zu etwas Brauchbarem umbaut. Besonders Hormone wirken in zu hohen Dosierungen pleiotroph, d.h., sie greifen an vielen Stellen im Körper ein und verursachen z.B. unerwünschte Hitzewallungen oder Gewichtszunahme. Überschüssiges Methionin wird zu Homocystein umgelagert und kann in hohen Dosen die senile Demenz fördern.

Bei Stoffwechselstörungen kann ein Mangel an bestimmten Metaboliten, z.B. an schwefelhaltigen Aminosäuren wie Methionin und Cystein, auftreten. Erkennbar wird dies an brüchigen oder verfärbten Fingernägeln. Auch Selen- und Jodmangel lassen sich an phänotypischen Fehlbildungen wie etwa am Kropf erkennen.

Gesichtsanalyse, ein aus der Evolution stammendes Erkennungssignal

Unser Gehirn verfügt über einen speziellen Satz Nervenzellen, die auf das Erkennen von Gesichtern und auf die Nachahmung von Handlungen spezialisiert sind, die Spiegelneuronen. Nähert sich uns ein Mensch, so überprüfen die Spiegelneuronen sein Gesicht und leiten aus Struktur und Mimik seine potentiellen Handlungsabsichten ab. Ausgeprägte Falten werden zur Alterschätzung genutzt und es wird Entwarnung gegeben, wenn die Diagnose „alt" und damit „ungefährlich" lautet. Das Gehirn leitet bereits Abwehr- oder Sympathiereaktionen ein, bevor sie uns bewusst werden. Solche Mechanismen zum reflexgesteuerten Handeln verbesserten einst die Überlebenschancen unserer prähistorischen Vorfahren. Neben dem Erkennungsmerkmal Gesicht werden vermut-lich von den Spiegelneuronen weiter phänotypische Merkmale, wie Haarfarbe und Körperhaltung, registriert, die die Alterseinstufung verbessern.

Zur Erkennung einer bereits registrierten Person speichert das Gehirn keine Details, sondern einen Gesamteindruck des Gesichts. Dieses Image wird zum einen von Gesichtsteilen wie Augen und Nase bestimmt, zum anderen von den tiefen Bewegungsfalten, etwa den Nasolabialfalten. Speicherung und Sortierung von Images ermöglicht es auch, das Individuum einer Gruppe von ähnlichen Personen zuzuordnen. Von Sippenmitgliedern als „einer von uns" erkannt zu werden, kann über Leben oder Tod entscheiden.

Ein lachendes Gesicht signalisiert Empathie, Zornesfalten und herabgezogene Mundwinkel dagegen potentielle Aggressivität. Ein jugendliches und wutverzerrtes Gesicht lässt uns auf Distanz gehen. Beim Erblicken des von Falten geprägten Gesichts eines 70-Jährigen dagegen geben die Spiegelneuronen Entwarnung und empfehlen dem Gehirn von Vorsicht auf Hilfsbereitschaft umzuschalten. Hätte der Hautkult bewirkt, dass wir dreißig Jahre jünger aussehen, entfiele dieser dem Alter geschuldete Vorteil.

Die Faltenbildung der Haut, besonders im Gesicht, ist Teil unseres genetischen Erbes. Auch der Zeitraum, ab dem sich verstärkt Falten bilden, dürfte genetisch festgelegt sein. Fraglich ist, inwieweit Evolution und Kultur die Gesichtsbildung im Sinne eines Erkennungsmerkmals beeinflusst haben.

So sind die tiefen Gesichtsfalten, die sich etwa ab dem 40. Lebensjahr bilden, ein Markenzeichen unserer Persönlichkeit. Sie durch kosmetische Manipulationen zu entfernen, heißt „sein Gesicht zu verlieren". Somit könnte es tröstlich sein, dass sie mit einiger Verzögerung nach jedem Eingriff wieder auftauchen.

Falten sind die in unserem Gesicht eingegrabenen Runen, die von Erfahrungen, Leid und Glück erzählen. Sie können ein Stolz des Alters sein.

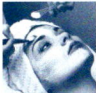

Literaturangaben

Deutschmann, G. (2005): Die Haut und ihre Anhangsgebilde. Springer, Wien

Gao, X-H. (2008): Effiacy and safety of innovative cosmeceuticals, Clinics in Dermatology 26, 367–374

Kardoff, B. (2004): Gesunde Haut – Lexikon von A bis Z. Springer, Heidelberg

Mersch-Sundermann, V. (1999): Umweltmedizin, Georg Thieme, Stuttgart

Rasner, G. (2002): Dermatologie, Lehrbuch und Atlas. Urban & Fischer, München und Jena

Stolze, C. (2008): Evonik Magazin 2, 7

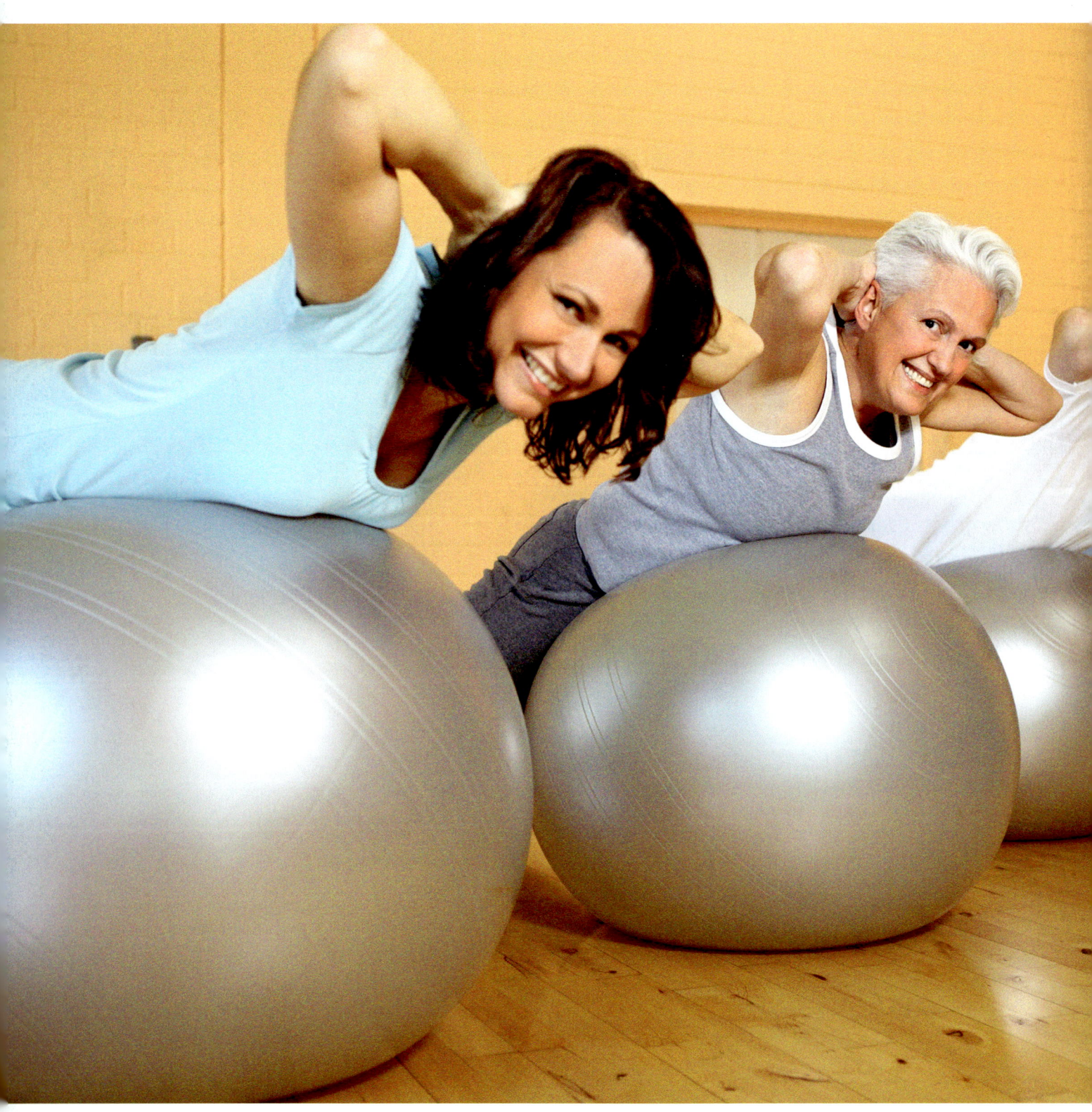

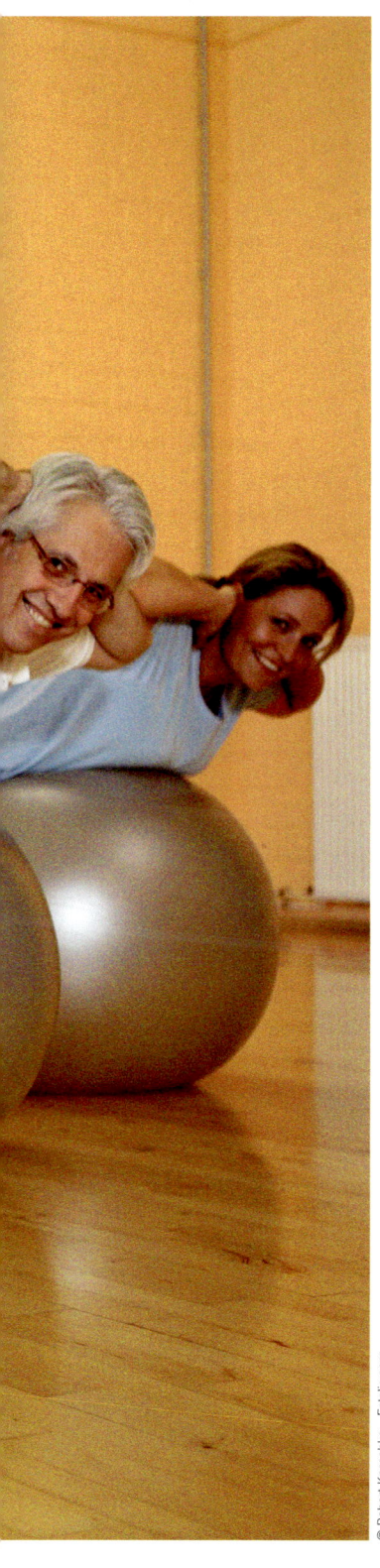

Altersbedingte Veränderungen im Stütz- und Bewegungsapparat

Das Skelett als Innenstruktur des Bewegungsapparats

Das Skelett ist als strukturelles Rahmenwerk unseres Körpers für uns nicht sichtbar. Wir bemerken sein Vorhandensein nur bei Fehlfunktionen, wie z.B. bei Verstauchungen oder Knochenbrüchen. Unsere Vorstellungen vom Skelett sind geprägt von dem Knochenmann als symbolischer Darstellung des Todes oder dem am Haken hängenden Skelett im Biologieunterricht.

Aus der Paläoanthropologie wissen wir, dass Reste menschlicher Knochen Jahrmillionen überdauern können. So halten wir unsere Skelettknochen für ein festes Material, das zwar vom Kindsein zum Erwachsenenalter wächst und sich im Alter vielleicht verbiegt, aber ansonsten toter Stoff in einem lebenden Körper ist. Wie falsch diese Vorstellungen von unseren Knochen als totem Material sind, merken wir spätestens an den Schmerzen, die ein Tritt gegen das Schienbein verursacht.

Das Skelettsystem oder Knochengewebe ist ständigen Wachstums-, Wiederherstellungs- und Reparaturprozessen unterworfen. Seine Knochen, die 18 % unseres Körpergewichts darstellen, erlauben uns das aufrechte Gehen und schützen wichtige Organe: die Schädelknochen das Gehirn, die Wirbelkörper die Nervenstränge des Rückenmarks sowie die Rippen Herz und Lunge.

Bewegungen des Körpers, wie z. B. das Gehen und Rennen, das Kopfschütteln oder das Greifen einer Gabel basieren auf einer Zusammenarbeit von Knochen, Gelenken und Skelettmuskeln. Die Haltungsmuskulatur hilft beim Stehen oder Sitzen die Körperlage beizubehalten. So halten auch, solange man wach ist, die Kontraktionen der Halsmuskulatur den Kopf aufrecht.

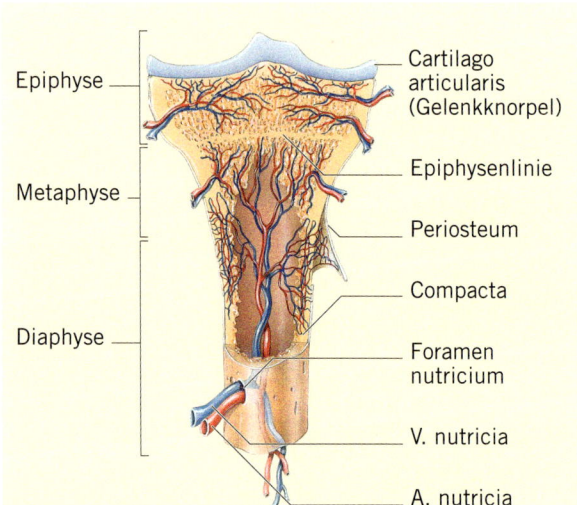

8.1 Blutversorgung eines Knochens am Beispiel des Schienbeins. Die großen Gefäße treten durch ein Loch (Foramen) in das Knochenmark ein und verzweigen sich dort zu einem kapillären Netz (V. = Vene, A. = Arterie).
Quelle: G. J. Tortora und B. H. Derrickson (2006): Anatomie und Physiologie. Wiley-VCH, Weinheim.

Das schönste Beispiel für die Zusammenarbeit von Knochen, Gelenken, Muskeln, Sehnen und Bändern sind unsere Hände. Sie sind nicht nur die Universalwerkzeuge, die es uns erlauben, Aufgaben, angefangen vom Schnürsenkelbinden bis zum Geigespielen, zu erledigen. Die mit ihnen praktizierte Gestik ist, wie z. B. der ausgestreckte Zeigefinger, auch Kommunikationsmittel und Ausdruck unserer Befindlichkeit. Die Muskeln zur Bewegung der Finger liegen im Unterarm. Wären sie Bestandteil der Finger, hätten diese nicht die hohe Beweglichkeit, die es uns erlaubt, z. B. ein Instrument zu spielen. Ihre Kontraktion oder Entspannung wird über die Sehnen der Hand auf Finger und Daumen übertragen, so dass diese Tast- und Greifbewegungen ausführen können. In unseren Händen sind fast alle im Körper vorhandenen Gelenktypen vertreten.

Während die Knochen uns zumeist ohne größere Fehlfunktionen das ganze Leben dienen, sind es die Gelenke, d. h. die beweglichen Verbindungen zwischen zwei Knochen, die praktisch bei allen Alten erhebliche Probleme machen. Mitbedingt durch ihre Lebensweise nehmen bei älteren Menschen Beschwerden an Hüfte und Knie sowie Deformationen der Wirbelsäule drastisch zu.

Im Jahr 2009 bekamen 209 000 Versicherte in Deutschland ein neues Hüftgelenk und 175 000 ein neues Kniegelenk. Während früher Wirbelschäden zumeist auf das Tragen zu schwerer Lasten, z. B. bei Bauern oder Maurern, zurückzuführen waren, sind es heute die schlechte Sitzposition am Arbeitsplatz, die lange Verweildauer im Auto und zuweilen das überlange allabendliche Fernsehen. Leider hat bei der Behandlung von Erkrankungen des Skeletts die Reparaturmedizin die Oberhand gewonnen, während Themen wie Erdulden oder Erhaltungsmaßnahmen vernachlässigt werden.

Die vielfältigen Funktionen der Knochen

Das ausgewachsene menschliche Skelett besteht aus 206 Knochen, die beim Erwachsenen das Rumpf- und Gliedmaßenskelett bilden. Knochen haben charakteristische Oberflächenmerkmale: Öffnungen, die an der Gelenkbildung beteiligt sind, oder Löcher, die das Eindringen von Blutgefäßen und Nerven erlau-

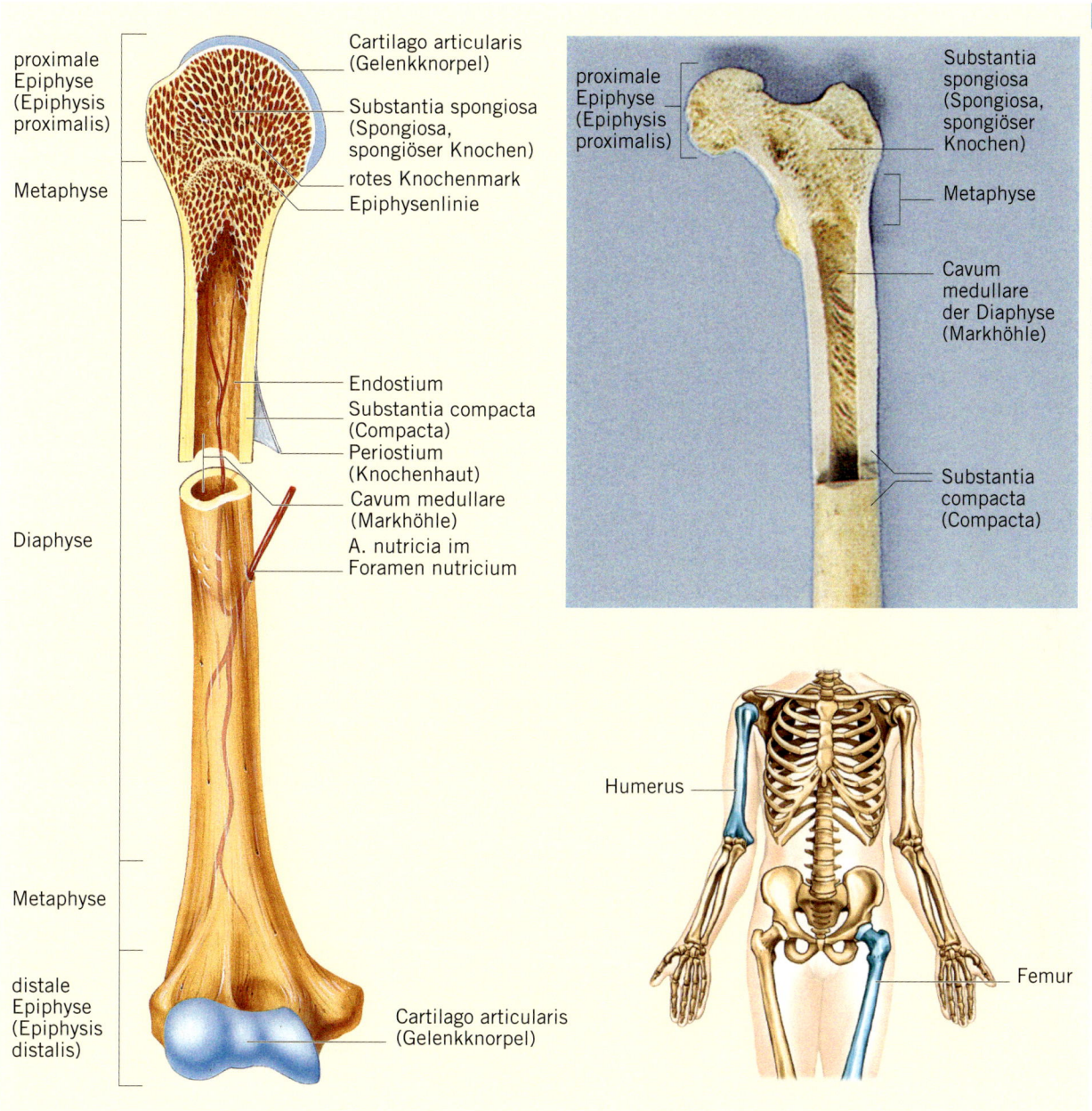

proximale
Epiphyse
(Epiphysis
proximalis)

Metaphyse

Diaphyse

Metaphyse

distale
Epiphyse
(Epiphysis
distalis)

Cartilago articularis
(Gelenkknorpel)

Substantia spongiosa
(Spongiosa,
spongiöser Knochen)

rotes Knochenmark
Epiphysenlinie

Endostium
Substantia compacta
(Compacta)
Periostium
(Knochenhaut)
Cavum medullare
(Markhöhle)
A. nutricia im
Foramen nutricium

Cartilago articularis
(Gelenkknorpel)

proximale
Epiphyse
(Epiphysis
proximalis)

Substantia
spongiosa
(Spongiosa,
spongiöser
Knochen)

Metaphyse

Cavum
medullare
der Diaphyse
(Markhöhle)

Substantia
compacta
(Compacta)

Humerus

Femur

8.2 Aufbau des Langknochens. Das schwammartige (spongiöse) Knochengewebe der Epiphysen und der Metaphyse enthält rotes Knochenmark, während die Markhöhle der Diaphyse mit gelbem Knochenmark gefüllt ist. Quelle: G. J. Tortora und B. H. Derrickson (2006): Anatomie und Physiologie. Wiley-VCH, Weinheim.

ben, und Vorsprünge, an denen Bänder und Sehnen ansetzen.

Der Aufbau eines Langknochens wird in der obigen Abbildung gezeigt.

Er besteht aus dem Knochenschaft, der Diaphyse (diaphysis = durchwachsen), während man die beiden Enden als Epiphysen (epiphysis = Zuwachs) bezeichnet. Die Metaphysen sind Regionen im ausgewachsenen Knochen, wo die Diaphyse auf die Epiphysen trifft. Im wachsenden Knochen beinhal-

tet jede Metaphyse eine Epiphysenfuge. Sie besteht aus einer Lage hyalinem Knorpel, der für das Längenwachstum der Diaphyse sorgt. Hört das Längenwachstum des Knochens auf, so verknöchert die Epiphysenfuge. Knochen gehören zu den gut durchbluteten Bindegeweben und unterliegen ständigen Erneuerungsprozessen (Remodeling).

Neben der Stütz- und Schutzfunktion sowie ihrer Rolle bei der Bewegung regulieren die Knochen den Mineralhaushalt, bilden die Blutzellen und dienen als

Fettspeicher. Im Knochengewebe werden verschiedene Mineralien, vor allem Kalzium und Phosphat gespeichert, die zwar vorrangig der Stabilität des Knochens dienen, bei Bedarf auch aus dem Knochen herausgelöst und in die Blutbahn ausgeschüttet werden können. Das Blut verteilt dann die Mineralien an unterversorgte Stellen im Körper und hält so die Homöostase an Mineralien aufrecht. In den Beckenknochen, den Rippen, dem Brustbein, den Wirbelkörpern, dem Schädel sowie den Enden von Oberarm- und Oberschenkelknochen befindet sich ein spezielles Bindegewebe, das rote Knochenmark. Es produziert in einem Prozess, den man Hämatopoese nennt, rote und weiße Blutkörperchen sowie Blutplättchen. Das gelbe Knochenmark besteht in der Hauptsache aus Fettzellen, die Triglyceride als Energiereserve speichern.

Wie andere Bindegewebe auch, enthält der Knochen große Teile an extrazellulärer Matrix, die voneinander entfernt liegende Zellen umgibt. Die Matrix setzt sich zu 25 % aus Wasser, zu 25 % aus Kollagenfasern und zu 50 % aus kristallisierten Mineralsalzen, den sog. Hydroxylapatiten, zusammen. Dieses Mineral besteht aus Kalziumphosphat und Kalziumhydroxid sowie geringen Mengen an Fluorid-, Natrium- und Sulfationen.

Knochen bildende Zellen, Osteoblasten, bewirken die Einlagerung der Mineralien in das Netzwerk von Kollagenfasern; ein Prozess, den man als Verknöcherung (Ossifikation) bezeichnet. Andere Zellen wie Osteocyten erhalten das Knochengewebe, während Osteoclasten für den Abbau des Knochens (Resorption) zuständig sind. Sie produzieren die Enzyme und Säuren, die die Faserproteine und Mineralien abbauen.

Knochen gehören zu den gut durchbluteten Geweben; dies gilt besonders für Knochenabschnitte mit rotem Knochenmark. Blutgefäße gelangen über die Knochenhaut (Periost) in den Knochen. Beim Schienbein z. B. durchdringt die Aorta nutricia durch ein Loch (Foramen nutricium) den äußeren Knochen im Bereich des Diaphysezentrums. Beim Eintritt in die Markhöhle teilt sich das Gefäß in ein Adergeflecht, das alle Bereiche des Knochens bis zu den Epiphysenfugen durchdringt. Die jeweiligen Knochenenden dagegen werden von den Gelenken aus mit Blut versorgt. Knochen wie das Schienbein (Tibia) verfügen nur über eine große Arterie, während z. B. der Oberschenkelknochen (Femur) über mehrere Gefäße versorgt wird.

Venen, die sauerstoffarmes Blut abtransportieren, verlassen den Knochen über die Knochenhaut an mehreren Stellen des Schienbeins.

Die Knochenhaut (Periost, peri = rundherum) ist eine straffe Schicht aus dichtem Bindegewebe, das den Knochen dort überzieht, wo er nicht von Knorpel bedeckt ist. Die knochenformenden Zellen des Periost können den Knochen in die Breite, aber nicht in die Länge wachsen lassen. Das Periost schützt den Knochen, hilft bei der Frakturheilung, ist an der Ernährung des Knochens beteiligt und dient als Ansatzpunkt für die Bänder.

Die Knochenhaut ist besonders reich an sensiblen Nervenendigungen, von denen viele Schmerzreize weiterleiten. Diese Nerven reagieren besonders auf Dehnung und Zug, was die starken Schmerzen bei Knochenprellungen und bei Knochenbrüchen erklärt. Aus den gleichen Gründen ist eine Knochenmarkpunktion so schmerzhaft. Die Knochen unterliegen im Lauf des Lebens ständigen Erneuerungsprozessen. Dieser Vorgang erfordert den Abbau (Resorption), d. h. den Abbau von Mineralien und Kollagenfasern durch Osteoclasten und den nachfolgenden Neuaufbau durch Osteoblasten. Zu jedem Zeitpunkt werden so ca. 5 % der gesamten Knochenmasse des Körpers erneuert. Der Knochenumbau wird durch Faktoren, wie körperliche Belastung, Lebensstil und die Art der Ernährung beeinflusst. Da die Stärke eines Knochens in Beziehung zu seiner Belastung steht, kann der Knochen, falls nötig, dicker und stärker gebaut werden. Neuer Knochen ist auch weniger frakturgefährdet als alter Knochen.

Im Alter verläuft der Knochenabbau durch Resorption schneller als der Knochenaufbau. Weil die Knochen der Frau kleiner und weniger massiv sind als die der Männer, hat der Knochenverlust im Alter bei Frauen schwerwiegendere Folgen als bei Männern. Es gibt zwei Haupteffekte der Alterungsprozesse auf das Knochengewebe: die Verminderung der Knochenmasse und die Brüchigkeit. Der Verlust an Knochenmasse ist die Folge einer Demineralisation, d. h. des Verlusts von Kalzium und weiteren Mineralien. Dieser Vorgang beginnt bei Frauen mit dem 30. Lebensjahr, beschleunigt sich während der Menopause und führt im Alter von 70 zu einem 30 %-igen Kalziumdefizit. Frauen verlieren alle zehn Jahre ungefähr

8 % ihrer Knochenmasse, während es beim Mann im gleichen Zeitraum nur 3 % sind. Dieser Verlust führt zu Deformationen, Verminderung der Körpergröße, Zahnausfall und ist mit Schmerzen verbunden. Die Knochenbrüchigkeit ist die Folge einer reduzierten Synthese des Faserproteins Kollagen, das dem Knochen seine Elastizität verleiht.

Die Osteoporose ist wörtlich genommen ein Zustand poröser Knochen. Sie kann auftreten, wenn der Kalziumverlust über Urin, Faeces und Schweiß größer ist als die mit der Nahrung aufgenommene Menge. Die Knochenmasse ist dann so weit reduziert, dass die Knochen schon durch eine Alltagsbelastung wie das Hinsetzen brechen können. Zusätzlich zu den Frakturen führt die Osteoporose zur Höhenminderung der Wirbelkörper, Verkrümmung der Wirbelsäule und Knochenschmerzen. Bei gleichem Alter sind Frauen wesentlich häufiger betroffen als Männer. Bei Frauen sinkt der Östrogenspiegel während und nach der Menopause rasch ab. Der Hormonmangel vermindert die Aktivität der Osteoblasten, welche die extrazelluläre Matrix aufbauen und begünstigt damit den Knochenschwund. Da das Testosteron, das ähnliche Effekte bewirkt, bei Männern im Alter nur langsam abnimmt, tritt bei ihnen die Osteoporose seltener auf. Bei Frauen in der Postmenopause kann man das Osteoporose-Risiko durch eine Hormonersatz-Therapie reduzieren. Derartige Therapien haben jedoch erhebliche Nebenwirkungen, da sie den gesamten Zellstoffwechsel erhöhen und damit zum Brustkrebs-Risiko beitragen.

In einigen Fällen kann verstärkte Kalziumaufnahme mit der Nahrung, begleitet von viel Bewegung, eine Hormontherapie vermeiden.

Bei der Osteomalazie kommt es vor allem im Alter zu einer Störung der Knochenkalzifizierung. Obwohl die organische Matrix weiter produziert wird, werden keine Mineralien in das Fasergerüst eingelagert. Die Knochen werden dadurch gummiartig und leicht verformbar. Die Krankheit wird zumeist durch fehlendes Vitamin D ausgelöst. Der Mangel kann entweder durch fehlende Lichtexposition der Haut oder durch zu wenig Vitamin in der Nahrung ausgelöst werden. Das vergleichbare Krankheitsbild der Rachitis findet man zumeist bei Kindern, die mangelernährt werden. Die mit der Krankheit einhergehenden Knochendeformationen, wie z. B. O-Beine (Geno varum), führen zu einer stärkeren Abnutzung der Beingelenke und im Alter zur Arthrose der Knie- und Fußgelenke.

Die Gelenke und die Beweglichkeit im Skelett

Die 107 Gelenke des Skelettsystems verbinden Knochen so miteinander, dass Bewegungen und Flexibilitäten möglich sind.

Wenn es zu Schwierigkeiten mit den Gelenken kommt, so liegt dies zumeist nicht an den Knochen selbst, sondern an den Sehnen und Bändern, die zwei Knochen miteinander verbinden. Auch eine erhöhte Reibung zwischen den Knochenoberflächen aufgrund von schadhaftem Knorpel und verminderter oder zu zäher Gelenkflüssigkeit (Synovia) kann die Funktionsstörungen verursachen. Gelenke werden sowohl nach ihren anatomischen (strukturellen), Charakteristika wie nach ihren funktionellen Eigenschaften eingeteilt. Die strukturelle Einteilung basiert auf dem Vorhandensein eines Gelenkspaltes zwischen zwei benachbarten Knochen, auch Gelenkhöhle genannt, und der Art des Bindegewebes, das die Knochen zusammenhält. So kennt man bandhafte (fibröse), knorpelhafte (cartiniginäre) und synoviale Gelenke. Gelenke können unbeweglich, gering beweglich und frei beweglich sein (Synarthrose, Amphiarthrose, Diarthrose).

Bandhafte und knorpelhafte Gelenke haben keine Gelenkhöhle und werden durch Bindegewebe, Bänder oder Knorpel fixiert. Sie erlauben keine oder nur geringe Bewegungen. Ein Beispiel für knorpelhafte Gelenke sind die Epiphysenfugen in den großen Beinknochen.

Synoviale Gelenke haben eine mit einer Synovialmembran ausgekleidete Gelenkhöhle zwischen den artikulierenden Knochen.

Sie scheidet die sog. Synovialflüssigkeit oder Synovia aus. Die Synovia besteht aus Hyaluronsäure und einer Flüssigkeit, die aus dem Blutplasma stammt. Sie bildet einen Film auf den inneren Flächen der Gelenkkapsel und reduziert so die Reibung durch Schmieren des Gelenks. Auch die Chondrocyten des Knorpels werden über die Synovia mit Nährstoffen versorgt und gleichzeitig werden die Abfallprodukte des Stoffwechsels entsorgt. In der Synovia enthaltene Fresszellen entfernen auch Bakterien und den Gelenkabrieb. Wird ein Gelenk längere Zeit nicht bewegt,

8.3 Abteilungen des Skelettsystems. Das Rumpfsystem ist in blauer Farbe, das Gliedmaßenskelett in gelber Farbe dargestellt. Die Beweglichkeit des Gliedmaßenskeletts wird durch die vielen Gelenke erreicht. Quelle: G. J. Tortora und B. H. Derrickson (2006): Anatomie und Physiologie. Wiley-VCH, Weinheim.

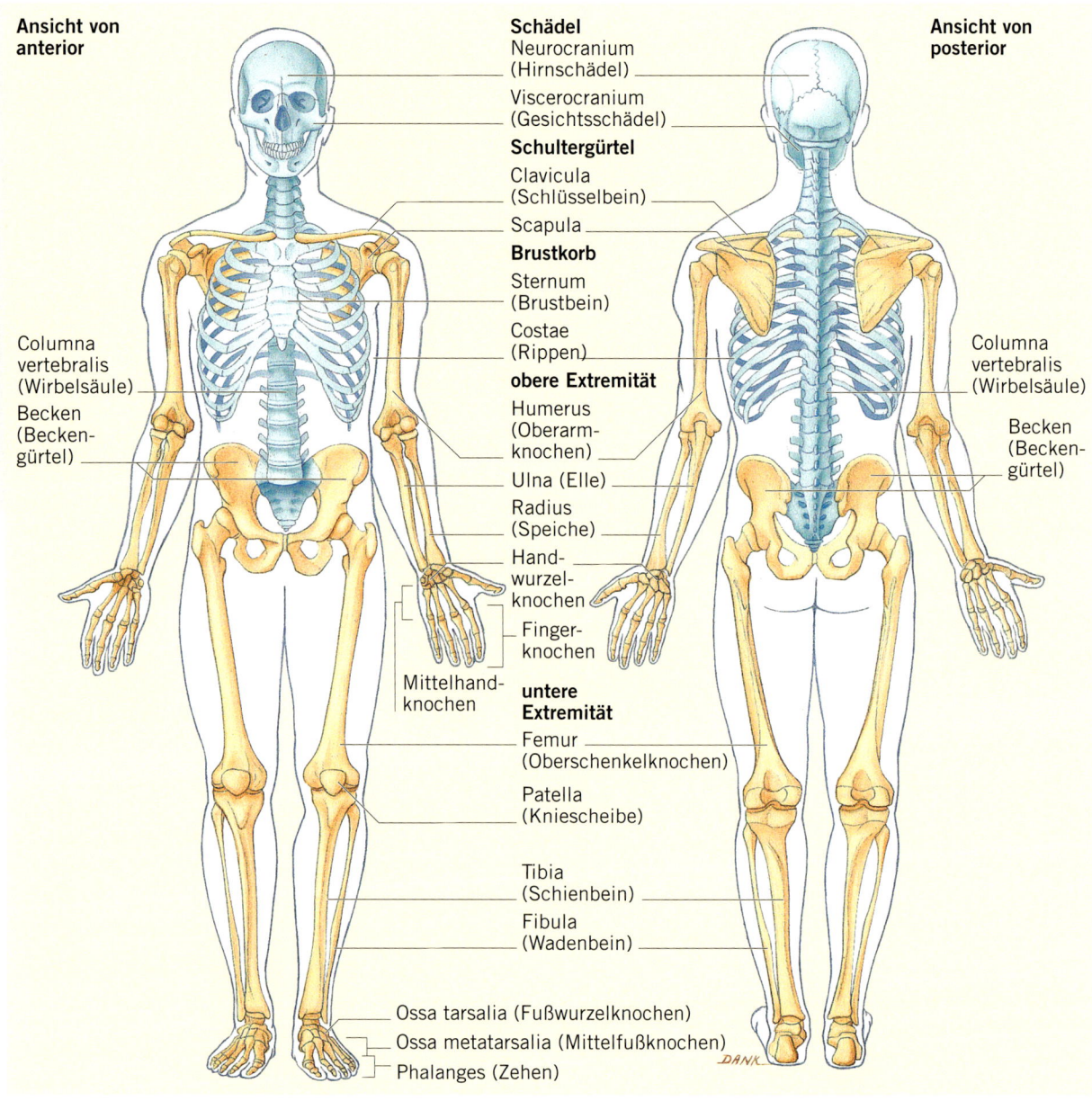

Ansicht von anterior

Ansicht von posterior

Schädel
Neurocranium (Hirnschädel)
Viscerocranium (Gesichtsschädel)

Schultergürtel
Clavicula (Schlüsselbein)
Scapula

Brustkorb
Sternum (Brustbein)
Costae (Rippen)

obere Extremität
Humerus (Oberarmknochen)
Ulna (Elle)
Radius (Speiche)
Handwurzelknochen
Fingerknochen

Mittelhandknochen

untere Extremität
Femur (Oberschenkelknochen)
Patella (Kniescheibe)
Tibia (Schienbein)
Fibula (Wadenbein)
Ossa tarsalia (Fußwurzelknochen)
Ossa metatarsalia (Mittelfußknochen)
Phalanges (Zehen)

Columna vertebralis (Wirbelsäule)
Becken (Beckengürtel)

DANK

so erhöht sich die Zähigkeit (Viskosität) der Synovia und die Schmierung des Gelenks verschlechtert sich. In der Aufwärmphase vor dem Sport z. B. wird vermehrt Synovialflüssigkeit produziert, um die Beweglichkeit der Gelenke zu verbessern.

Die gelenkinneren Knochen sind mit einer Schicht aus Hyalinknorpel überzogen, den man auch Gelenkknorpel nennt. Er bedeckt die Knochenenden mit einer glatten, schlüpfrigen Oberfläche, welche die Reibung der Gelenkpartner während einer Bewegung reduziert. Außerdem mildert er die Wirkung von Stö-

ßen ab. Diese Knorpelschicht stellt in allen Gelenken eine Problemzone dar. Sie wird nicht über kapillare Blutgefäße versorgt und Knorpelzellen können nicht neu gebildet werden. Da sich bei vielen Gelenken die Knorpelschichten beider Knochen aneinander reiben, werden die Oberflächen des Knorpels rau. Falls es auch noch an Gelenkschmiere mangelt, ist die Beweglichkeit des Gelenks stark eingeschränkt.

Die Gelenkkapsel besteht aus zwei Schichten, einer äußeren fibrösen Kapsel und einer innen gelegenen Synovialmembran. Die fibröse Kapsel besteht aus

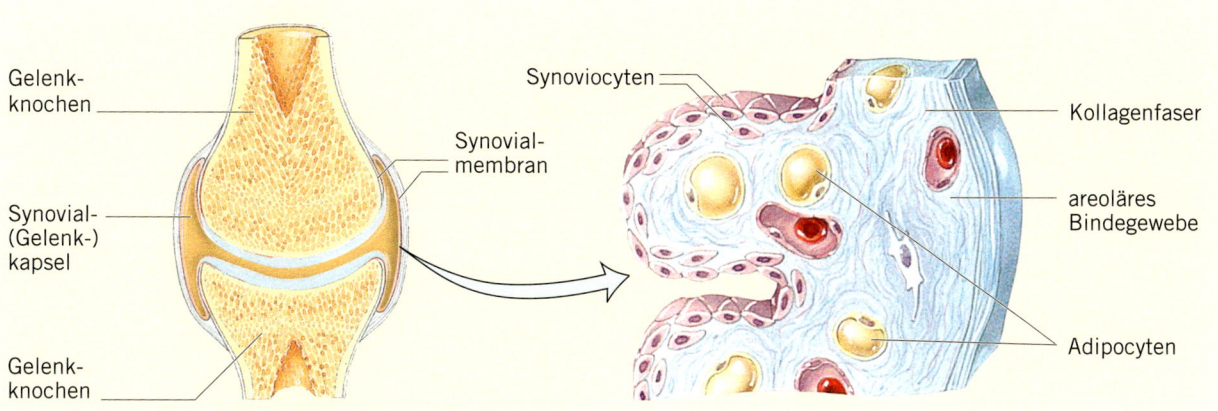

Gelenk-
knochen

Synovial-
(Gelenk-)
kapsel

Gelenk-
knochen

Synovial-
membran

Synoviocyten

Kollagenfaser

areoläres
Bindegewebe

Adipocyten

8.4 Aufbau synovialer Gelenke. Die Abbildung zeigt links eine mit einer Synovialmembran ausgekleidete Gelenkhöhle zwischen artikulierenden Knochen. Da die Gelenkhöhle dem Gelenk freie Bewegung gestattet, zählen alle synovialen Gelenke zu den Diarthrosen. Rechts wird die Zusammensetzung der Synovialmembran illustriert. Quelle: G. J. Tortora und B. H. Derrickson (2006): Anatomie und Physiologie. Wiley-VCH, Weinheim.

ungeordneten Kollagenfasern, die mit der Knochenhaut verbunden sind. Einige der Fasern sind parallel in Bündeln zu festem Bindegewebe angeordnet; sie werden dann als Bänder oder Ligamente bezeichnet. Sie garantieren die Positionierung der beiden Knochen zueinander und erlauben gleichzeitig eine hohe Beweglichkeit im Gelenk. Viele synoviale Gelenke enthalten auch Fettpolster, die man Corpora adiposa nennt.

Polster aus Bindegewebe, etwa die beiden Menisken im Knie, halten die Knochen des Gelenks auf dem richtigen Abstand und leiten die Synovia an die Stellen mit der größten Reibung. Die Menisken können große Mengen an Gelenkflüssigkeit aufnehmen und wirken so wie Schwämme. Bei starkem Druck auf das Kniegelenk, etwa beim Sprung von einer ein Meter hohen Mauer, werden die Menisken unter Flüssigkeitsaustritt zusammengepresst und wirken so als Stoßdämpfer. Nach Entlastung saugen sie sich wieder mit Flüssigkeit voll. Auch Schleimbeutel (Bursae), die als kleine Beutel mit einer der Synovia ähnlichen Flüssigkeit gefüllt sind, können zwischen Knochen und anderen Körperteilen wie der Haut liegen und vermindern die Reibung sowie die Stoßbelastung. Synoviale Gelenke sind oft mit zusätzlichen Bändern ausgestattet, die außerhalb der Gelenkkapsel liegen, wie das vordere und hintere Kreuzband des Knies.

Als Sehnenscheiden bezeichnete Strukturen reduzieren ebenfalls die Reibung in den Gelenken. Es sind tunnelartige Schleimbeutel, die Sehnen mit hoher Reibungsbelastung, wenn sie z.B. innerhalb eines Gelenks verlaufen, ummanteln. Sehnenscheiden gibt es besonders häufig in den Schulter-, Hand- und Sprunggelenken, wo viele Sehnen eng beieinander liegen. Alle Komponenten der Gelenke, außer dem hyaluronen Knorpel, werden über kapillare Blutgefäße mit Nährstoffen und Sauerstoff ver- und entsorgt. Synoviale Gelenke enthalten auch zahlreiche, in Kapsel und Bändern verteilte Nervenendigungen. Sie erfassen Bewegungsausmaß und Streckung im Gelenk und melden per Schmerz dem Gehirn Fehlfunktionen.

Bei zu starker Belastung, als Folge von bakteriellen Infektionen oder Verletzung, kann es zu einer Schleimbeutelentzündung (Bursitis) kommen. Die Synovialflüssigkeit nimmt zu, was zu einem Erguss führen kann. Obwohl eine Schleimbeutelentzündung zumeist schmerzhaft ist, klingt sie meistens nach wenigen Tagen wieder ab.

Für Sehnenscheidenentzündungen gilt mit Bezug auf Ursachen und Abhilfen ähnliches wie bei den Schleimbeuteln.

Die Wirbelsäule: ein Problemgebiet – nicht nur im Alter

Die Wirbelsäule (Columna vertebralis), auch als Rückgrat bezeichnet, erstreckt sich über zwei Fünftel unserer Körpergröße und besteht aus einer Knochenkette, den Wirbelkörpern (Vertebrae), die aus Knochen und Bindegewebe gebildet werden. Das Rückenmark (Medulla spinalis), das von ihr eingeschlossen und geschützt wird, setzt sich aus Ner-

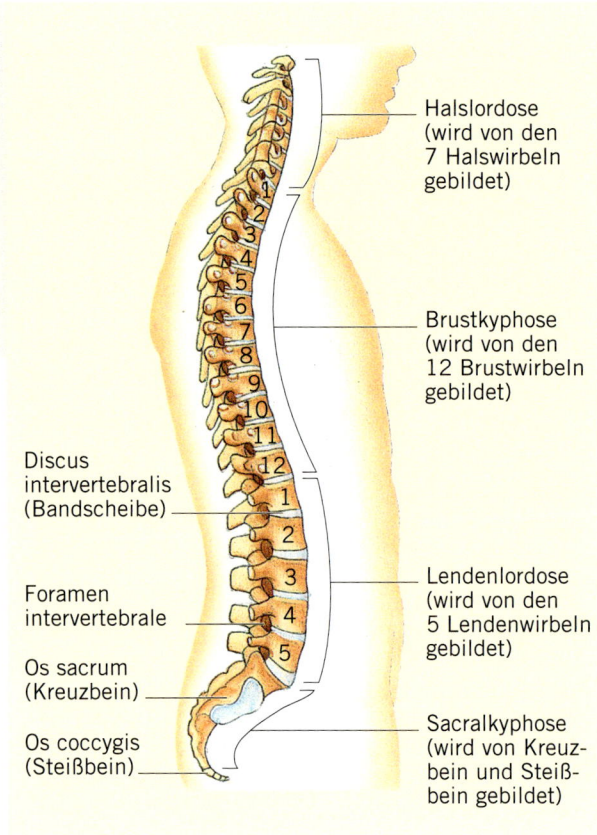

Halslordose (wird von den 7 Halswirbeln gebildet)

Brustkyphose (wird von den 12 Brustwirbeln gebildet)

Discus intervertebralis (Bandscheibe)

Foramen intervertebrale

Os sacrum (Kreuzbein)

Os coccygis (Steißbein)

Lendenlordose (wird von den 5 Lendenwirbeln gebildet)

Sacralkyphose (wird von Kreuzbein und Steißbein gebildet)

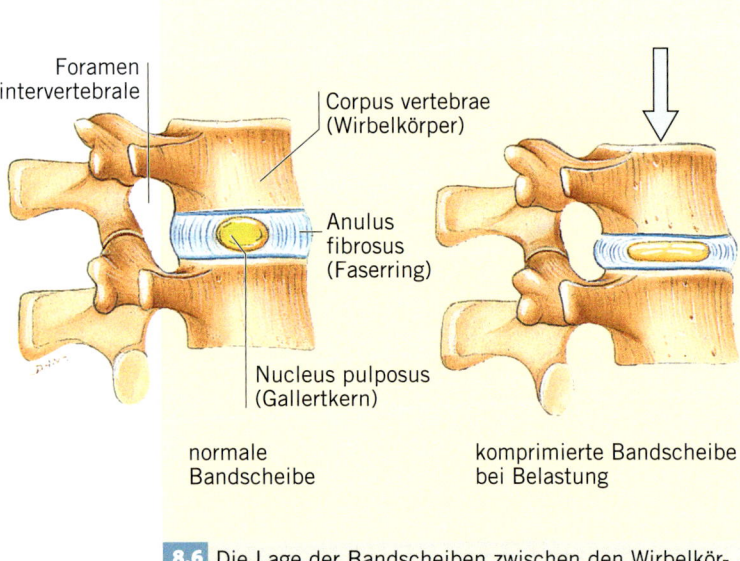

Foramen intervertebrale

Corpus vertebrae (Wirbelkörper)

Anulus fibrosus (Faserring)

Nucleus pulposus (Gallertkern)

normale Bandscheibe

komprimierte Bandscheibe bei Belastung

8.6 Die Lage der Bandscheiben zwischen den Wirbelkörpern. Die Bandscheiben sind vergrößert dargestellt und aufgeschnitten, um den Gallertkern sichtbar zu machen.
Quelle: G. J. Tortora und B. H. Derrickson (2006): Anatomie und Physiologie. Wiley-VCH, Weinheim.

ven- und Bindegewebe zusammen. Mit einer durchschnittlichen Länge von 71 cm beim Mann und 61 cm bei der Frau gleicht die Wirbelsäule einem beweglichen Rohr, das Vorwärts-, Rückwärts-, Seitwärts- und Drehbewegungen ausführen kann. Die Wirbelsäule trägt den Kopf und dient als Ansatzpunkt für die Rippen, den Beckengürtel und die Rückenmuskeln. Die Zahl der Wirbelkörper beläuft sich beim Erwachsenen auf 26.

Die Wirbelsäule eines Erwachsenen weist vier leichte Biegungen auf, die Wirbelsäulenkrümmungen genannt werden.

Mit Bezug auf die Körpervorderseite sind Hals- und Lendenwirbelsäule leicht nach vorne, also konvex, geschwungen. Diese Biegungen werden als Hals- (Cervicallordose) und Lendenlordose (Lumballordose) bezeichnet. Die Brustwirbelsäule und das Sacrum (Kreuz- und Steißbein) schwingen dagegen nach hinten; man spricht von einer Brust- (Thorokal-) und Sacralkyphose.

Die Bandscheiben (Disci intervertebralis) befinden sich jeweils zwischen benachbarten Wirbelkörpern, vom zweiten Cervicalwirbel bis zum Sacrum.

Jede Scheibe hat einen äußeren Ring aus Faserknorpel (Anus fibrosus) und einen inneren weichen, federnden Kern aus einer hochelastischen Substanz (Gallertkern, Nucleus pulposus). Die Scheiben (Disci) formen eine Art Gummipuffer, die verschiedene Bewegungen der Wirbelsäule zulassen und vertikale Stöße auffangen. Unter Druck flachen sie sich ab und dehnen sich aus. Im Verlauf des Lebens wird der Kern hart und weniger elastisch. Eine Verschmälerung der Scheiben führt zu einer reduzierten Körpergröße im Alter.

In ihrer Funktion als Stoßdämpfer werden die Bandscheiben ständig komprimiert und wieder entlastet. Wenn die Bänder (Ligamente) schwach oder verletzt sind, kann der Druck innerhalb des Kerns so groß werden, dass er den umgebenden Faserknorpel durchbricht. Diesen Vorgang bezeichnet man als Bandscheibenvorfall (Bandscheibenhernie). Da die Lendenregion den größten Teil des Körpergewichts trägt und dort die größte Flexibilität der Wirbelsäule bezüglich Flexion und Extension besteht, sind Bandscheibenvorfälle in diesem Bereich der Wirbelsäule besonders häufig.

Bei zu hoher Belastung der Wirbelsäule kann der Gallertkern in Richtung des Spinalkanals und der

Spinalnerven gleiten. Der so entstehende Druck auf den Spinalnerv führt zu Bewegungseinschränkungen und starken Schmerzen. Wird der Ischiasnerv gedrückt, so strahlt der Schmerz vom Rücken bis zum Fuß aus. Bandscheibenvorfälle können durch Bettruhe, Schmerzmedikation und operativ behandelt werden.

Unter verschiedenen Bedingungen kann es zu abnormalen Krümmungen der Wirbelsäule kommen. Diese führt dann zu einer nach vorne gebückten Haltung des Oberkörpers, einem leicht erkennbaren Zeichen für ein erhöhtes Alter. Die Skoliose (skolios = krumm) ist eine seitliche Verbiegung der Wirbelsäule, zumeist im Lumbalbereich. Sie kann von Geburt an bestehen oder durch verformte Wirbelkörper, chronische Ischalgien, einseitige Muskellähmung und durch schlechte Körperhaltung oder einseitige Beinverkürzung begünstigt werden. Bei der Hyperlordose (lordus = rückwärts gebeugt), auch Hohlkreuz genannt, findet sich eine Verstärkung der natürlichen Wirbelsäulenkrümmung im Lendenbereich. Bei Frauen kann eine fortschreitende Osteoporose die Tendenz zum Hohlkreuz noch verstärken. Bei älteren Menschen können Bandscheibendegeneration, Rachitis und schlechte Körperhaltung zur Hyperkyphose führen. Die Hyperkyphose (kyphos = Buckel) entsteht durch eine Betonung der Thorakalkrümmung der Wirbelsäule. Sie wird durch starkes Übergewicht im Bauchbereich, schlechte Haltung, Rachitis, Osteoporose oder Tuberkulose der Wirbelsäule verursacht.

Wirbelsäulenfrakturen können beim harten Landen auf den Füßen, etwa bei Sprüngen von einer zwei Meter hohen Mauer, beim Stürzen vom Pferd oder beim Kopfsprung ins seichte Wasser entstehen.

Bei einem Autounfall kann es durch das ruckhafte Abbremsen des Fahrzeugs zu einem Schleudertrauma kommen. Die Überstreckung des Kopfes gefolgt von einer Beugung nach vorne führt zu einer Überdehnung und Zerrung der Bänder und Muskeln, zu Quetschungen von Blutgefäßen und Nerven sowie zu Bandscheibenhernien und evtl. Wirbelkörperfrakturen.

Bei der lumbalen Spinalstenose ist der Spinalkanal durch einwachsende Knochen oder Bindegewebe eingeengt. Sie kann u.a. durch arthritische Veränderungen der Gelenke zwischen den Wirbeln ausgelöst werden. Diese Verengung ist die Ursache von Schmerzen im Rücken und den Beinen.

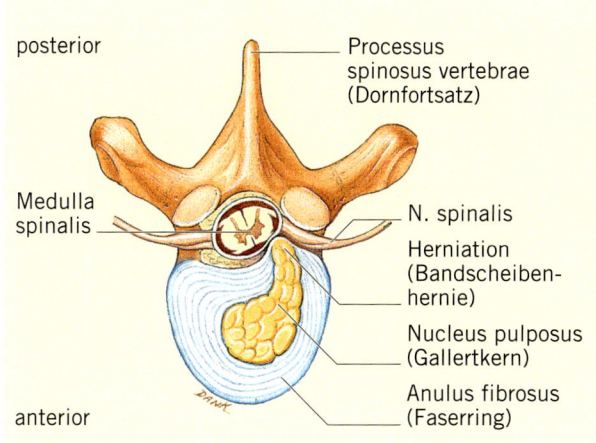

posterior — Processus spinosus vertebrae (Dornfortsatz)

Medulla spinalis

N. spinalis

Herniation (Bandscheibenhernie)

Nucleus pulposus (Gallertkern)

Anulus fibrosus (Faserring)

anterior

8.7 Die anatomischen Grundlagen eines Bandscheibenvorfalls. Der Gallertkern ist meistens nach hinten (posterior) ausgestülpt. Quelle: G. J. Tortora und B. H. Derrickson (2006): Anatomie und Physiologie. Wiley-VCH, Weinheim.

Altersbedingte Veränderungen der Wirbelsäule, besonders die Hyperlordose, kann man durch Stärkung der Bauch- und Rückenmuskulatur abmildern. Hierbei hilfreich ist Rücken-Gymnastik unter fachlicher Anleitung. Auch Streck- und Dehnübungen nach jedem längeren Liegen oder Sitzen bringen Verbesserungen. Wirbelkörperfrakturen oder Bandscheibenvorfälle müssen dagegen chirurgisch behandelt werden.

Die Hüfte und das Knie – besonders anfällig für Verschleiß

Als sich der Mensch im Verlauf der Evolution aufrichtete, um fortan als Zweibeiner die Welt zu erobern, mussten nicht mehr vier Beine das Körpergewicht tragen und für Fortbewegung sorgen, sondern nur noch zwei.

Waren unsere Vorfahren, wie die Neandertaler oder der Homo sapiens, noch geringgewichtige und kleinwüchsige Gestalten, so ist der moderne Mensch groß und schwer. Da er sich auch sportliche Leistungen, wie das Stemmen einer 200 kg schweren Hantel oder einen Marathonlauf auf Asphalt, zumutet, werden besonders die Knie- und Hüftgelenke, aber auch die Fußgelenke überfordert. Auch ohne Leistungssport werden diese Gelenke, bedingt durch den alltäglichen Verschleiß, zu Problemzonen.

Das Hüftgelenk ist ein Kugelgelenk, das sich aus dem Kopf des Oberschenkelknochens (Caput femoris) und der Gelenkpfanne der Hüfte (Acetabulum, Essigpfännchen) zusammensetzt. Die Stabilität des

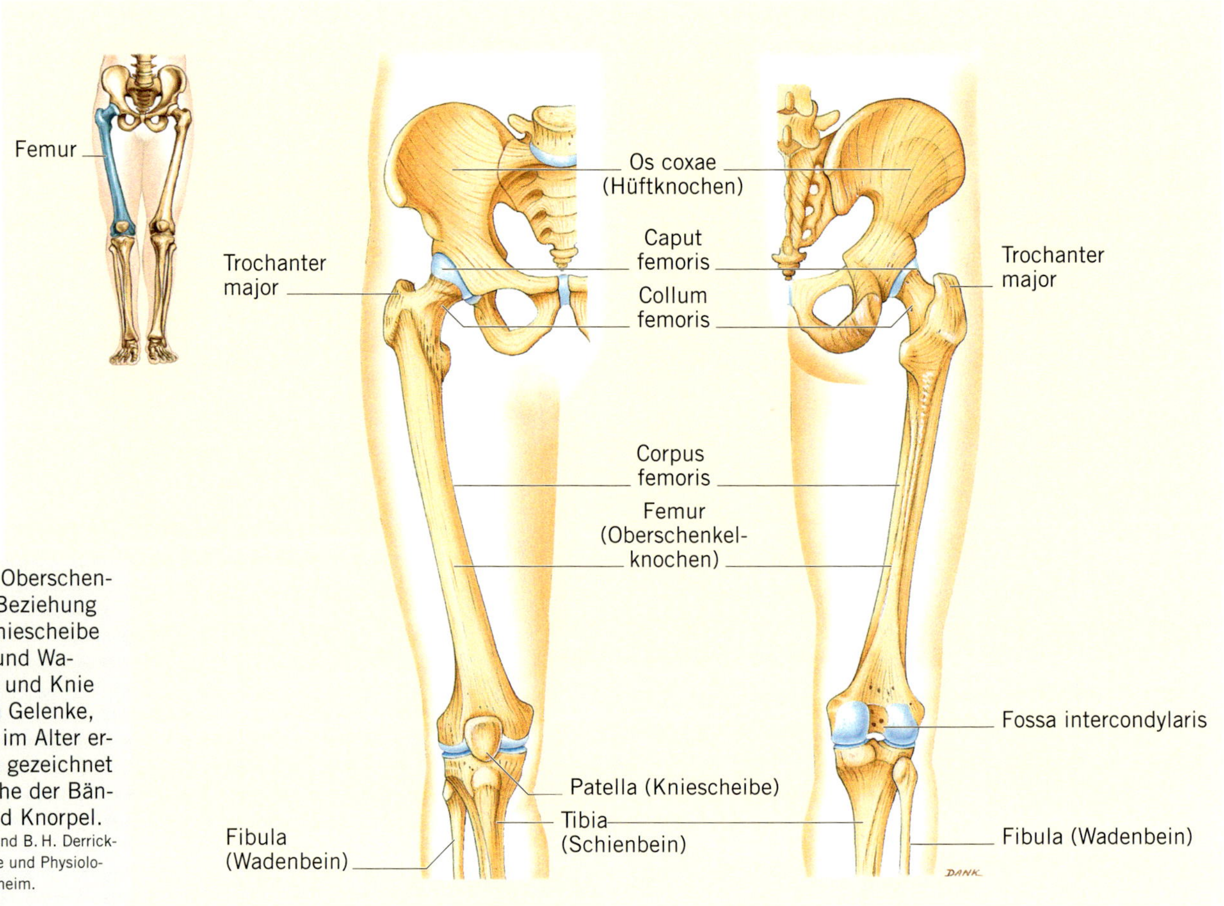

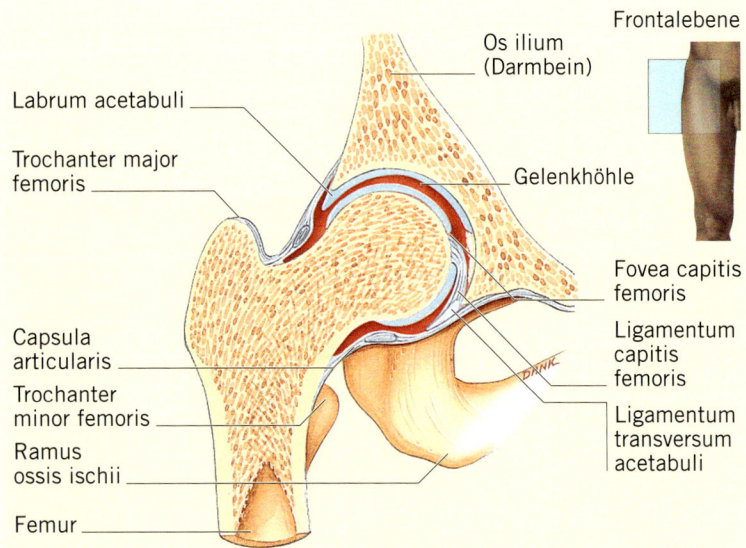

Femur

Trochanter major

Os coxae (Hüftknochen)

Caput femoris

Collum femoris

Trochanter major

Corpus femoris

Femur (Oberschenkelknochen)

Fossa intercondylaris

Patella (Kniescheibe)

Tibia (Schienbein)

Fibula (Wadenbein)

Fibula (Wadenbein)

8.8 Der rechte Oberschenkelknochen in Beziehung zu Hüftbein, Kniescheibe sowie Schien- und Wadenbein. Hüfte und Knie sind die beiden Gelenke, die das Laufen im Alter erschweren. Blau gezeichnet sind die Bereiche der Bänder, Sehnen und Knorpel. Quelle: G. J. Tortora und B. H. Derrickson (2006): Anatomie und Physiologie. Wiley-VCH, Weinheim.

Labrum acetabuli

Trochanter major femoris

Capsula articularis

Trochanter minor femoris

Ramus ossis ischii

Femur

Os ilium (Darmbein)

Frontalebene

Gelenkhöhle

Fovea capitis femoris

Ligamentum capitis femoris

Ligamentum transversum acetabuli

8.9 Das rechte Hüftgelenk. Der Kopf des Oberschenkelknochens sitzt in einer Gelenkpfanne. Kopf und Pfanne sind jeweils mit Gelenkknorpel ausgekleidet. Starke Bänder halten den Kopf in Position. Quelle: G. J. Tortora und B. H. Derrickson (2006): Anatomie und Physiologie. Wiley-VCH, Weinheim.

Hüftgelenks hängt von der stark ausgebildeten Gelenkkapsel, ihren zusätzlichen Bändern, dem Zusammenwirken von Oberschenkelknochen (Femur) und Acetabulum sowie den umgebenden Muskeln ab.

Ein Schwachpunkt im Hüftgelenk ist der hyaline Knorpel, da er nicht durchblutet und nicht regeneriert wird. Degenerative Knorpelveränderungen, die zu versteiften, stark schmerzenden Hüftgelenken führen, müssen operativ behandelt werden.

Der defekte Knorpel kann entfernt und durch Fettgewebe ersetzt werden, ein Verfahren, das die Reibung zwischen den Knochenflächen mindern soll. Als Chondroplastik bezeichnet man die Glättung des degenerativ veränderten Knorpels. Bei der Gelenktoilette und der Synovialektomie wird das Gelenk durch Abtragung von defektem Knorpel oder der Entfernung der Gelenkschleimhaut (Synovia) gereinigt. Knorpelzelltransplantation, auch als autologe Chondrocytentransplantation (ACT) bezeichnet, ist das modernste Verfahren zur Wiederherstellung der

Gelenkfunktion. Dabei werden der Knorpelschicht noch intakte Chondrocyten entnommen und in Zellkultur zu einem Gewebe vermehrt. Ein so gezüchteter Zellrasen wird in das Gelenk in der Hoffnung zurückgeführt, dass er wieder eine funktionsfähige Knorpelschicht bildet.

Bei künstlichen Hüftgelenken (Endoprothesen) handelt es sich um Implantate, die für einige Jahre im Körper verbleiben und das geschädigte Gelenk partiell oder als Ganzes ersetzen (Anthroplastie). Beim partiellen Hüftersatz wird nur der Femurkopf ersetzt, während beim totalen Hüftersatz (Totalendoprothese) sowohl der Femurkopf wie das Acetabulum in Form von metallischen Implantaten, zumeist aus Titan, ausgetauscht werden. Solche Materialien stellen keinen Stimulus für das Immunsystem dar. Potentielle Komplikationen einer Anthroplastie (anthros = Gelenk) sind Infektionen, Blutungen, Gerinnungsstörungen, Embolien, Nervenverletzungen sowie die spätere Implantatlockerung.

Betrachtet man die Lebensweise des heutigen Menschen, so erweist sich das Knie als Fehlkonstruktion. Das Kniegelenk ist das verletzlichste Gelenk des Körpers, da seine Stabilität völlig von Muskeln und Bändern abhängt.

Nahezu alle älteren Menschen klagen über Knieprobleme. Sie drücken die Knie nicht mehr richtig durch, was erheblich zu einer schlechteren Körperhaltung beiträgt, und nach dem Aufstehen aus sitzender Position fallen ihnen die ersten Schritte besonders schwer. Ständige Schmerzen im Kniegelenk schränken den Aktionsbereich der Betroffenen stark ein. Die letzte Phase des Bewegungsverlustes ist dann der Rollstuhl und damit das Angewiesensein auf die Hilfe von Dritten.

Das Kniegelenk (Tibiofemoralgelenk), das größte und komplexeste Gelenk des Körpers, besteht eigentlich aus drei Einzelgelenken in einer gemeinsamen Gelenkhöhle.

Seitlich und mittig liegen zwei Tibiofemuralgelenke, beides Scharniergelenke, während das intermedial gelegene Patellofemuralgelenk ein planares Gelenk darstellt. Das Kniegelenk besitzt keine Kapsel, sondern es stehen sich zwei ebene Knochenflächen gegenüber. Ligamente innerhalb der Kapsel, die Kreuzbänder, verbinden Oberschenkel mit Schienbein und Tibia und kreuzen sich innerhalb des Gelenks. Die Menisken (Disci articulares), C-förmige Stücke aus

8.10 Das rechte Kniegelenk. Das Knie ist ein Problemgelenk, weil die Köpfe von Ober- und Unterschenkel als fast planare Flächen aufeinander stoßen und nur durch Bänder, Sehnen und die Menisken in Position gehalten werden. Selbst die Kniescheibe wird nur durch ein Band (Ligamentum patellare) fixiert. Quelle: G. J. Tortora und B. H. Derrickson (2006): Anatomie und Physiologie. Wiley-VCH, Weinheim.

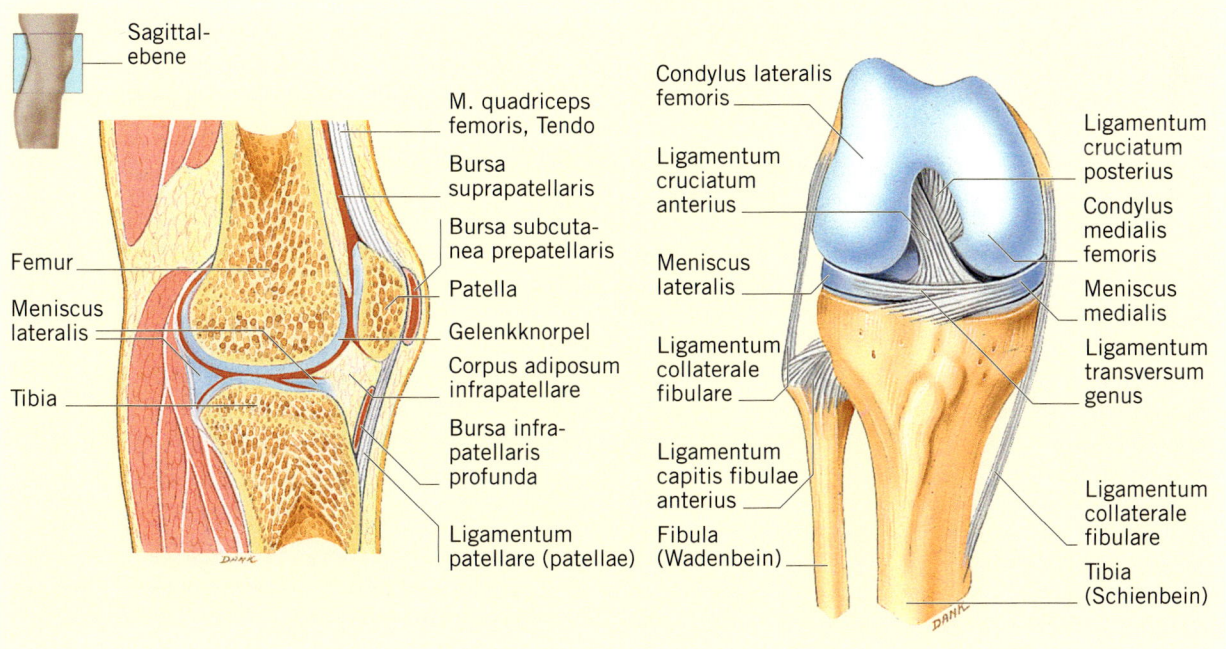

Sagittalebene

M. quadriceps femoris, Tendo
Bursa suprapatellaris
Bursa subcutanea prepatellaris
Patella
Gelenkknorpel
Corpus adiposum infrapatellare
Bursa infrapatellaris profunda
Ligamentum patellare (patellae)

Femur
Meniscus lateralis
Tibia

Condylus lateralis femoris
Ligamentum cruciatum anterius
Meniscus lateralis
Ligamentum collaterale fibulare
Ligamentum capitis fibulae anterius
Fibula (Wadenbein)

Ligamentum cruciatum posterius
Condylus medialis femoris
Meniscus medialis
Ligamentum transversum genus
Ligamentum collaterale fibulare
Tibia (Schienbein)

Faserknorpel, die zwischen den Köpfen des Schienbeins und des Oberschenkels liegen, helfen beim Ausgleich der unregelmäßigen Knochenoberflächen sowie der Zirkulation der Synovialflüssigkeit. Drei Schleimbeutel, einer davon unter der Kniescheibe, dienen der Dämpfung von Stößen. Die Kniescheibe (Patella) ist ein Knochen, der in die große Strecksehne der Oberschenkelmuskulatur eingebettet ist. Zur Knieseite verläuft sie in einem V-förmigen Gleitlager des Oberschenkelknochens. Der Zug der Muskulatur kann dann über die Patellasehne (Ligamentum patellare) störungsfrei auf den Unterschenkel übertragen werden; dadurch wird die Streckung des Knies möglich. Bei Verrenkungen kann sich die Kniescheibe in Richtung der Knieaußenseite verschieben (Patellaluxation). Zwar kann die Patella auch wieder zurückspringen, aber die Dislokalisation ist sehr schmerzhaft und oft mit Sehnenverletzungen verbunden.

Von Knieschmerzen sind in Deutschland fünf bis zehn Millionen Menschen betroffen. Sie treten besonders beim Laufen und beim Treppensteigen auf und sind ein Warnsignal, das auf bisher unbemerkte Defekte, z.B. einen eingerissenen Meniskus im Knie, hinweist.

Bei einem dislozierten Knie handelt es sich um eine Verschiebung des Schienbeins in Relation zum Oberschenkelknochen, zumeist verursacht durch eine Überdehnung des Kniegelenks. Nach einer Verletzung kann das Knie sofort oder auch erst nach Stunden anschwellen. Eine sofortige Schwellung beruht auf einem Austreten von Blut aus beschädigten Gefäßen, so etwa im Bereich eines eingerissenen Kreuzbandes, einer lädierten Synovialmembran oder aus verletzten Menisken sowie aufgrund einer Beschädigung der Kollateralbänder. Eine verzögerte Schwellung entsteht durch überschüssige Produktion von Synovia, ein Zustand, der allgemein als „Wasser im Knie" bezeichnet wird. Eine häufige Verletzung beim Sport ist ein Riss des Innenbandes (Ligamentum collaterale tibiale, mediale), oft begleitet von einem Anriss des Kreuzbandes und einem Einriss des Meniskus.

Mit zunehmendem Alter leiden viele Menschen unter den Folgen von Gelenkverschleiß besonders im Bereich des Knies und der Fußknöchel. Sie äußern sich durch andauernde Schmerzen, die sich bei Belastung, also beim Stehen oder Laufen, noch verstärken. Da arthrotische Beschwerden in der Regel nicht entzündlich sind, mindert sich der Schmerz bei Ruhe oder in der Schlafphase, es sei denn, es ist der Entlastung eine starke Überlastung der Gelenke vorausgegangen.

Ähnlich wie bei Problemen mit der Hüfte kann man beschädigten Knorpel glätten oder evtl. durch gezüchteten Knorpel ersetzen. Gerissene Kreuzbänder müssen bei Leistungssportlern z.B. durch ein Stück aus der Patellasehne ersetzt werden; bei älteren Menschen verzichtet man oft auf eine solche Operation. Allerdings kann sich nach einem unbehandelten Kreuzbandriss eine Arthrose entwickeln.

Eine Knieprothese wird hauptsächlich bei schweren degenerativen Erkrankungen der Gelenke (Kniearthrosen) und nach Verletzungen des Knies als operative Therapie eingesetzt, um eine schmerzfreie Bewegungsfähigkeit wiederherzustellen. Dabei werden die beschädigten Flächen entweder in Form eines Teilersatzes (Schlittenprothese) oder als sog. Totalprothese durch Kunststoff oder Metallteile ersetzt. Je nach Schädigung des Knies werden unterschiedliche Prothesen verwendet. Falls alle Bänder voll funktionsfähig und nur die Knorpelschichten geschädigt sind, kommt z.B. das sog. Uniknie zum Einsatz. Gegenindikationen sind eine Osteoporose oder eine Weichheit der Knochenmatrix (Osteomalazie), die eine stabile Verankerung des Implantats verhindern.

Die Volkskrankheiten Arthrose und Arthritis

Etwa zwei Drittel der Menschen über 65 leiden an Gelenkverschleiß, weil Alterungsprozesse zu einer allgemeinen Degeneration der Komponenten in den Gelenken führen. So kommt es zu einer verringerten Produktion von Synovia, der Gelenkknorpel wird dünner und die Bänder verkürzen sich und verlieren an Flexibilität.

Das Ausmaß der Gelenkschäden wird von der Veranlagung sowie von der Beanspruchung und der damit einhergehenden Abnutzung beeinflusst. Falls der Verschleiß das altersübliche Maß überschreitet, bezeichnet man die Störung als Arthrose. Man unterscheidet zwischen Osteoarthrose, die auf Überbelastung der Gelenkflächen zurückgeführt wird, und Osteoarthritis, die ihre Ursache in Entzündungsprozessen hat. Primäre Ursache der Schädigungen ist eine mangelnde Durchblutung des Bindegewebes, die den Abbau von Zellen und Strukturproteinen fördert, deren Neusynthese aber reduziert. In den großen, gewichttragenden Gelenken, wie der Hüfte und dem Knie, fördern neben dem Abrieb (Abrasion) auch Übergewicht und Muskelschwäche die Progression von Gelenkschäden. So können sowohl Überbelastung wie mangelnde Bewegung das Entstehen von Gelenkschäden begünstigen. Während hinsichtlich der Arthrosen an den großen Gelenken der Anteil bei Frauen und Männern etwa gleich groß ist, sind bei Erkrankungen an den Fingergelenken Frauen ca. zehnmal häufiger betroffen als Männer. Da die Arthrose der Fingergelenke bei den Frauen vor allem während oder nach den Wechseljahren auftritt, kann als Ursache eine Hormonstörung vermutet werden.

Bei der primären Arthrose scheint die Ursache in einer biologischen Minderwertigkeit des Knorpels zu liegen. Der Gelenkknorpel verringert sich und neuer Knochen entsteht in den Zonen unterhalb des Knorpels und am Rand der Gelenke. Der Knorpel degeneriert langsam und sobald der Knochen freiliegt, werden kleine Hügel aus neuem Knochengewebe gebildet; ein fehlgeleiteter Hilfsversuch, gegeneinander stehende Knochen vor Abrieb durch Reibung zu schützen. Diese Knochenhügel reduzieren allerdings den Abstand zwischen beiden Knochen, d. h. die Weite des Gelenkspalts, und schränken damit die Beweglichkeit des Gelenks ein.

Als Arthritis bezeichnet man entzündliche Erkrankungen der Gelenke des gesamten Stützapparates, die vor allem durch bakterielle Infektionen ausgelöst werden. Verursacher sind hauptsächlich Staphylococcen und Streptococcen. Besonders häufig sind die Hand- und Fingergelenke befallen. Die Greifkraft der Hände lässt nach; man hat das Gefühl, dass einem die Gegenstände aus der Hand fallen. Bei der rheumatoiden Arthritis (RA) attackiert das Immunsystem die Proteine des Knorpels sowie weiterer Gelenkbestandteile. Die RA ist gekennzeichnet durch Gelenkentzündungen, gefolgt von Schwellungen, Schmerz und Funktionsverlust. Das vorrangige

Merkmal der RA ist die Entzündung der Synovialmembran. Ohne Behandlung verdickt sie sich und es sammelt sich Synovialflüssigkeit an. Der entstehende Druck verursacht Schwellungen und Schmerzen. Als Folge produziert die Synovialmembran ein abnormales Granulationsgewebe (Pannus), das sich auf der Knorpeloberfläche befindet und nach und nach den Knorpel völlig erodiert. Ist der Gelenkknorpel zerstört, verbindet ein fibröses Gewebe die freiliegenden Knochenflächen. Dieses kalzifiziert und macht das Gelenk unbeweglich: Dies ist der verkrüppelnde Effekt der rheumatoiden Arthritis.

Bei Gicht-Arthritis werden in den Weichteilen der Gelenke, besonders zwischen Knochen und Knochenhaut, Natriumureat-Kristalle abgelagert. Durch die ständige Bewegung der Gelenke reizen die Kristalle die Knochenhaut und führen zu Entzündungen. Die Kristalle entstehen aus Harnsäure, die der Betroffene entweder überschüssig produziert oder nicht ausscheidet. Unterstützt wird das Auftreten von Gicht durch zu viel Fleischgenuss. So wird Gicht im englischen Sprachraum auch „steak disease" genannt. Die Kristalle reizen und erodieren auch den Knorpel und verursachen so Entzündungen, Schwellungen und Schmerzen. Ohne Behandlung fusionieren die betroffenen Knochenenden und das Gelenk versteift.

Mit dem Begriff Rheuma (gr. rheo „ich fließe") werden Krankheiten mit ziehenden oder reißenden Schmerzen in den Extremitäten bezeichnet, die die Bewegungsfreiheit der Gliedmaßen einschränken. Rheuma ist vorwiegend eine Krankheit älterer Menschen. Die medizinische Bezeichnung für Rheuma ist „Krankheiten des rheumatischen Formenkreises". Man unterscheidet 200 bis 400 einzelne Erkrankungen, die sich im Beschwerdebild, dem Verlauf und der Prognose unterscheiden. Ursachen liegen zumeist in einem fehlgeleiteten Immunsystem, wobei das Abwehrsystem des Körpers eigene Strukturen wie die Faserproteine der Gelenkinnenhaut angreifen (→ Kap. 6).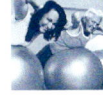

Literaturangaben

Lippert, H. (2003): Lehrbuch Anatomie. Urban & Fischer, München und Jena
Smith, T. (2004): Der menschliche Körper, ein Bildatlas. Karl Müller, Köln
Thews, G., Mutschler, E., Vaupel, P. (1991): Anatomie, Physiologie und

Pathophysiologie des Menschen. Wiss. Verlagsges., Stuttgart
Tortora, G. J., Derickson, B. H. (2006): Anatomie und Physiologie. Wiley-VCH, Weinheim

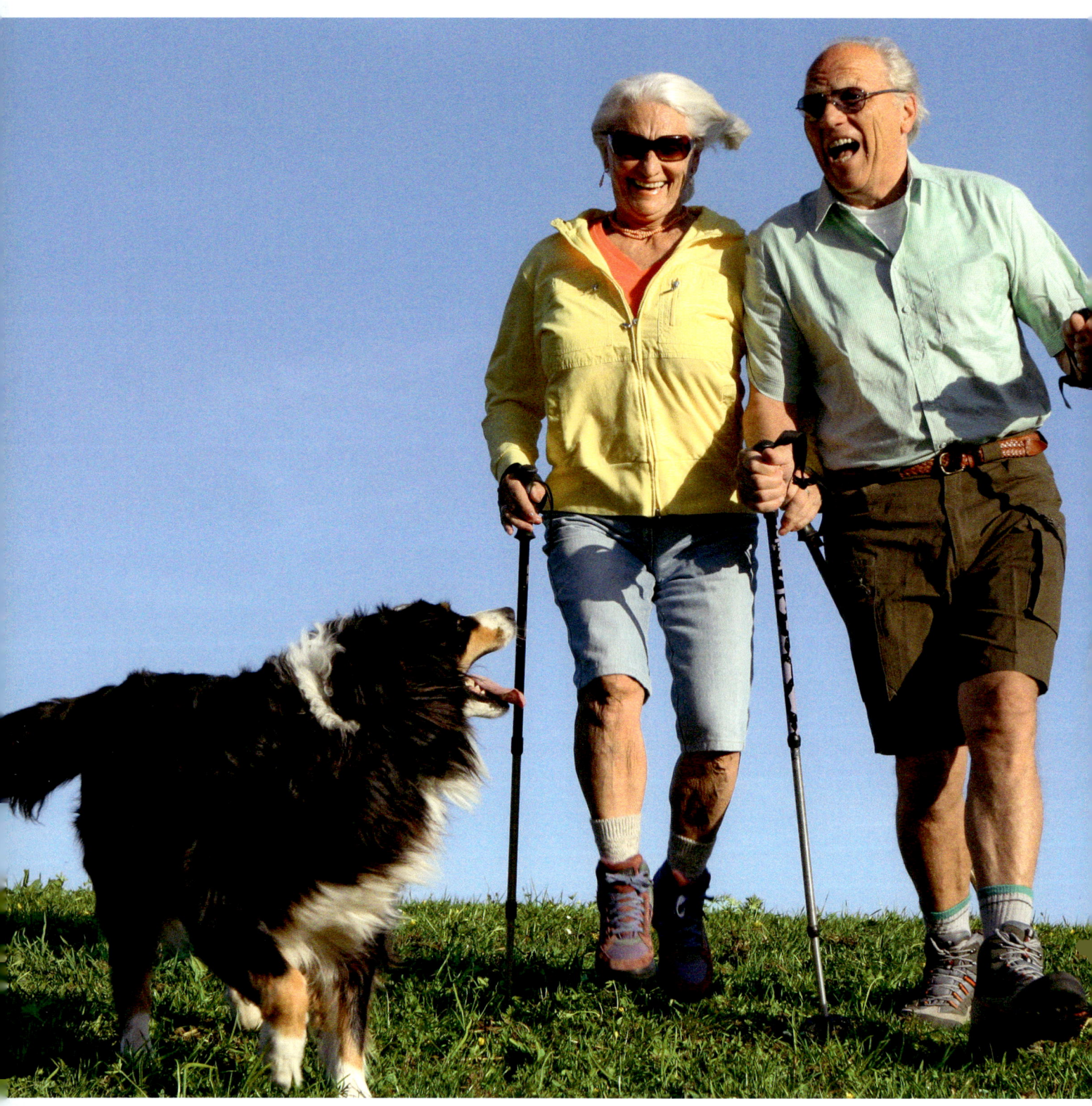

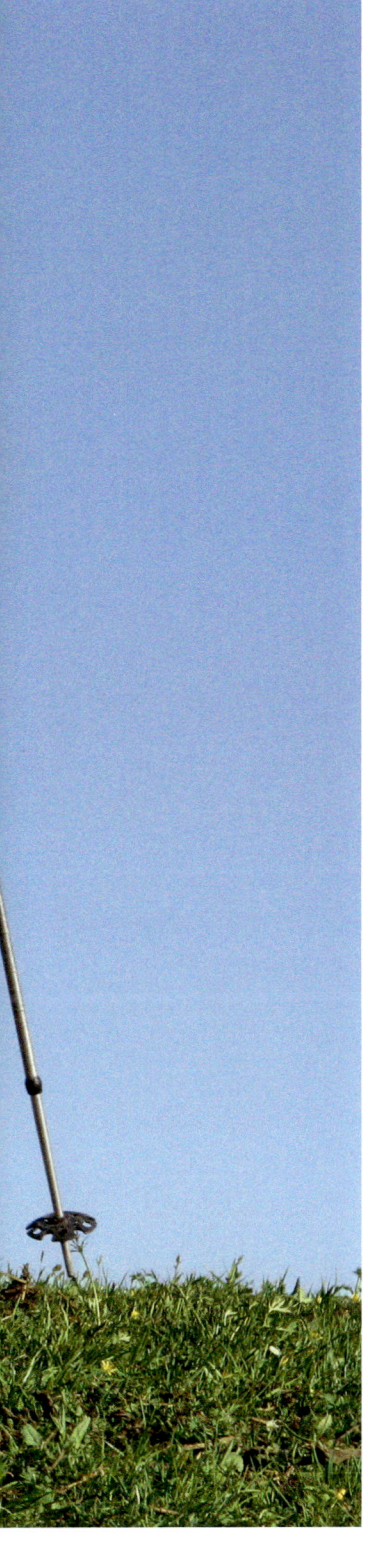

Das Herz-Kreislauf-System, ein abnutzungsempfindliches Wunderwerk

© falkjohann – Fotolia.com

Das Herz – ein Wunderwerk

Das Herz schlägt im Laufe eines 80-jährigen Lebens etwa drei Billiarden Mal und pumpt dabei 210 Millionen Liter Blut. 70-mal in der Minute befördert das Herz 70 ml Blut in das Gefäßsystem.

Mit dem Herzschlag dehnen sich die Blutgefäße und bringen das mit Sauerstoff und Nährstoff angereicherte Blut in das Kapillarsystem, das für den Transport beider Komponenten in die Zellen zuständig ist. Der Rücktransport des Blutes zum Herzen wird durch das Gefälle und die Körperbewegung bewirkt. In der Lunge wird das Blut von Abfallstoffen befreit und mit Sauerstoff beladen. Dann strömt es zurück zum Herzen und wird wieder in den Kreislauf gepumpt. Körpergröße und aufrechter Gang des Menschen sowie der große Energiebedarf des Gehirns machen die gleichmäßige Versorgung des Körpers über ein mit Flüssigkeit gefülltes Röhrensystem zu einer anatomisch wie physiologisch komplexen Aufgabe. Gerade weil das Herz-Kreislauf-System in Struktur und Funktion eine so hohe Perfektion erreicht hat, ist es auch so störanfällig: Die meisten Todesfälle gehen auf Herz-Kreislauf-Erkrankungen zurück. Im Alter erlahmt das Herz, die Gefäße verengen sich und werden spröde. Mit Transportproblemen im kapillaren Bett beginnen alle restlichen Übel. Altersbedingte Störungen im Herz-Kreislauf-System sind Verschleißerscheinungen, die nicht zu vermeiden sind. Viel Bewegung sowie eine altersgerechte Ernährung können jedoch diese Beschwerden zeitlich hinausschieben und in ihren Auswirkungen abmildern.

Blut als Transportsystem für das Atemgas Sauerstoff

Sauerstoff löst sich nur mit 14 mg oder 3 ml pro Liter Wasser. Nur mit einer Flüssigkeit, in der große Mengen Sauerstoff vorhanden sind und die mithilfe eines Röhrensystems transportiert wird, können alle Gewebe großer Lebewesen wie der Säugetiere hinreichend mit dem Atemgas versorgt werden. So entwickelte sich im Laufe der Evolution der Blutkreislauf mit den Adern als Röhrensystem und dem Blut als Flüssigkeit, das zur Hälfte des Volumens Partikel enthält, die große Mengen Sauerstoff binden können.

Mit Hilfe der Blutkörperchen (Erythrocyten) und dem darin enthaltenen Sauerstoff-Bindeprotein Hämoglobin kann ein Liter Blut 200 ml Sauerstoff binden. Wäre der menschliche Organismus zum Sauerstofftransport nur auf die wässrige Blutflüssigkeit angewiesen, so bräuchte er das 66-Fache an Blutvo-

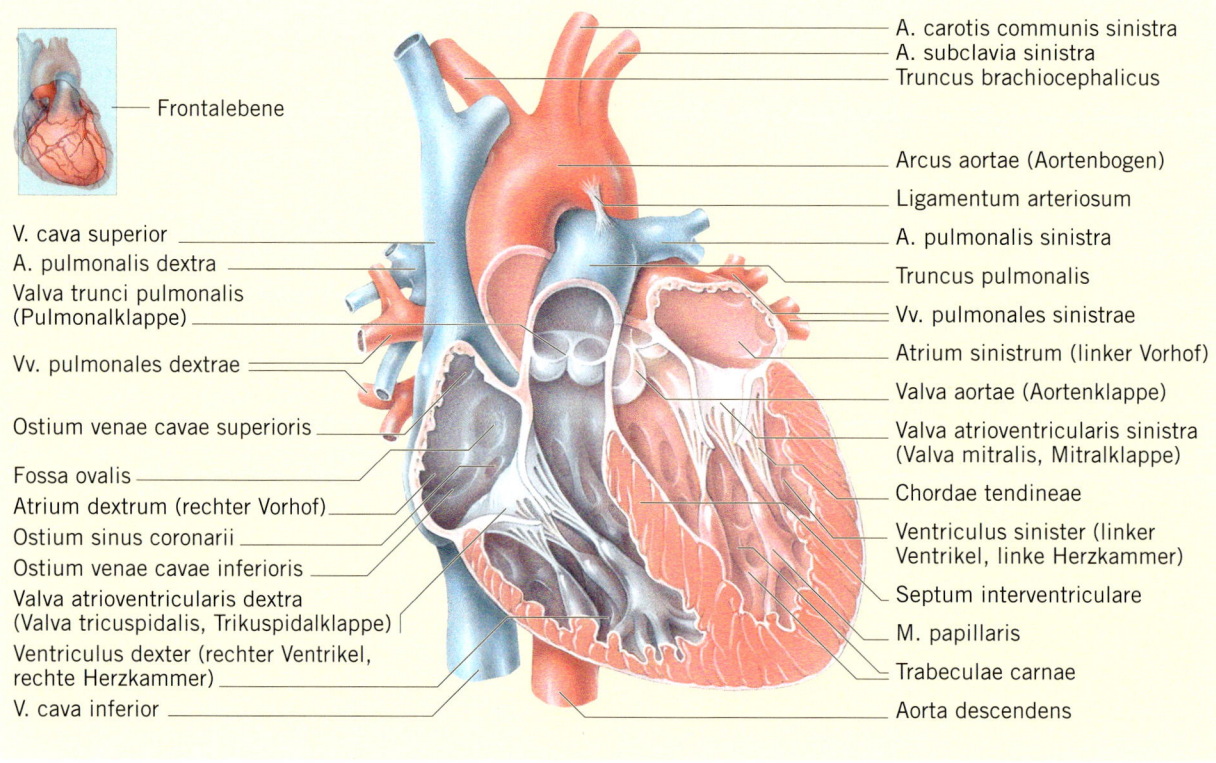

9.1 Die Struktur der Blutpumpe Herz. Deutlich sichtbar sind die Körper- und Lungenarterie sowie die linke Herzkammer mit den Koronargefäßen. Quelle: G. J. Tortora und B. H. Derrickson (2006): Anatomie und Physiologie. Wiley-VCH, Weinheim.

Frontalebene

V. cava superior
A. pulmonalis dextra
Valva trunci pulmonalis (Pulmonalklappe)
Vv. pulmonales dextrae
Ostium venae cavae superioris
Fossa ovalis
Atrium dextrum (rechter Vorhof)
Ostium sinus coronarii
Ostium venae cavae inferioris
Valva atrioventricularis dextra (Valva tricuspidalis, Trikuspidalklappe)
Ventriculus dexter (rechter Ventrikel, rechte Herzkammer)
V. cava inferior

A. carotis communis sinistra
A. subclavia sinistra
Truncus brachiocephalicus
Arcus aortae (Aortenbogen)
Ligamentum arteriosum
A. pulmonalis sinistra
Truncus pulmonalis
Vv. pulmonales sinistrae
Atrium sinistrum (linker Vorhof)
Valva aortae (Aortenklappe)
Valva atrioventricularis sinistra (Valva mitralis, Mitralklappe)
Chordae tendineae
Ventriculus sinister (linker Ventrikel, linke Herzkammer)
Septum interventriculare
M. papillaris
Trabeculae carnae
Aorta descendens

lumen, d. h. statt 5–6 Liter Blut etwa 350 Liter einer wässrigen Flüssigkeit.

Das Herz-Kreislauf-System (HKS) besteht aus dem Blut, dem Herzen als Pumpe, den Gefäßen, die das Blut vom Herzen zu allen Körperteilen und wieder zurück bringen, und einem Kapillarnetz, in dem der Stoffaustausch zwischen Blut und Gewebe stattfindet. Der gesamte Blutstrom entspricht dem Herzminutenvolumen, also dem Blutvolumen, das pro Minute durch die Gefäße des Körpers strömt.

Lunge und Niere bilden mit dem Herz-Kreislauf-System eine funktionelle Einheit zur Versorgung und Reinigung des Blutes.

Das Organ Blut

Das Organ Blut trägt zum Werden und Erhalt des Organismus durch den Transport von Sauerstoff, Kohlendioxid, Nährstoffen und Hormonen zwischen den verschiedenen Körperteilen bei. Es ist an der Regulierung des Säuregehalts (pH-Wert) von Körperflüssigkeiten und der Körpertemperatur beteiligt und bietet Schutz vor Krankheiten durch Zerstörung von Fremdstoffen und Produktion von Antikörpern. Beim Mann beträgt das Blutvolumen 5–6 Liter, bei der Frau 4–5 Liter, das sind jeweils 8 % des Körpergewichts.

Blut ist ein Bindegewebe, das aus einer flüssigen extrazellulären Matrix, dem Blutplasma, besteht, in der unterschiedliche Zellen suspendiert sind. Blut übernimmt Sauerstoff aus den Lungen und Nährstoffe aus dem Verdauungstrakt und transportiert sie in alle Bereiche des Körpers. Alle Stoffe wandern dann aus dem Blut in die interstitielle Flüssigkeit und von dort aus weiter in die Zellen. Kohlendioxid und andere Abfallprodukte bewegen sich in der umgekehrten Richtung und werden von Lunge, Niere und Haut ausgeschieden.

Blut besteht zu 45 % aus Zellen und zu 55 % aus wässriger Flüssigkeit, dem Blutplasma. Die Erythrocyten, die wegen ihrer Farbe rote Blutkörperchen genannt werden, tragen 99 % zur Zellmasse bei. Farblose Zellen (Leukocyten) und Blutplättchen (Thrombocyten) nehmen so weniger als 1 % der gesamten Blutmenge ein. Der prozentuale Anteil der Erythrocyten am Gesamtvolumen des Blutes wird als Hämatokrit bezeichnet; ein Hämatokrit von 40

bedeutet, dass 40 % des Blutes aus roten Blutkörperchen besteht. Der normale Bereich für den Hämatokrit liegt bei Männern bei 40–54 %, bei Frauen bei 38–46 %.

Werden die Zellen durch Abschleudern (Zentrifugieren) aus dem Blut entfernt, so bleibt eine gelbliche, leicht trübe Flüssigkeit zurück, das sog. Blutplasma. Es besteht zu 91,5 % aus Wasser und zu 8,5 % aus gelösten Stoffen, von denen etwa 70 Gramm pro Liter sog. Plasmaproteine sind. Sie werden in der Leber synthetisiert und spielen eine wichtige Rolle bei der Aufrechterhaltung des Innendrucks (osmotischer Druck) in den Blutgefäßen.

Erythrocyten als Sauerstoff-Transporter sind flache, eingedellte Scheiben mit einem Durchmesser von 7–8 Mikrometer. Ihre Zellwand ist sehr flexibel, was eine Strukturanpassung bei der Passage durch enge Blutgefäße erlaubt. Die 25 Billionen Erythrocyten des Blutes stellen eine Oberfläche von ca. 3800 Quadratmetern dar. Erythrocyten haben nur eine Lebenszeit von 120 Tagen. So müssen zwei Millionen rote Blutkörperchen pro Sekunde neu in den Kreislauf gelangen und umgekehrt genauso viele abgebaut und ausgeschieden werden.

In den Blutkörperchen wird der Sauerstoff an das Protein Hämoglobin gebunden, das den Zellen auch seine rote Farbe verleiht. Jedes Blutkörperchen enthält ca. 280 Millionen Hämoglobinmoleküle. Hämoglobin besteht aus einem Proteinanteil, dem Globin, und einem Farbstoff, dem Häm. In der Mitte des Pigments befindet sich ein zweifach positiv geladenes Eisen-Ion, an das ein Sauerstoffmolekül bindet. Das Hämoglobin bindet und transportiert neben Sauerstoff auch noch Kohlendioxid und Protonen.

Hämoglobin wird in der Lunge mit Sauerstoff beladen und gibt das Atemgas an die Zellen der Gewebe ab. Besonders in den Muskelzellen befindet sich ein Empfängermolekül, das Myoglobin, das den Sauerstoff übernimmt und speichert. Es gleicht weitgehend dem Hämoglobin und verleiht den Muskeln die rote Farbe. Be- und Entladung des Hämoglobins werden durch den Sauerstoff-Partialdruck in der Luft bestimmt. In einer Gasmischung wie der Luft baut jedes Gas seinen eigenen, partiellen Druck auf, so als wären keine anderen Gase vorhanden.

Bei einem Luftdruck von 760 mmHg beträgt der Anteil des vom Sauerstoff verursachten Drucks – Sauerstoffpartialdruck – 21 % und somit 159 mmHg.

Dieser Druck bewirkt, dass die Erythrocyten in der Lunge mit Sauerstoff beladen werden und im Gewebe, wo der Partialdruck erniedrigt ist, den Sauerstoff an die Zellen abgeben.

Das Herz als Blutpumpe

Das Herz ist etwa so groß wie die geballte Faust seines Besitzers und wiegt ca. 300 Gramm. Es ist etwa 12 cm lang, an der breitesten Stelle ca. 9 cm breit und etwa 6 cm dick. Es liegt zwischen den beiden Lungenflügeln und dehnt sich vom Brustbein bis zur Wirbelsäule aus. Dabei befinden sich zwei Drittel des Herzens links von der Körpermittellinie. Seine Unterfläche liegt auf dem Zwerchfell. Das Herz ist ständig mit ca. 150 ml Blut befüllt, die restlichen Blutmengen von ca. 4,8 Liter befinden sich im Gefäßsystem.

Der Herzbeutel (Perikard) umschließt und schützt das Herz. Er hält es in seiner Position, bietet gleichzeitig Raum für die bei den Pumpleistungen auftretenden Volumenänderungen des Herzens. Zwischen Pericard und Herz liegt ein dünner Flüssigkeitsfilm, die sog. Pericardialflüssigkeit. Sie verringert die Reibung zwischen den Schichten, wenn das Herz sich bewegt.

Die Herzwand besteht von außen nach innen aus drei Schichten: dem Epicard, dem Mycard und dem Endocard. Die äußere Schicht besteht aus Bindege-webe, die der Oberfläche des Herzens eine glatte, weiche Textur verleiht. Das in der Mitte gelegene Myocard setzt sich aus Herzmuskelgewebe zusammen und ist für die Pumpleistung des Herzens verantwortlich. Das Endocard besteht aus Endothelzellen; es bedingt eine weiche Auskleidung des Herzinneren und überzieht auch die Herzklappen. Das Herz ist in vier Räume unterteilt, zwei obere zum Sammeln und zwei untere zum Pumpen des Bluts. Der rechte Herzteil dient zusammen mit der Lunge der Anreicherung des Blutes mit Sauerstoff, der linke versorgt den Körperkreislauf mit sauerstoffreichem Blut. Die beiden oberen Räume werden als Vorhöfe oder Atrien (Eingangshallen), die unteren zwei als Herzkammern oder Ventrikel (kleine Bäuche) bezeichnet. Ventile jeweils zwischen Vorhof und Kammer, sog. Klappen, sorgen dafür, dass das Blut nur in eine Richtung, d. h. von den Vorhöfen in die Kammern, fließen kann. Ähnliche Ventile, sog. Taschenklappen, verhindern, dass es von den großen Blutgefäßen in die Herzkammern zurückströmen kann.

Gefäße, die vom Herzen weg führen, nennt man Arterien, die zum Herzen hinführenden Gefäße heißen Venen. Die Arterien des großen Kreislaufs führen sauerstoffreiches Blut vom Herzen weg, die Venen bringen sauerstoffarmes Blut aus dem Körperkreislauf zurück in den rechten Vorhof. Von dort gelangt es in die rechte Kammer, die dann sauerstoffarmes Blut in den Lungenkreislauf pumpt. In der Lunge fließt mit Sauerstoff angereichertes Blut über Venen wieder zum linken Vorhof. Von dort gelangt es in die linke Kammer, die dann das sauerstoffreiche Blut wieder in den großen Kreislauf befördert.

Durch die Dehnung dieser großen Gefäße um 40 ml wird die starke Druckdifferenz zwischen Pump- und Ruhephase (Systole und Diastole) ver-

9.2 Aufsicht auf die Klappen im Herzen. Klappen als Ventile liegen jeweils zwischen Vorhof und Kammer und im Übergang zwischen Kammer und Arterie. Die Pulmonalklappe und die Aortenklappe sind geschlossen. Die Mitralklappe und die Trikuspidalklappe sind in der Füllungsphase geöffnet. Die Faserringe um die Herzklappen (Anulus fibrosus) unterstützen das Öffnen und Schließen der Klappen. Quelle: G. J. Tortora und B. H. Derrickson (2006): Anatomie und Physiologie. Wiley-VCH, Weinheim.

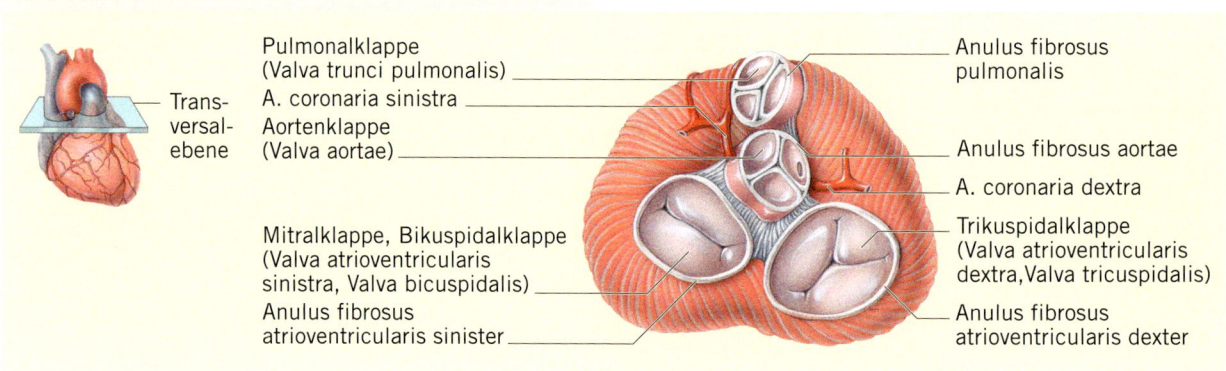

Transversalebene

Pulmonalklappe (Valva trunci pulmonalis)
A. coronaria sinistra
Aortenklappe (Valva aortae)

Mitralklappe, Bikuspidalklappe (Valva atrioventricularis sinistra, Valva bicuspidalis)
Anulus fibrosus atrioventricularis sinister

Anulus fibrosus pulmonalis
Anulus fibrosus aortae
A. coronaria dextra
Trikuspidalklappe (Valva atrioventricularis dextra, Valva tricuspidalis)
Anulus fibrosus atrioventricularis dexter

ringert. Während der Diastole zieht sich die Arterie zusammen und das gespeicherte Blut gelangt in den Körperkreislauf. So wird der ursprünglich in Herznähe vorhandene Druck soweit gemindert, dass der Blutstrom nicht stoßweise erfolgt, sondern zu einem konstanten Fluss wird und keine Schäden in den engen Gefäßen verursacht.

Die verringerte Öffnungsfähigkeit einer Herzklappe wird als Stenose bezeichnet; sie führt zu einer Einschränkung der Blutströmung. Kann sich eine Klappe nicht mehr vollständig schließen, so handelt es sich um Insuffizienz.

Defekte Herzklappen können durch mechanische Ventile oder durch biologisches Material ersetzt werden. In Deutschland werden pro Jahr ca. 18 000 Herzklappenoperationen durchgeführt. Biologische Herzklappen können Tierklappen (Xenograft), menschliche Spenderklappen (Homograft) oder zellbiologisch gezüchtete Klappen (Autograft) sein. Als besonders geeignet für eine Transplantation haben sich Herzklappen vom Schwein gezeigt, während gezüchtete Klappen sich noch auf der Stufe der Erprobung befinden. Die Lebensdauer biologischer Ersatzklappen ist begrenzt, da sie im Vergleich zum eigenen Gewebe einer stärkeren Alterung unterliegen.

Weil die Kammern das Blut über große Distanzen mit höherem Druck pumpen, sind ihre Wände dicker als die der Vorhöfe. Dabei ist die Arbeitsbelastung für die linke Kammer größer als die für die rechte, denn sie pumpt das Blut vom Kopf bis zu den Zehen in alle Teile des Körpers, während die rechte Kammer nur den Lungenkreislauf bedienen muss. Diese unterschiedlichen Aufgaben spiegeln sich auch in der Anatomie der Herzwände wider: Die Muskelwand des linken Ventrikels ist wesentlich stärker ausgebildet als die des rechten.

Aufgrund der enormen Pumpleistung des Herzens haben die Zellen besonders des linken Herzmuskels einen sehr hohen Bedarf an Nährstoffen und an Sauerstoff. Deshalb besitzt das Herz-Muskel-Gewebe (Myokard) ein eigenes Netzwerk an Blutgefäßen, den sog. koronaren Kreislauf (corona = Krone).

Ein Teil des Blutes aus der Aorta wird in die Koronararterien zur Versorgung der Herzmuskeln mit sauerstoffreichem Blut geleitet. Die rechte und die linke Koronararterie entspringen der aufsteigenden Aorta und umfassen das Herz wie eine auf dem Kopf sitzende Krone.

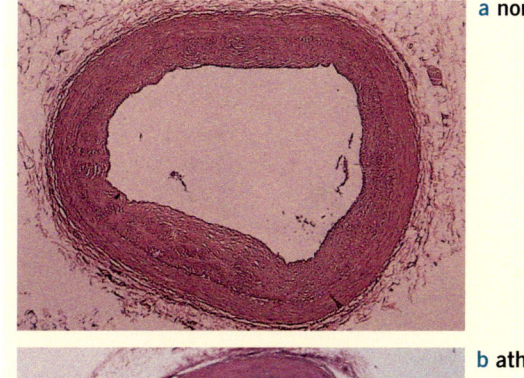

a normale Arterie

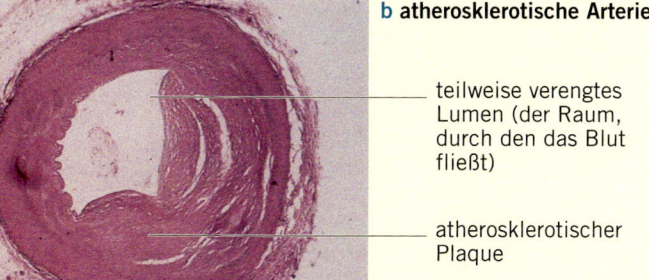

b atherosklerotische Arterie

teilweise verengtes Lumen (der Raum, durch den das Blut fließt)

atherosklerotischer Plaque

9.3 Querschnitte durch zwei Arterien. Mikroskopische Darstellungen von Transversalschnitten durch Arterien zeigen, welche (**a**) eine normale Arterie und (**b**) eine Arterie ist, die partiell durch einen artherosklerotischen Plaque verengt ist.
Quelle: G. J. Tortora und B. H. Derrickson (2006): Anatomie und Physiologie. Wiley-VCH, Weinheim.

Koronare Herzerkrankungen sind häufige Todesursache bei Männern und Frauen. Falls sie rechtzeitig erkannt werden, kann man durch einen sog. Bypass oder einen Stent das Herzversagen vermeiden. Als eine Ursache gilt die Ausbildung von arteriosklerotischen Plaques in den Koronararterien, wodurch es zur verminderten Blutversorgung des Herzgewebes kommt. Während bei einigen Patienten die Plaquebildung unauffällig verläuft, erkranken die anderen an Angina pectoris oder sie erleiden einen Herzinfarkt.

Eine partielle Stenose der Koronararterien kann zur Myokardischämie führen, bei der die Blutversorgung des Myokards verringert ist. Eine Ischämie bedeutet Sauerstoffmangel, der zur Schwächung der Zellen, aber nicht zu ihrem Tod führt. Die zur Behebung der Stenose eingesetzte Reperfusion, d. h. die mechanische durch Ballonkatheder oder medikamentöse Wiederherstellung des Blutflusses durch Thrombolytika, kann das Gewebe weiter schädigen.

Bei der Angina pectoris (eingeschnürte Brust), eine Form der Myokardischämie, verspürt der Be-

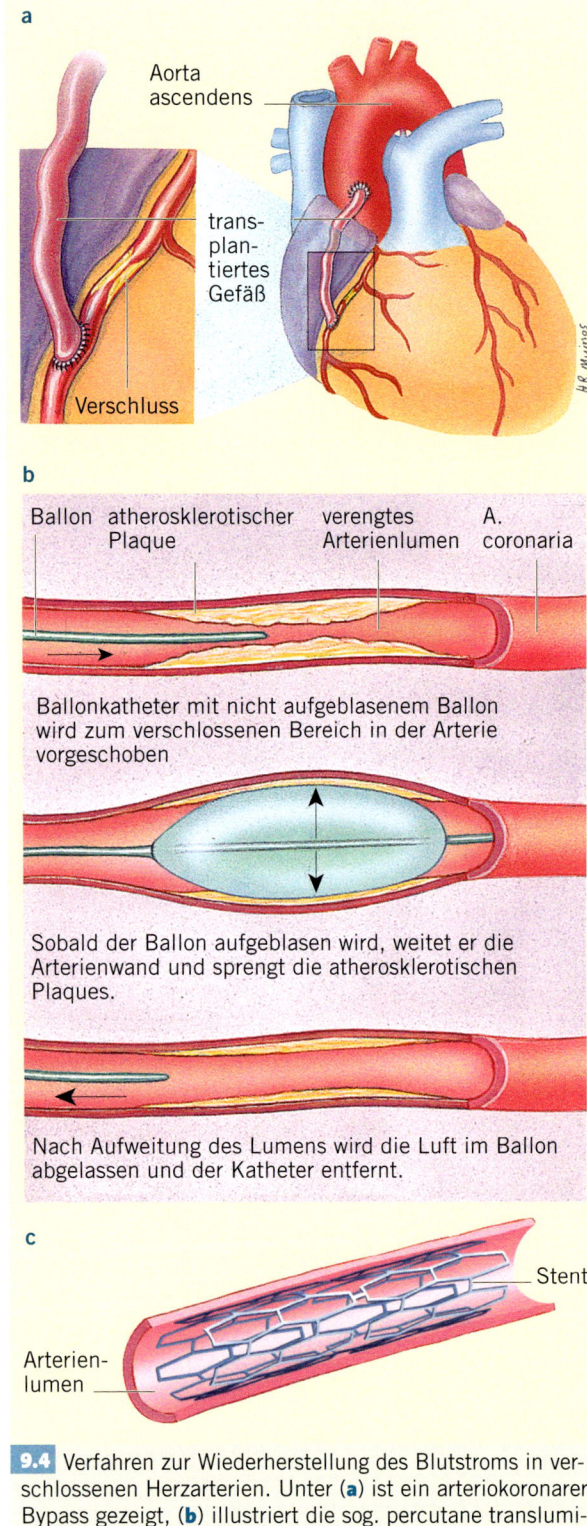

a

Aorta ascendens

trans-
plan-
tiertes
Gefäß

Verschluss

b

Ballon   atherosklerotischer   verengtes   A.
            Plaque   Arterienlumen   coronaria

Ballonkatheter mit nicht aufgeblasenem Ballon wird zum verschlossenen Bereich in der Arterie vorgeschoben

Sobald der Ballon aufgeblasen wird, weitet er die Arterienwand und sprengt die atherosklerotischen Plaques.

Nach Aufweitung des Lumens wird die Luft im Ballon abgelassen und der Katheter entfernt.

c

Stent

Arterien-
lumen

9.4 Verfahren zur Wiederherstellung des Blutstroms in verschlossenen Herzarterien. Unter (**a**) ist ein arteriokoronarer Bypass gezeigt, (**b**) illustriert die sog. percutane transluminale koronare Angioplastie und (**c**) verdeutlicht die Wirkungsweise eines Arterienstents – ein Drahtgeflecht. Quelle: G. J. Tortora und B. H. Derrickson (2006): Anatomie und Physiologie. Wiley-VCH, Weinheim.

troffene starke Schmerzen, die sich vom Hals bis zum Ellenbogen ziehen können. Weil das distal zur Stenose liegende Gewebe abstirbt und nachfolgend durch nichtkontraktiles Narbengewebe ersetzt wird, verliert der Herzmuskel einen Teil seiner Kontraktionsstärke.

Der Blutausstoß aus dem Herzen setzt ein, sobald der Blutdruck in der rechten Kammer den Druck im Lungenbogen (20 mmHg) und der Druck in der linken Kammer den Aortendruck (80 mmHg) übersteigt. Dann führt der erhöhte Kammerndruck dazu, dass die Taschenklappen für den Blutstrom geöffnet werden.

Das Herzzeitvolumen gibt das Blutvolumen an, das pro Minute aus der linken Kammer in die Aorta bzw. aus der rechten Kammer in die Lungenarterie ausgestoßen wird. Bei einem Erwachsenen in Ruhe beträgt das Schlagvolumen 70 – 80 ml und seine Herzfrequenz liegt bei 60 – 70 Schlägen pro Minute. Daraus ergibt sich ein mittleres Herzzeitvolumen von 5 Litern pro Minute, d. h., das gesamte Blut durchströmt pro Minute einmal den Körper- und Lungenkreislauf. Bei leichter körperlicher Belastung kann das Herzzeitvolumen auf 10 Liter ansteigen, wobei das Schlagvolumen auf 100 ml und die Frequenz auf 100 Schläge erhöht wird. Die Differenz zwischen dem Herzzeitvolumen in Ruhe und der maximal erreichbaren Leistung bezeichnet man als Leistungsreserve. Patienten mit einer schweren Herzerkrankung haben keine Leistungsreserve, während Spitzensportler es bis auf das Sechsfache der Ruheleistung, d. h., auf 30 Liter pro Minute bringen.

Bei einem gesunden Herzen wird das gesamte Blut, das während der Ruhephase (Diastole) in die Kammern einströmt, anschließend auch wieder ausgestoßen. Verbleiben 30 – 40 % des Blutes in den Kammern, so liegt das Schlagvolumen in Ruhe bei nur 60 – 70 % des maximalen Ausstoßes. Drei Faktoren regulieren das Schlagvolumen und sorgen dafür, dass beide Kammern gleiche Volumina pumpen: die Vorlast, die den Grad der Herzdehnung vor der Kontraktion beschreibt, die Kontraktilität der Herzmuskelfasern und die Nachlast, die den Druck beschreibt, der vor dem Blutausstoß aus den Kammern gegen den arteriellen Druck aufgebracht werden muss. Bei einer Herzfrequenz von über 160 Schlägen pro Minute sinkt in der Regel das Schlagvolumen aufgrund der zu kurzen Füllungszeit. Personen mit einer langsamen Herzfrequenz in Ruhe weisen in der Regel ein größeres Schlagvolumen auf, da die Füllzeit verlängert und die Vorlast vergrößert ist.

Die arterielle Hypertonie – oder im täglichen Sprachgebrauch auch Bluthochdruck – ist ein Krankheitsbild, bei dem der Blutdruck des arteriellen Gefäßsystems chronisch erhöht ist. Bluthochdruck wird auch „der lautlose Mörder" (silent killer) genannt. Nach Definition der WHO gilt ein systolischer Druck höher als 140 mmHg und ein diastolischer Druck größer als 90 mmHg als Hypertonie. Diese Definition gilt nicht für kurzzeitig auftretenden Hochdruck, der durch Krankheiten, Stress oder Medikamente verursacht sein kann. Die Krankheitshäufigkeit (Prävalenz) – ein systolischer Druck von über 160 mmHg – liegt bei den Mitteleuropäern bei 20 %, bei den 80-Jährigen sogar bei 30 %. Bei den über 60-Jährigen weist nur jeder Vierte einen normalen Blutdruck auf. Im Alter ist Hypertonie bei Frauen häufiger als bei Männern. Ursachen der arteriellen Hypertonie sind Störungen des Hormonsystems, des Herz-Kreislauf-Systems sowie Nierenschäden. Beim Bluthochdruck lassen sich meist nur unspezifische Syndrome ausmachen. Dazu gehören Kopfschmerzen nach dem Aufstehen, Schwindel, Übelkeit, Sehstörungen und Nasenbluten. Folgeschäden, wie koronare Herzerkrankungen, Nierenversagen oder Schlaganfälle, sind allerdings für einen Großteil der Todesfälle in den Industrieländern verantwortlich. In Europa haben die Deutschen die höchste Hypertonie-Prävalenz. Auch bei der Schlaganfall-Mortalität steht Deutschland an erster Stelle. Hypertonie ist einer der häufigsten Beratungsanlässe in einer allgemeinmedizinischen Praxis. Kann wie bei den überwiegenden Fällen der Erkrankung keine eindeutige Ursache (Ätiologie) bestimmt werden, so spricht man von einer primären oder essentiellen Hypertonie. Lässt sich dagegen eine zugrunde liegende Krankheit feststellen, handelt es sich um sekundären Bluthochdruck. Bei bis zu 95 % der Patienten kann keine Ursache für die primäre Hypertonie ausgemacht werden. Sie ist meistens multifaktoriell bedingt und weist oft eine erbliche Komponente auf. Hypertonie kann Teil einer Stoffwechselstörung sein und mit einer Insulinresistenz und einer damit bedingten Hyperinsulinämie einhergehen. Zum einen bewirkt das Hormon Insulin eine direkte Wasser- und Salzrückhaltung in der Niere, zum anderen begünstigt Insulin das Wachstum der Muskelzellen in den Gefäßwänden, was zu einer Ge-

fäßverengung und damit zu einer Druckerhöhung führt. Auch die im Körper produzierte gasförmige Verbindung NO (Stickstoffmonoxid) kann die Gefäße erweitern.

Eine hypertensive Krise ist eine plötzlich auftretende Fehlregulation des Blutdrucks im systemischen Kreislauf mit einem kritischen Blutdruckanstieg, zumeist auf über 230/130 mmHg. Dabei entsteht die Gefahr von akuten Organschäden, wie einer Hirnblutung, eines akuten Herzversagens, eines Lungenödems oder eines Aorteneinrisses.

Die Steuerung der Herzschlagfrequenz erfolgt unter Normalbedingungen autonom, d. h., sie wird nicht willentlich gesteuert. Sie kann durch erhöhte Leistungsanforderungen, Emotionen oder Medikamente wie z. B. Drogen erhöht werden.

Den Ausgangspunkt der elektrischen Erregung stellt ein Netzwerk sich eigenständig erregender Herzmuskelfasern dar, die deshalb auch als au-

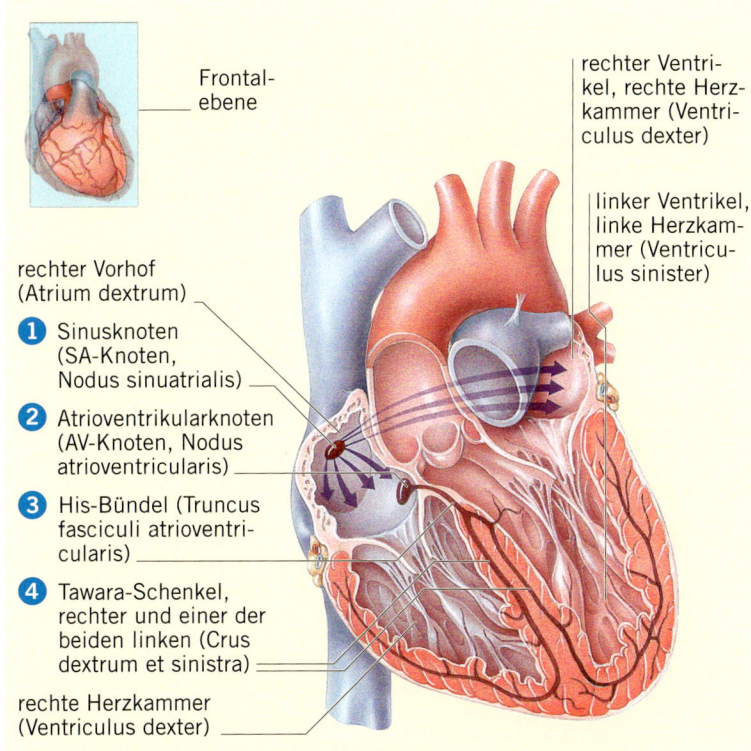

9.5 Die Erregungsbildung und das Leitungssystem des Herzens. Die Schrittmacher des Herzens sind die autorhythmischen Fasern des Sinusknotens in der rechten Vorhofwand. Durch sie werden die Aktionspotentiale des Herzens erzeugt, die eine Kontraktion der Herzkammern und damit den Blutausstoß bewirken. Quelle: G. J. Tortora und B. H. Derrickson (2006): Anatomie und Physiologie. Wiley-VCH, Weinheim.

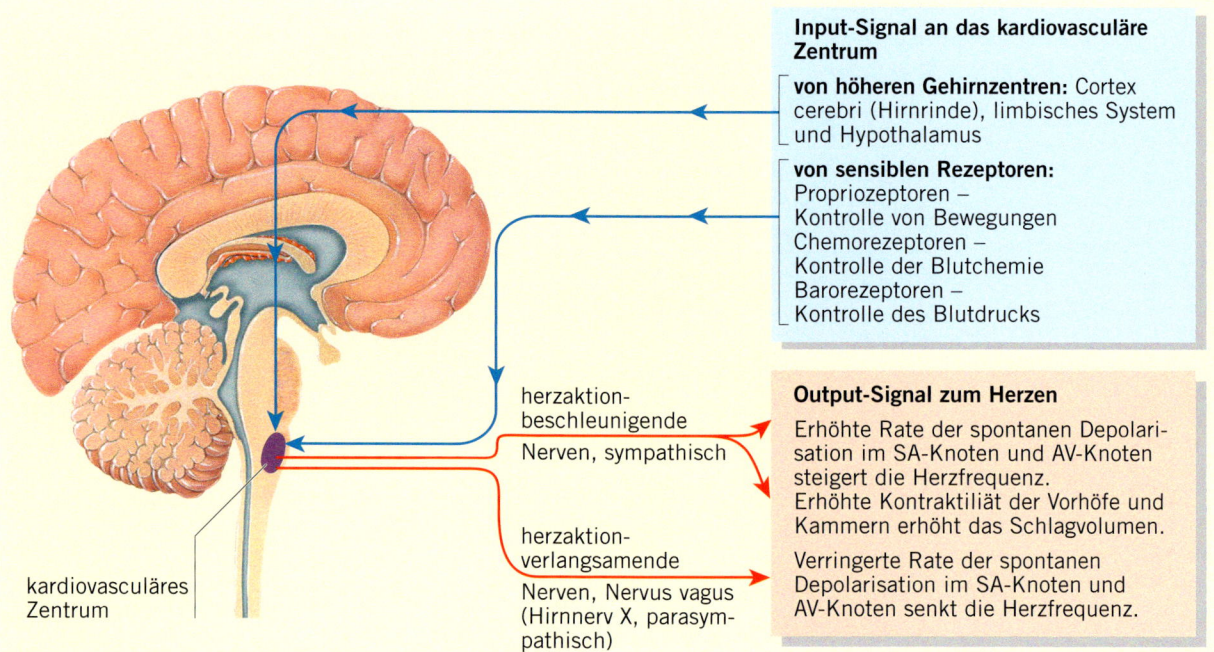

Input-Signal an das kardiovasculäre Zentrum

von höheren Gehirnzentren: Cortex cerebri (Hirnrinde), limbisches System und Hypothalamus

von sensiblen Rezeptoren: Propriozeptoren – Kontrolle von Bewegungen Chemorezeptoren – Kontrolle der Blutchemie Barorezeptoren – Kontrolle des Blutdrucks

Output-Signal zum Herzen

Erhöhte Rate der spontanen Depolarisation im SA-Knoten und AV-Knoten steigert die Herzfrequenz. Erhöhte Kontraktiliät der Vorhöfe und Kammern erhöht das Schlagvolumen.

Verringerte Rate der spontanen Depolarisation im SA-Knoten und AV-Knoten senkt die Herzfrequenz.

herzaktionbeschleunigende Nerven, sympathisch

herzaktionverlangsamende Nerven, Nervus vagus (Hirnnerv X, parasympathisch)

kardiovasculäres Zentrum

9.6 Die zentralnervöse Kontrolle des Herzens. Das kardiomuskuläre Zentrum in der Medulla oblongata kontrolliert die sympathischen und parasympathischen Nerven, die das Herz innervieren (av=artrioventrikulär und sv=sinoventrikulär). Quelle: G. J. Tortora und B. H. Derrickson (2006): Anatomie und Physiologie. Wiley-VCH, Weinheim.

torhythmische Fasern bezeichnet werden. Sie rufen laufend Aktionspotentiale hervor, welche im Verbund die Herzkontraktionen auslösen. Die Erregung breitet sich vom Sinusknoten (Nodus sinuatrialis) aus, der in der rechten Vorhofwand liegt.

Die autorhythmischen Fasern im Sinusknoten können spontan etwa 100 Mal pro Minute ein Aktionspotential auslösen. Weil der Sinusknoten die höchste Entladungsfrequenz hat und Aktionspotentiale sich von ihm ausgehend in die anderen Bereiche ausbreiten, ist er der führende primäre Schrittmacher für die Herzkontraktion. Impulse aus dem autonomen Nervensystem und ins Blut ausgeschüttete Hormone wie z.B. Noradrenalin können die Frequenz und die Stärke des Herzschlags modifizieren.

Bei Schädigung des Sinusknotens kann der Atrioventrikularknoten teilweise die Schrittmacherfunktion übernehmen. Aufgrund der verlangsamten Herzschlagfrequenz wird dann allerdings die ausreichende Blutversorgung des Gehirns nicht mehr gewährleistet. Der normale Herzrhythmus kann durch die Implantation eines Herzschrittmachers wieder

hergestellt werden. Das Gerät besteht aus einem Impulsgenerator und einer Batterie und gibt schwache elektrische Reize zur Stimulation der Herzkontraktion ab. Es wird unter die Haut nahe dem Schlüsselbein eingepflanzt. Vom Schrittmacher gehen Leitungen aus, die über die Vena cava superior in den rechten Vorhof und das rechte Ventrikel führen.

Als Arhythmien oder Dysrhythmien bezeichnet man Rhythmusstörungen, die ihre Ursachen in den Herzkammern haben. Dabei wird zwischen artrialen und ventrikulären Arhythmien unterschieden. Der normale, vom Sinusknoten vorgegebene Rhythmus wird als Sinusrhythmus bezeichnet. Bei Arhythmien kann das Herz unregelmäßig, zu langsam oder zu schnell schlagen. Zu den Symptomen zählen Brustschmerzen, Kurzatmigkeit, Schwindel und Ohnmachtsanfälle. Als Auslöser gelten Faktoren wie Stress, Koffein, Alkohol, Nikotin oder Medikamente, die Anregungsmittel enthalten. Weitere Ursachen können Bluthochdruck, Herzklappenfehler, rheumatische Erkrankungen, Schilddrüsenüberfunktion oder Kaliummangel sein.

Bei der Bradykardie (bradys = langsam) liegt eine langsame Herzfrequenz von unter 50 Schlägen, bei der Tachykardie (tachys = schnell) eine hohe Frequenz mit über 100 Schlägen pro Minute vor. Das Kammernflimmern beschreibt eine schnelle, unkoordinierte Muskelkontraktion. Dabei wird kein Blut in die Arterien gepumpt. Bei der Erregungsleitungsblockade sinkt die ventrikuläre Kontraktionsrate auf weniger als 40 Schläge pro Minute ab. Das Vorhofflimmern betrifft zumeist ältere Menschen. Dabei tritt eine asynchrone Kontraktion der artrialen Herzmuskelfasern auf, die in den Vorhöfen zu einer Frequenz von 300 bis 600 Erregungen pro Minute und in den Ventrikeln von bis zu 160 Schlägen führt. Selbst bei einem starken Herzen wird dann die Pumpleistung um 20–30 % reduziert.

Die Defibrillation (Kardioversion) ist eine Behandlungsmethode bei lebensbedrohlichen Herzrhythmusstörungen wie z.B. Kammerflimmern, bei der durch einen kurzen, starken Stromstoß das Kammerflimmern beendet und so die normale Herztätigkeit wieder hergestellt werden kann. Das verwendete Gerät nennt man Defibrillator. Bei der Defibrillation werden Kontakte „Paddles" so auf der Brust des Patienten angebracht, dass der Strom zwischen ihnen durch das Herz fließt. Bei Patienten mit einem hohen Risiko, an

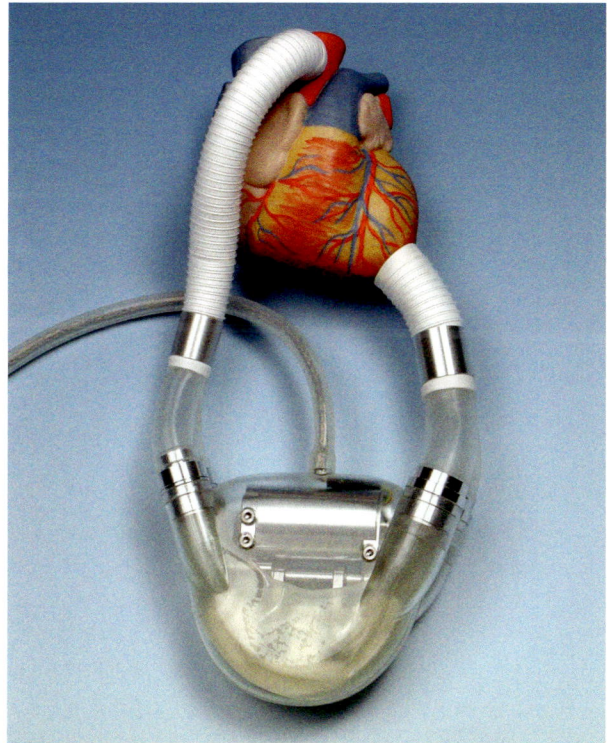

9.7 Dem Original sehr ähnlich: Das DLR-Kunstherz zeichnet sich durch eine Zweikammertechnik mit besonders niedrigem Stromverbrauch aus. Ein Novum außerdem: Die Energieversorgung erfolgt drahtlos durch die Haut, Kabel zur Außenwelt sind überflüssig. Quelle: Deutsches Zentrum für Luft- und Raumfahrt.

Kammerflimmern zu versterben, kann ein automatischer Cardiodefibrillator (ICD) implantiert werden. Dieser überwacht den Herzrhythmus und löst bei lebensbedrohlichen Rhythmusstörungen einen kleinen elektrischen Schock direkt am Herzen aus. Halbautomatische Defibrillatoren werden hauptsächlich von den Rettungsdiensten eingesetzt. An viel frequentierten öffentlichen Orten werden zunehmend sog. PADs (public access defibrillator) eingerichtet, um in Notfällen schnell helfen zu können. Nach einer erfolgreichen Defibrillation müssen als Nachbehandlung eine Herzdruckmassage und Beatmung durchgeführt werden. Zeigt das Herz keinerlei elektrische Aktivität, als Asystolie oder Null-Linie bezeichnet, oder bewirkt der Stromstoß keine mechanische Reaktion des Herzens, so ist eine weitere Defibrillation sinnlos.

Bei einer Herzinsuffizienz können schon einfache Bewegungen wie beim Gehen zu Problemen führen. Es gibt zahlreiche Behandlungsmöglichkeiten, vor allem medikamentöse Therapien, um betroffenen Patienten zu helfen. Für manche Patienten bedeutet schon eine 10 %-ige Steigerung des von den Kammern ausgestoßenen Blutvolumens eine erhebliche Verbesserung ihrer Lebenssituation. Droht das Herz gänzlich zu versagen, so ist die Einpflanzung eines Spenderherzens die bisher einzige Lösung.

Herztransplantationen werden heute mit guten Erfolgsaussichten durchgeführt. Das Problem ist nicht die Operation, sondern das Fehlen geeigneter Spenderherzen: Auf einen Spender kommen etwa 50 Bedürftige. Deshalb wird von Wissenschaft und Technik die Entwicklung von künstlichen Herzen vorangetrieben. Im Jahr 2001 erhielt der erste Patient ein vollkommen autonomes künstliches Herz, das AbioCor-implantierbare Ersatzherz. Das etwa 1 kg schwere Herz aus Titan und Plastik wird durch eine am Körper getragene Batterie angetrieben und funktioniert ohne Kabel. Der erste Patient lebte postoperativ noch 151 Tage bei mäßiger Gesundheit. Seitdem haben noch ca. 15 Patienten ein Kunstherz (Lion Heart) erhalten; eine Dokumentation des Heilerfolges steht noch aus. Bisher werden solche Systeme Patienten implantiert, die auf ein Spenderherz warten (bridge to transplantation), und zunehmend auch Betroffenen, bei denen sich das eigene Herz wieder erholen kann (bridge to recovery). Zumeist nutzt man bei solchen Patienten auch nur ein Kreislaufunterstützungssystem (VAD = ventricular assist device), das bei einer Herzmuskelschwäche mit einer Pumpe das erkrankte Herz entlastet und den Kreislauf aufrechterhält.

Bisher war man der Meinung, dass abgestorbenes Herzgewebe nicht durch neues funktionelles Gewebe ersetzt werden kann, da es im Herzen keine Stammzellen gäbe und reife Herzmuskelfasern sich nicht durch Teilung regenerierten. In einer Studie an Männern, die bei einer Transplantation ein weibliches Herz erhalten hatten, konnte man zeigen, dass mehrere Jahre nach der Transplantation bis zu 16 % der Herzzellen des Spenderherzens durch eigene Zellen ersetzt worden waren. Dies traf für Herzmuskelfasern sowie für die Endothelzellen in den Koronararterien und den Kapillaren zu. Somit können Stammzellen vom Blut ins Herz wandern und sich dort z. B. zu Muskel- oder Endothelzellen entwickeln.

So versucht man im Labor gezüchtete Stammzellen direkt in den Herzmuskel zu injizieren und hofft, dass sie dort zu Muskelzellen reifen und helfen, die Kontraktion des Herzmuskels zu verstärken.

Die Wahrscheinlichkeit von Herzerkrankungen steigt mit ihren Risikofaktoren. Zu den Risikofaktoren zählen Rauchen, Bluthochdruck, Diabetes mellitus, erhöhte Cholesterinwerte, Übergewicht, sitzende Tätigkeit und familiäre Disposition. Rauchen ist ohne Zweifel der Risikofaktor Nummer eins aller mit dem Herz assoziierten Erkrankungen und führt in etwa zu einer Verdopplung der Morbiditäts- und Mortalitätsraten.

Das Gefäßsystem

Arterien, Arteriolen, Kapillaren, Venolen und Venen sind die fünf wesentlichen Blutgefäßtypen. Arterien mit einem inneren Lumen (Innenraum) von bis zu 2 cm und elastischen Wänden führen vom Herzen weg und teilen sich in mittelgroße, dickwandige Arterien, die dann alle Körperregionen erreichen. Diese verzweigen sich anschließend in kleine Arterien und weiter in Arteriolen. In den Geweben, die mit Nährstoffen und Sauerstoff versorgt werden müssen, teilen sich die Arteriolen in eine Vielzahl von Haargefäßen auf, die Kapillaren. Deren dünne Wände begünstigen den Stoffaustausch zwischen Blut und Gewebe. Gruppen von Kapillaren vereinigen sich schließlich wieder zu kleinen Venen, den Venolen. Diese ver-

schmelzen wieder zu größeren Blutgefäßen, den Venen, die dann das sauer- und nährstoffarme Blut wieder zum Herzen zurückführen. Größere Blutgefäße verfügen über eine eigene Blutversorgung in ihren Wänden; diese Gefäße bezeichnet man als sog. Vasa vasorum (Gefäße der Gefäße).

Arterien transportieren große Mengen Blut und gleichen dabei durch eine Vergrößerung ihres Innenvolumens den Pumpdruck des Herzens aus. Deshalb muss die Muskelschicht der Gefäßwände das Lumen aktiv ändern können. Ihre Gefäßwand besteht von innen nach außen aus drei Schichten (Tuniken). Die blutseitige Schicht besteht hauptsächlich aus Fasergeflecht und ist innen mit einer Zellschicht ausgekleidet, die man Endothel nennt.

Nur die Endothelzellen haben mit dem Blut Kontakt und sind für den Stofftransport vom Blut ins Gewebe und die Blutgerinnung zuständig. Arterien mit einem Durchmesser größer als 1 cm enthalten in ihren Wänden einen großen Anteil an elastischen Fasern wie z. B. Elastin und werden deshalb als elastische Arterien charakterisiert. Mittelgroße Arterien mit einem Durchmesser von 0,1 – 10 mm bezeichnet man dagegen als muskulöse Arterien, weil ihre Wände viele Muskelfasern enthalten und sie besser in der Lage sind, ihren Innenraum zu ändern und damit zur Regulation des Blutdrucks beizutragen. Die Arteriolen mit einem Durchmesser von 10 – 100 Mikrometer leiten das Blut zu den Kapillaren. Durch Veränderung der Gefäßweite regulieren sie die Blutmenge, die in die Kapillaren fließen kann.

Kapillaren sind mikroskopische Gefäße mit einem Durchmesser von 4 – 10 Mikrometer, das entspricht gerade dem Durchmesser eines Erythrocyten. Sie bestehen nur aus einer einzigen Schicht von Endothelzellen, die auf einer Basalmembran aufliegen. Der Blutfluss von den Arteriolen zu den Kapillaren wird als Mikrozirkulation bezeichnet. Da sie dem Austausch von Nähr- und Abfallstoffen zwischen Blut und Gewebe dienen, nennt man Arteriolen auch Austauschgefäße.

Die Muskulatur, die Leber, die Nieren und das Nervensystem verbrauchen viel Sauerstoff und Nährstoffe und verfügen deshalb über ausgedehnte Kapillarnetzwerke. Gewebe wie Sehnen und Bänder, die metabolisch wenig aktiv sind, enthalten nur wenig Kapillaren. Kapillarenfrei sind die Epithelien, die Augenlinse, die Hornhaut und der Knorpel.

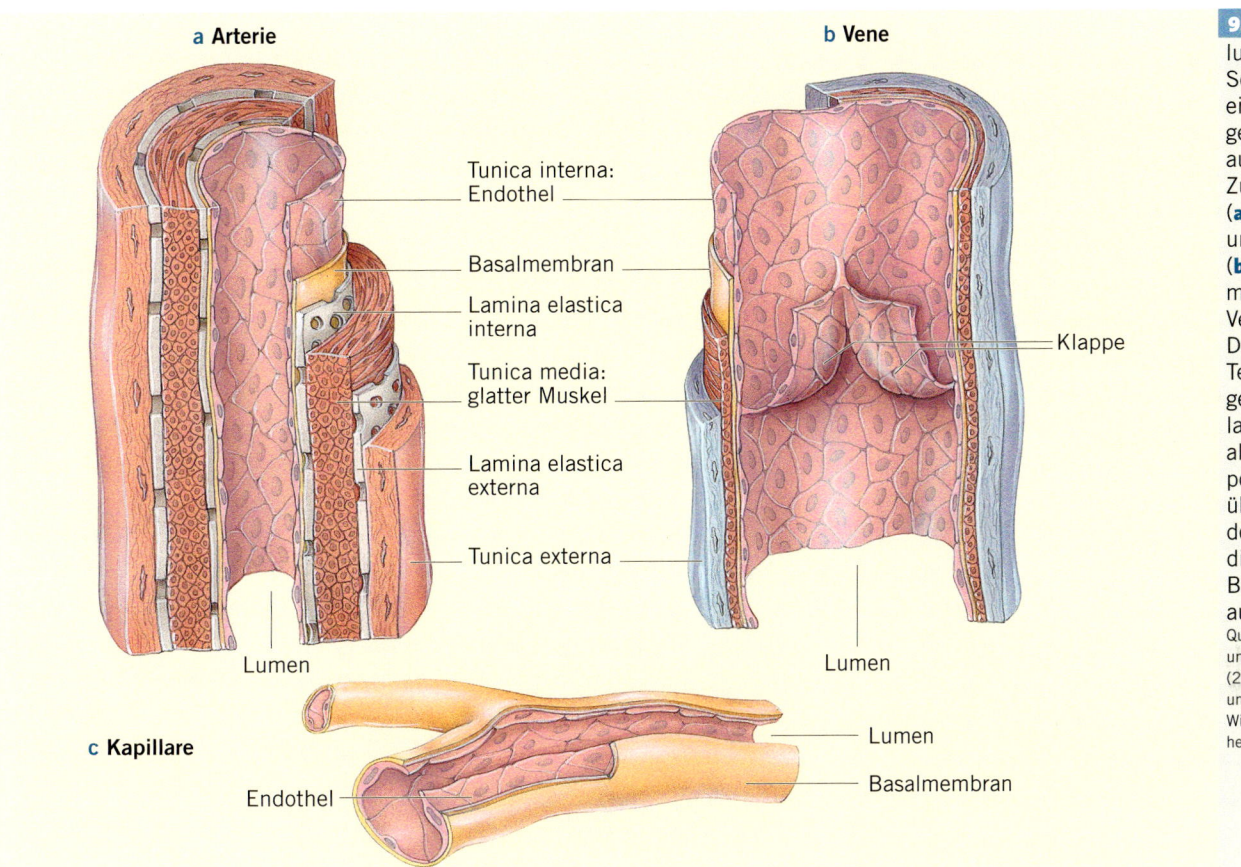

a Arterie

b Vene

Tunica interna:
Endothel

Basalmembran

Lamina elastica
interna

Tunica media:
glatter Muskel

Lamina elastica
externa

Tunica externa

Klappe

Lumen

Lumen

c Kapillare

Lumen

Endothel

Basalmembran

9.8 Darstellung der drei Schichten, die ein großlumiges Blutgefäß aufbauen. Zu sehen sind (**a**) eine Arterie und (**b**) eine Vene mit den Venenklappen. Die im unteren Teil des Bildes gezeigte Kapillare (**c**) verfügt als Wandkomponente nur über eine Endothelschicht, die auf einer Basalmembran aufliegt. Quelle: G. J. Tortora und B. H. Derrickson (2006): Anatomie und Physiologie. Wiley-VCH, Weinheim.

Mehrere Kapillaren vereinigen sich zu einer Venole. Sie sammeln das Blut aus den Kapillaren und leiten es zu den Venen weiter. Der Durchmesser von Venen reicht von 0,1 bis zu 1 mm. Der niedrige Blutdruck in den Venen ermöglicht dem Blut eine langsame Rückkehr zum Herzen. Viele Venen, vor allem in den Beinen, besitzen segelartige Klappen. Sie reichen in den Innenraum und zeigen in Richtung des Herzens. So kann das Blut „bergauf fließen", z.B. vom Fuß zum Herzen, weil die Venenklappen ein Rückfließen des Blutes verhindern. Im Stehen ist allerdings der venöse Rückstrom verringert, da unter dem Einfluss der Schwerkraft der venöse Druck in den Beinen erhöht ist und die gut dehnbaren Venen ein großes Blutvolumen aufnehmen können. Um in besonderen Situationen den venösen Rückstrom aufrecht erhalten zu können, gibt es zwei Pumpen, die das Blut in Richtung Herz bewegen: die Muskelvenenpumpe und die Atmungspumpe.

Wenn man sich bewegt, drückt die Kompression der Unterschenkelmuskeln venöses Blut nach oben und nach unten. Aufgrund der Klappen kann es aber nur in Richtung des Herzens fließen, so dass als Ergebnis ein Blutfluss zum Herzen hin erfolgt. Beim Einatmen bewegt sich das Zwerchfell nach unten, was zu einem Druckabfall im Brustkorb und zu einem Druckanstieg in der Bauchhöhle führt. Als Folge werden die Venen im Bauchraum komprimiert und ein größeres Blutvolumen fließt in den rechten Vorhof des Herzens.

Undichte Venenklappen können zur Erweiterung und Schlängelung der Venen führen, ein Erscheinungsbild, das man als Krampfadern oder Varikosen kennt. Diese Veränderungen treten am häufigsten bei den an der Oberfläche liegenden Venen der Beine auf und werden durch langes Stehen oder Schwangerschaften verursacht oder sie stellen schlicht Alterserscheinungen dar. Krampfadern in den Beinen können als rein kosmetische Probleme angesehen werden, können, aber auch zu Entzündungen im umliegenden Gewebe führen. Varikose Venen im Analbereich bezeichnet man als Hämorrhoiden.

Die Behandlungen von Varikosen reichen von Stützstrümpfen über die endovenöse Verödung bis zum Entfernen der Vene durch Stripping.

Der Kreislauf stellt ein in sich geschlossenes Röhrensystem dar, aus dem kein Blut entweichen sollte. Da es zu Verletzungen der Gefäße entweder durch äußere Einwirkungen wie Schnitt- und Stichwunden oder durch Platzen der Gefäße kommen kann, muss sichergestellt werden, dass nicht zu viel Blut verloren geht (Hämorrhagie). Die Blutung kann entweder nach außen erfolgen und damit sichtbar werden oder als Hämatom auftreten, d.h., das Blut gelangt in die Weichteile oder die Körperhöhlen. Die sog. Hämostase, die Stillung einer Blutung, ist eine Folge von Reaktionen, die bei Verletzung kleiner Gefäße sicherstellt, dass nicht zu viel Blut verloren geht. Drei Reaktionen reduzieren den Blutverlust: das Zusammenziehen der Gefäße, bedingt durch die ringförmigen glatten Muskeln der Arterien oder Arteriolen, die Pfropfbildung aus Blutplättchen und die Gerinnung

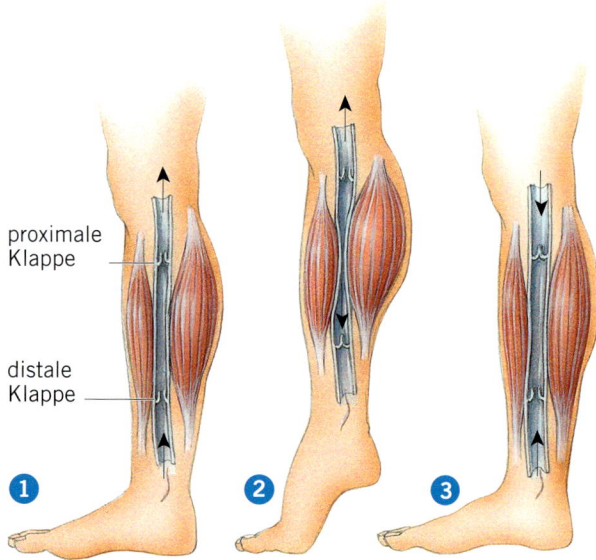

9.9 Wirkungsweise der Muskelvenenpumpe beim Rücktransport des Bluts zum Herzen. Im Ruhezustand sind beide Klappen offen und das Blut fließt zum Herzen (**1**). Eine Kontraktion der Beinmuskulatur treibt das Blut durch die proximale Klappe, während sich die distale Klappe schließt (**2**). Mit der Entspannung der Beinmuskeln schließt sich die proximale Klappe und die distale Klappe öffnet sich. Wenn sich die Vene mit dem Blut aus dem Fuß füllt, öffnet sich die proximale Klappe wieder (**3**). Quelle: G. J. Tortora und B. H. Derrickson (2006): Anatomie und Physiologie. Wiley-VCH, Weinheim.

(Koagulation) des Blutes. Bei kleineren Blutungen wird die Endothelschicht verletzt, die den Innenraum der Gefäße auskleidet. Dadurch werden Kollagenfasern freigelegt. An die Proteinfasern heften sich nun mehr und mehr Blutplättchen an und bilden einen sog. weißen Blutpfropf. So aktivierte Blutplättchen setzen eine große Zahl an Substanzen frei, die man als Gerinnungsfaktoren bezeichnet. Der größte Teil des Blutes bleibt normalerweise in seiner flüssigen Form, solange es sich innerhalb der Blutgefäße befindet. Dringt es nach außen oder ins Gewebe, so verdickt es sich und bekommt eine gelartige Konsistenz. Die Flüssigkeit, das sog. Serum, besteht aus Blutplasma ohne das Gerinnungsprotein Fibrinogen. Das als Gerinnsel (roter Thrombus) bezeichnete Gel besteht aus einem Netzwerk von Proteinfäden, dem Fibrin, in das die roten Blutkörperchen eingelagert sind. Hämostatische Reaktionen können das Bluten aus einem kleineren Gefäß stoppen, bei der Verletzung einer Arterie hilft nur eine rechtzeitige Operation.

Ein Wundverschluss wird sehr komplex reguliert, weil verhindert werden muss, dass Blut an entfernten Stellen gerinnt und dann durch Pfropfbildung auch ohne Verletzung ein Gefäß verschlossen wird. Blutgerinnung ist innerhalb der Adern ein Mechanismus, mit dem von innen her die Gefäße abgedichtet werden.

An vielen Stellen des Gefäßsystems, besonders an Stellen ohne Endothelschicht und bei kleinen Plaques in den Gefäßen, bilden sich laufend kleine Gerinnsel, die durch die Fibrinolyse (fibrinolytisches System) wieder aufgelöst werden. Ein inaktives Plasmaprotein, das Plasminogen, wird in den Thrombus eingelagert und zu einem Verdauungsenzym, dem Plasmin, aktiviert. Dieses baut dann die Fibrinfäden und die Gerinnungssubstanzen ab. Die Auflösung der Erythrocyten in einem Bluterguss (Hämatom) führt schließlich zu den gelben bis rötlichen Verfärbungen der Haut, da das rote Hämoglobin stufenweise zu unterschiedlich gefärbten Pigmenten abgebaut wird.

Bei einer Gerinnung in einem unbeschädigten Gefäß, zumeist in einer Vene, handelt es sich um eine Thrombose. Meistens wird ein solcher Thrombus durch die Fibrinolyse wieder aufgelöst. Ein Blutgerinnsel oder ein festes Abfallprodukt, das vom Blutstrom transportiert wird, bezeichnet man als Embolus. Ein Embolus, der von der Vene via Herz in eine Arterie gelangt, kann die Blutversorgung eines wichtigen Organs blockieren. Gelangt er in die Lunge, so kann es zu einer lebensbedrohlichen Lungenembolie kommen.

Bei älteren Menschen häufen sich besonders Schürfwunden und Quetschungen aufgrund verschlechterter Bewegungskoordination und mangelnder Aufmerksamkeit. Ähnliches gilt für Schnitt- und Stichverletzungen sowie für spontane Blutungen in den Geweben und Gefäßen. Je älter man wird, umso länger dauert die Blutstillung und umso langsamer werden die gebildeten Thromben wieder aufgelöst; dieses gilt sowohl für Verletzungen der Haut wie für innere Blutungen. Grund dafür können ein gestörter Kalziumhaushalt und die verlangsamte Synthese derjenigen Proteine sein, welche die Koagulation oder die Auflösung von Blutgerinnsel bewirken.

Eine Verdickung der Arterienwände mit Elastizitätsverlust ist das Hauptsymptom der sog. Atherosklerose. Es ist eine Erkrankung mit progressivem Verlauf, bei der sich in der Wand der längeren Arterien atherosklerotische Plaques bilden. Ihre Entstehung wird auf zu hohe Cholesterinwerte und ein ungünstiges Verhältnis von den schlechten zu den guten Lipoproteinen im Blut zurückgeführt (→ Kap. 13). Auch die körpereigene Entzündungsreaktion als Antwort auf einen Gewebsschaden fördert die Bildung solcher Ablagerungen. Da sich die meisten atherosklerotischen Plaques in Richtung des Gefäßlumens ausbreiten, kann das Blut noch gut durch die Arterie fließen. Kritisch wird es erst, wenn sich an der Schadstelle ein Blutpfropf, ein Thrombus, bildet, der folglich zu einem Infarkt führen kann. Dazu kommt es aber erst, wenn durch Schaumzellsubstanzen die Kappe abgelöst wird oder einreißt. Die Schaumzellen scheiden Metalloproteinasen aus, welche die Matrix partiell abbauen. Das nun freiliegende Kollagen der Matrix ist der Auslöser für die Aktivierung der Blutplättchen. Faktoren aus den Leukocyten scheiden als Folge einen Gewebefaktor aus, der mit den Plättchen die Blutgerinnungskaskade startet. Je nach Größe des dann gebildeten Thrombus kann der Blutfluss ganz zum Erliegen kommen.

Das lymphatische System

Das lymphatische System stellt ein zweites Gefäßsystem dar.

Es besteht aus der Lymphe, den Lymphgefäßen, Strukturen und Organen mit lymphatischem Ge-

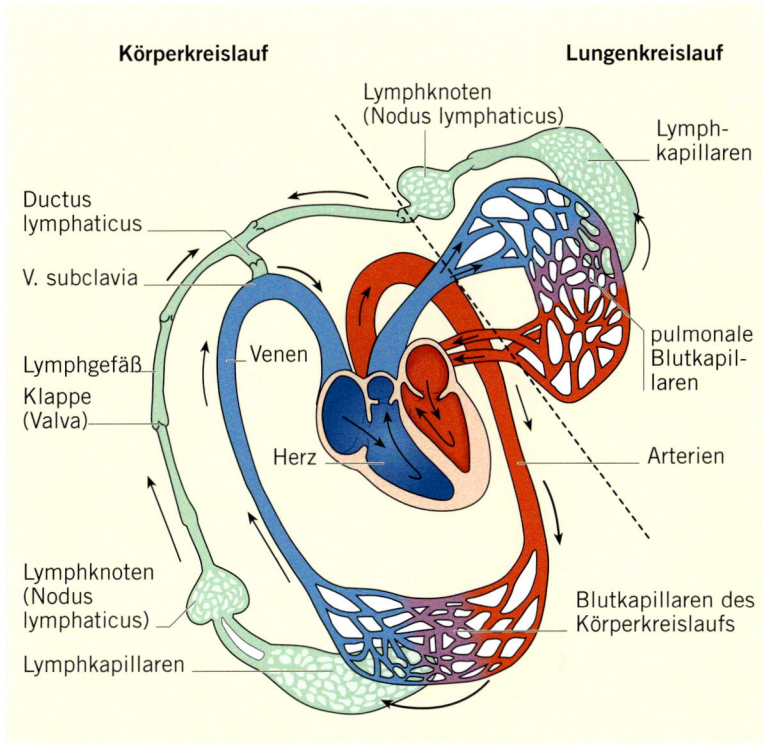

9.10 Schematische Darstellung von lymphatischem und kardiovaskulärem System. Die Pfeile kennzeichnen die Fließrichtung von Lymphe und Blut. Der Flüssigkeitsverlauf ist wie folgt: Blutkapillare, interstitielle Flüssigkeit, Lymphkapillaren, Lymphgefäße, Lymphstämme und Zusammenfluss der beiden Venen jugularis und subclavia.
Quelle: G. J. Tortora und B. H. Derrickson (2006): Anatomie und Physiologie. Wiley-VCH, Weinheim.

webe und dem roten Knochenmark, wo sich aus Stammzellen Lymphocyten entwickeln. Die Milz ist mit 12 cm das größte lymphatische Organ. Das lymphatische System trägt zur Zirkulation der Körperflüssigkeiten bei und unterstützt den Körper bei der Abwehr von Krankheitserregern. Die meisten Komponenten des Blutplasmas werden durch die Wände der Kapillaren gefiltert und bilden dann die interstitielle Flüssigkeit. Wenn diese in die lymphatischen Gefäße übertritt, wird sie als Lymphe bezeichnet.

Das lymphatische Gewebe enthält eine große Zahl von Lymphocyten, die in Form der B-Zellen und T-Zellen an der Immunantwort beteiligt sind. Entlang der Lymphgefäße liegen etwa 600 bohnenförmige Lymphknoten. In ihnen entwickeln sich die immunkompetenten Zellen. Die Lymphknoten be-

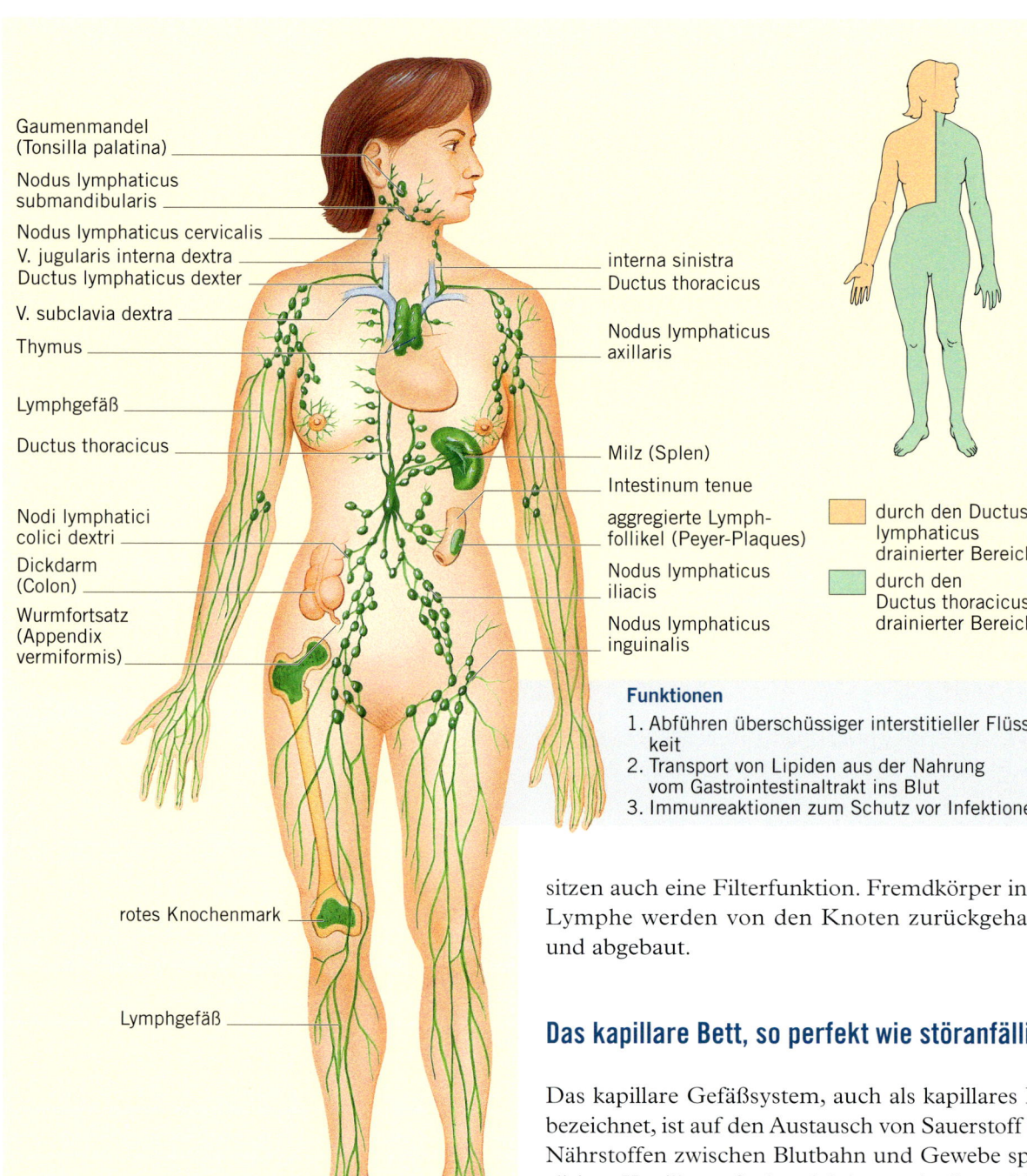

Gaumenmandel
(Tonsilla palatina)

Nodus lymphaticus
submandibularis

Nodus lymphaticus cervicalis
V. jugularis interna dextra
Ductus lymphaticus dexter

V. subclavia dextra

Thymus

Lymphgefäß

Ductus thoracicus

Nodi lymphatici
colici dextri

Dickdarm
(Colon)

Wurmfortsatz
(Appendix
vermiformis)

rotes Knochenmark

Lymphgefäß

interna sinistra
Ductus thoracicus

Nodus lymphaticus
axillaris

Milz (Splen)

Intestinum tenue

aggregierte Lymph-
follikel (Peyer-Plaques)

Nodus lymphaticus
iliacis

Nodus lymphaticus
inguinalis

durch den Ductus
lymphaticus
drainierter Bereich

durch den
Ductus thoracicus
drainierter Bereich

Funktionen
1. Abführen überschüssiger interstitieller Flüssigkeit
2. Transport von Lipiden aus der Nahrung
   vom Gastrointestinaltrakt ins Blut
3. Immunreaktionen zum Schutz vor Infektionen

9.11 Das lymphatische System und seine Komponenten. Das lymphatische System umfasst die Lymphe, die
Lymphgefäße, das lymphatische Gewebe und das rote
Knochenmark. Quelle: G. J. Tortora und B. H. Derrickson (2006): Anatomie
und Physiologie. Wiley-VCH, Weinheim.

sitzen auch eine Filterfunktion. Fremdkörper in der
Lymphe werden von den Knoten zurückgehalten
und abgebaut.

Das kapillare Bett, so perfekt wie störanfällig

Das kapillare Gefäßsystem, auch als kapillares Bett
bezeichnet, ist auf den Austausch von Sauerstoff und
Nährstoffen zwischen Blutbahn und Gewebe spezialisiert. Kapillaren finden sich in unmittelbarer Nähe
fast jeder Körperzelle. Ihre Dichte ist abhängig von
der Stoffwechselaktivität des Gewebes. Um durch
druckabhängige Diffusion hinreichend Sauerstoff
vom Hämoglobin der Erythrocyten bis in die Mitochondrien der Zellen zu bringen, müssen zum einen die Wände der Kapillaren extrem dünn sein und
zum anderen sollen die Erythrocyten mit der richtigen Geschwindigkeit durch die Kapillaren wandern,

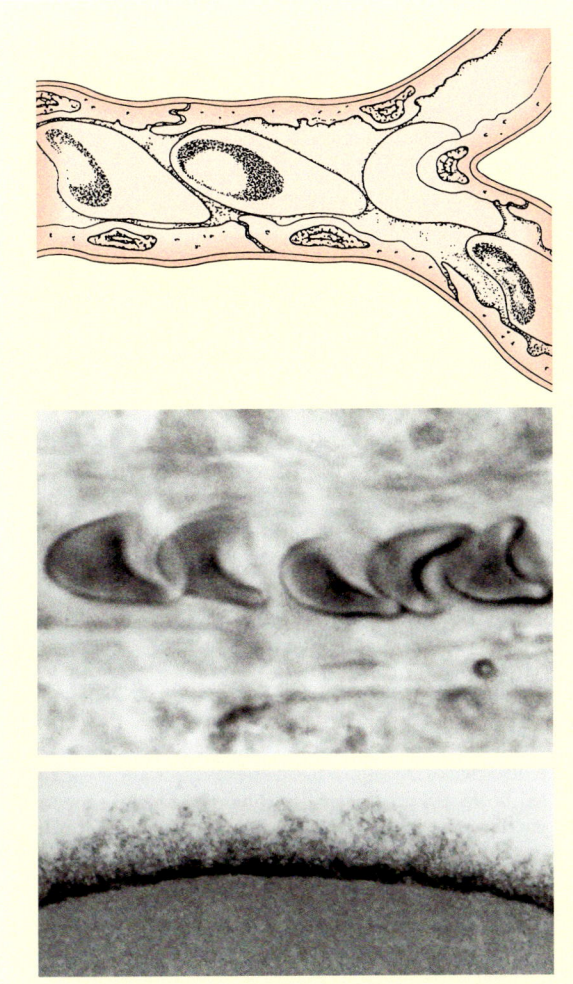

9.12 Optimierung des Sauerstofftransports vom Blut in das Gewebe. Das obere Bild zeigt rote Blutkörperchen (Erythrozyten), wie sie in dichter Reihe durch eine Kapillare wandern. In der Mitte ist deren Verformung zum Erzielen eines optimalen Wandkontaktes dargestellt und unten sieht man die Gleitschicht für die Erythrozyten, die aus Zuckern aufgebaute Glykokalix.

um eine maximale Menge an Sauerstoff in die Mitochondrien der Zellen transferieren zu können. Die Wände der Kapillaren bestehen deshalb nur aus einer Basalmembran, auf der eine Schicht von Endothelzellen aufsitzt. Nur das Endothel kommt in direkten Kontakt mit dem Blut.

So gebaute Kapillaren begünstigen zwar einen optimalen Gasaustausch, werden aber auch leicht durch Druckerhöhung oder aus dem Gewebe einströmendes Wasser zerstört (Mikroangiopathien). Dann wird das Gewebe im Umfeld nicht mehr mit Sauerstoff

versorgt. Nervenzellen verfügen z.B. über keine Speichermöglichkeit für Sauerstoff. Falls die Sauerstoffversorgung für nur wenige Minuten unterbrochen wird, stirbt diese Zelle ab. So werden verstopfte Kapillaren auch ständig abgebaut und in einem Prozess namens Angiogenese wieder neu gebildet. Weiterhin sorgen zusätzliche Verzweigungen (Anastomosen) dafür, dass die Versorgung der Zellen schnellstmöglich wieder hergestellt wird.

Im Blut, das durch die Kapillaren fließt, reihen sich die Erythrocyten in dichter Folge auf (vgl. → Abb. 10). So handelt es sich bei kapillarem Blut nur bedingt um eine Flüssigkeit. Eigentlich ist es ein Stapel roter Blutzellen, der von Plasma umgeben ist. Da Sauerstoff durch Diffusion direkt zu den Zellen gelangen soll, muss ein direkter Kontakt zwischen den Endothelien und der Zellwand der Erythrocyten hergestellt werden. Während die Blutkörperchen in den großen Gefäßen als eingedellte Scheiben vorliegen, ändern sie, bedingt durch den Blutdruck und die Wandreibung, ihre Hülle so, dass der Wand-Wand-Kontakt maximiert wird. Die Formanpassung der Erythrocytenhülle können jedoch nur junge oder reife Blutzellen vollziehen, da die Zellwand in älteren Erythrocyten dafür zu starr geworden ist. Deshalb werden rote Blutzellen auch im Rhythmus von 80–120 Tagen ausgetauscht. Verlangsamt sich die Neusynthese der Erythrocyten, so lässt auch die Sauerstoffversorgung des Gewebes nach. Der Wandkontakt der Erythrocyten mit dem Endothel muss so eingestellt werden, dass sich deren Passage aufgrund des Reibungswiderstands zwar verlangsamt, aber die Blutkörperchen nicht stecken bleiben. Um das zu erreichen, sind die Hüllen der Endothelien wie der Erythrocyten mit einer besonderen Gleitschicht versehen, der Glykokalix. Glykoproteine, die in beiden Hüllen verankert sind, bestehen aus Proteinen, die mit negativ geladenen Zuckerketten verbunden sind. Da sich die gleichsinnige Ladung der Ionen abstößt, wird die Reibung zwischen Erythrocyt und Endothelzelle reduziert. Die Wasserschicht, die die Zuckerketten umgibt, wirkt dabei auch noch als Gleitmittel. Nur so kann der geringe Blutdruck von 40 mmHg in den Kapillaren die stetige Wanderung der Erythrocytenstapel durch den kapillaren Gefäßabschnitt bewirken. Bei andauernder körperlicher Aktivität wird durch die Neubildung von Kapillaren der beanspruchte Gewebsbereich besser durchblutet. Umgekehrt wird im nicht beanspruchten Gewebe die Zahl der Kapillaren reduziert.

Ursachen für eine reduzierte Effizienz des kapillaren Betts sind neben der verzögerten Neubildung der Gefäße (Neovaskularisierung) u.a. die verlangsamte Reifung von Erythrocyten, deren Verklumpung wegen fehlender Glykoproteine auf der Oberfläche, eine chemische Veränderung der Zuckerketten oder eine erhöhte Viskosität in den Kapillaren aufgrund von Flüssigkeitsverlusten.

Da fast alle Gewebe und Zellen über das kapillare Bett versorgt werden, setzen Schäden an den Kapillaren eine Schreckenskaskade in Gang, die primär zum Abbau der extrazellulären Matrix und damit zum vorzeitigen Altern von Zellen führt. Fibroblasten vermindern z.B. die Synthese von Faserproteinen wie Kollagen oder Elastin. Falsch synthetisierte Kollagene und Elastine werden zwar noch in die extrazelluläre Matrix eingebaut, können aber die vielfältigen Funktionen der extrazellulären Matrix innerhalb des Bindegewebes nur noch eingeschränkt erfüllen. Da auch die Muskelzellen des Herzens und die Alveolen der Lunge von einer Unterfunktion des kapillaren Betts betroffen sind, sinkt der Blutdruck (Systole) ab und die Beladung des Hämoglobins mit Sauerstoff wird reduziert.

Der verminderte Blutdruck verlangsamt die Wanderung der roten Blutkörperchen in den Kapillaren und damit erreicht weniger Sauerstoff die Mitochondrien. Bei Sauerstoffmangel in den zellulären Kraftwerken wird zu wenig Energie produziert. Bei Energiemangel sterben zuerst die Mitochondrien und dann die Zellen ab.

Unterfunktionen des kapillaren Betts sind schleichend und können kaum durch Medikamente behoben werden. Viel Bewegung und eine vernünftige Ernährung sind die beiden Parameter, die man vorbeugend selbst beeinflussen kann.

Verhindern kann man das Altern des kapillaren Versorgungssystems nicht, aber durch eine bewusste Lebensweise kann man den Prozess verzögern.

Das Atmungsorgan Lunge

Die Lunge (Pulmo) besteht aus zwei getrennten Flügeln, die beiderseits die seitlichen Hälften des Brustraums ausfüllen.

Die Lungenflügel sind durch tiefe Einschnitte in die Lungenlappen unterteilt. Der rechte Lungenflügel besteht aus drei, der linke aus zwei Lappen. Die Lunge wird durch die gemeinsame Tätigkeit der Rippenmuskeln und des Zwerchfells gedehnt, dabei wird die Außenluft in die Lunge eingezogen. Danach zieht sie sich wieder aufgrund der elastischen Eigenschaften der Lungenhäute zusammen. Dabei wird eine im Sau-

9.13 Die Lage der beiden Lungenflügel im oberen Brustraum. Quelle: G. J. Tortora und B. H. Derrickson (2006): Anatomie und Physiologie. Wiley-VCH, Weinheim.

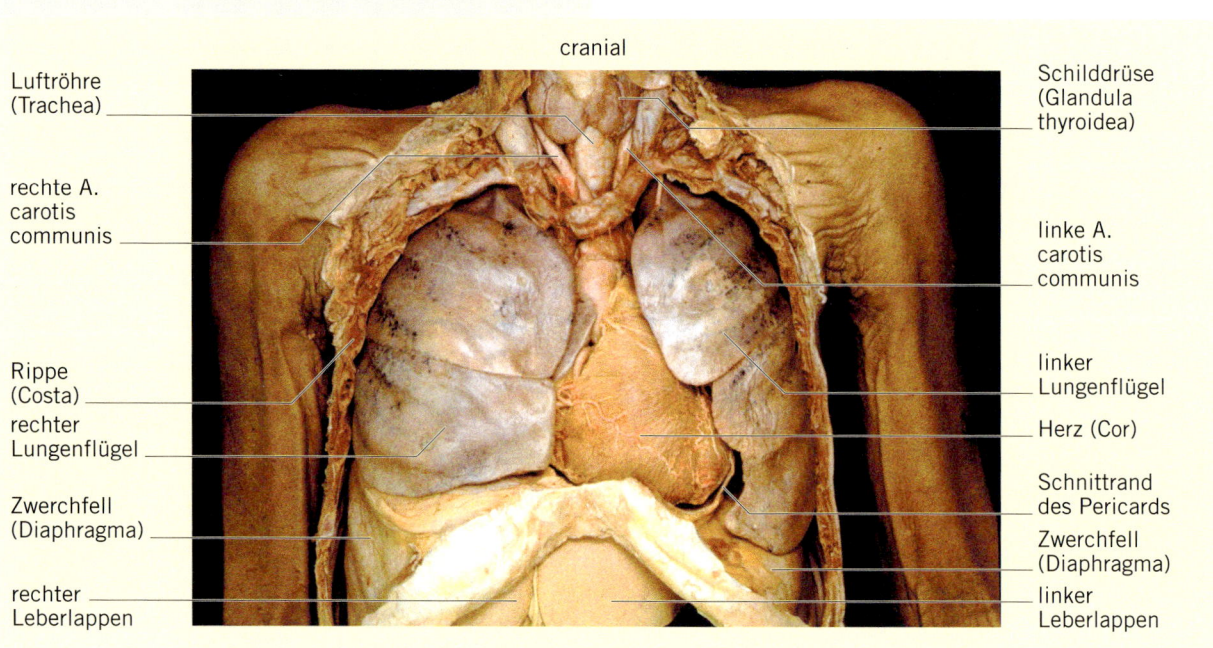

cranial

Luftröhre (Trachea)

rechte A. carotis communis

Rippe (Costa)

rechter Lungenflügel

Zwerchfell (Diaphragma)

rechter Leberlappen

Schilddrüse (Glandula thyroidea)

linke A. carotis communis

linker Lungenflügel

Herz (Cor)

Schnittrand des Pericards

Zwerchfell (Diaphragma)

linker Leberlappen

erstoffgehalt reduzierte und an Kohlendioxid angereicherte Luft ausgeatmet. Die normale Lungentätigkeit wird autonom durch das Atmungszentrum im Hirnstamm gesteuert. Forciertes Atmen ist eine Willensentscheidung, die im präfrontalen Cortex entsteht.

Die Außenflächen der beiden Lungenflügel liegen an der inneren Thoraxwand an, während ihre Unterflächen auf dem Zwerchfell aufsitzen. Zwischen den beiden Lungenflügeln sitzt das Herz. Jeder Lungenflügel ist von einer mit Gefäßen versorgten Hülle, der Pleura visceralis, überzogen. Diese grenzt, nur durch einen engen Flüssigkeitsspalt getrennt, an die innere Hülle (Pleura parietalis), welche die innere Brusthöhle, das Zwerchfell und das Mittelfell (Mediastinum) überzieht. Diese beiden Pleurablätter werden auch als Brustfell bezeichnet. In der Pleurahöhle befindet sich eine geringe Menge Gleitflüssigkeit, die die Reibung zwischen den Pleurablättern reduziert. Eine Entzündung der Pleura, als Pleuritis oder Rippenfellentzündung bezeichnet, verursacht Schmerzen, weil das parientale und vicerale Pleurablatt aneinander reiben. Bei chronischer Entzündung sammelt sich überschüssige Flüssigkeit im Pleuraspalt an und es bildet sich ein sog. Pleuraerguss.

Die Atmungsluft wird durch den Nasen-Rachen-Raum (Nasopharynx), durch den Kehlkopf (Larynx) mit seiner engsten Stelle und durch die Stimmritze (Glottis) in die Luftröhre (Trachea) geleitet. Der Nasen-Rachen-Raum ist mit einem Schleim absondernden Epithel ausgekleidet, das die Luft anfeuchtet und Fremdköper entfernt. Epithelien unterhalb des Kehlkopfs bis zur Lunge hin sind mit Flimmerhaaren versehen, die den Schleim mit den anhaftenden Fremdpartikeln in Richtung Mund bewegen. Die Luftröhre (Trachea) stellt ein weitlumiges Rohr dar, in das Muskelfasern und Knorpelstangen eingelagert sind. Sie teilt sich unterhalb des fünften Brustwirbels in die beiden Hauptbronchien, die schräg abwärts gerichtet in die Lungenflügel eintreten. Jeder Hauptbronchus verzweigt sich in mehrere Äste, deren Versorgungsbereiche etwa mit den Lappenbereichen übereinstimmen. Diese Bronchien teilen sich unter Abnahme des Lumens weiter in Bronchiolen und Terminalbronchiolen auf. Nach der 20. Aufteilung beginnen die Alveolargänge (Ductuli alveolares), die mit Lungenbläschen (Alveolen) dicht besetzt sind.

Der Respirationstrakt untergliedert sich in den oberen und unteren Atemtrakt. An der Atmung sind zwei hintereinander geschaltete Prozesse beteiligt: der Transport der Luft in die Lungenbläschen (Ventilation) und die Wanderung (Diffusion) des Sauerstoffs von den Alveolen in das Kapillarblut. Die beiden Prozesse werden unter der Bezeichnung Lungenatmung (äußere Atmung) zusammengefasst. Der Luft leitende Bereich (konduktive Bereich) besteht aus hintereinander geschalteten Räumen und Röhren. Der respiratorische Teil umfasst die Bronchien und die Alveolen, in denen der Gasaustausch stattfindet.

Ein erwachsener Mensch macht in Ruhe etwa 12 Atemzüge pro Minute und bewegt bei jedem Atemzug einen halben Liter Luft in die Lunge hinein und wieder heraus (Atemzugvolumen). Das Produkt aus Atemfrequenz und Atemzugvolumen beträgt ca. sechs Liter und ergibt das Atemminutenvolumen.

Bei extremer körperlicher Belastung kann es bis auf 120 Liter pro Minute ansteigen. Etwa 350 ml des Atemzugvolumens gelangen in den Gas austauschenden Bereich des Respirationstraktes, der Rest bleibt im konduktiven Segment (150 ml). Die konduktiven Atemwege, in denen die Luft nicht am Gasaustausch teilnimmt, bilden einen anatomischen Totraum. Als inspiratorisches Reservevolumen bezeichnet man die Luftmenge, die über die normale Atmung hinaus noch zusätzlich eingeatmet werden kann (drei Liter beim Mann und zwei Liter bei einer Frau). Die sog. Vitalkapazität ist die Summe aus respiratorischem Reservevolumen, Atemzugsvolumen und ausgeatmetem Reservevolumen (fünf Liter bzw. drei Liter). Bei ruhiger Atmung verteilen sich von sieben Litern Atemminutenvolumen zwei Liter auf die Totraumbelüftung und fünf Liter auf die alveolare Ventilation. Bei normaler Atmung bleibt ein Luftrest in der Lunge, das sog. Residualvolumen. Dies kann dazu führen, dass Teile der Lunge schlecht belüftet werden, sich als Folge Schadstoffe ablagern und Erreger wie Pneumokokken ansiedeln. Tiefe Atemzüge bedingt durch körperliche Anstrengungen oder Willensentscheidung belüften auch schlecht zugängliche Lungenbereiche und schützen sie damit vor lokalen Infektionen. Bei der sog. flachen Atmung dagegen verbleibt die gesamte eingeatmete Luft in den Atemwegen und nimmt somit nicht am Gasaustausch teil. Eine solche Atmungsform stellt aufgrund der Sauerstoff-Unterversorgung einen akuten Gefahrenzustand dar.

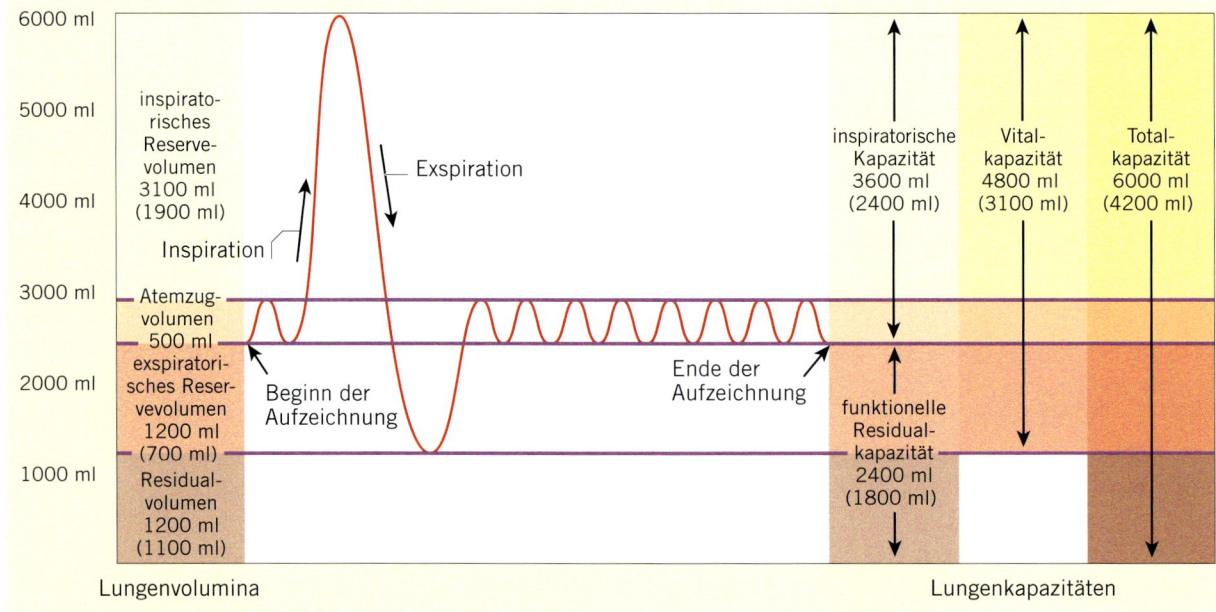

9.14 Spirogramm mit den verschiedenen Lungenvolumina und Lungenkapazitäten. Die Zahlen entsprechen den Durchschnittswerten für gesunde Erwachsene. Die Werte für Frauen sind in Klammern gesetzt. Links sind in der Abbildung die Lungenvolumina, rechts die Lungenkapazitäten aufgeführt. Quelle: G. J. Tortora und B. H. Derrickson (2006): Anatomie und Physiologie. Wiley-VCH, Weinheim.

Die Atemwege dienen nicht nur der Zuleitung von Frischluft während des Einatmens (Inspiration) und der Ableitung der Alveolarluft während des Ausatmens (Exspiration), sondern erfüllen auch eine Reihe von Hilfsfunktionen für die Atmung. Hierzu gehören die Reinigung, Erwärmung und Befeuchtung der eingeatmeten Luft. Beim Eintritt in die Alveolen hat die Atemluft 37 Grad erreicht und ist völlig mit Wasserdampf gesättigt.

In den gasgefüllten Hohlräumen der Lungenbläschen findet der Austausch der Atemgase zwischen dem Luftraum und dem Blut in den Lungenkapillaren statt.

Die Alveolen haben einen Durchmesser von ca. 0,2 mm und ihre Zahl wird auf 300 Millionen geschätzt. Die Gesamtoberfläche der Gas austauschenden Fläche beträgt ca. 80 m². Die Alveolen sind von einem dichten Netz kapillarer Blutgefäße umgeben. Das aus der rechten Herzkammer kommende Blut strömt über die Pulmonalarterie in diese Kapillaren, passiert sie unter Aufnahme von Sauerstoff und Abgabe von Kohlendioxid und sammelt sich in der Pulmonalvene,

die in die linke Herzkammer mündet. Vorraussetzung für einen effektiven Gasaustausch sind nicht nur die große Oberfläche der Lungenbläschen, sondern auch der kleine Abstand zwischen dem Gasraum der Alveolen und dem Blut in den Kapillaren, der weniger als ein Mikrometer beträgt. Blut und Atemluft sind nur durch die sog. alveolkapilläre Membran voneinander getrennt.

Der Gasaustausch in der Lunge beinhaltet die Diffusion von Sauerstoff aus der Alveolarluft mit 105 mmHg Partialdruck ins Kapillarblut mit 40 mmHg und die Diffusion von Kohlendioxid in die umgekehrte Richtung. Der Austausch der Atemgase vom Blut in den Kapillaren zu den Zellen des Gewebes wird als innere Atmung bezeichnet.

In Ruhe verbrauchen die Körperzellen etwa pro Minute 200 ml Sauerstoff. Bei schwerer körperlicher Belastung steigt der O_2-Verbrauch in der Regel um das 15- bis 20-Fache, bei Ausdauerathleten sogar auf das 30-Fache an. Die Anpassung der Atemtätigkeit an die Stoffwechselbedürfnisse wird vom Atemzentrum im Hirnstamm geregelt. Der Grundrhythmus der Atmung, der vom respiratorischen Zentrum festgelegt und koordiniert wird, kann durch Signale aus anderen Bereichen des Gehirns, etwa der Hirnrinde, willkürlich modifiziert werden. Man kann sogar für eine kurze Zeit aufhören zu atmen. Häufen sich allerdings Kohlendioxid und Protonen im Blut an, so setzt die Atmung wieder ein und überspielt so die willentliche Entscheidung. Auch emotionale Reize, wie Angst, Trauer oder Freude, können, gesteuert über den Hypothalamus und das limbische System, die Atemfrequenz verändern.

In 3000 Meter Höhe reduziert sich der Sauerstoffpartialdruck von 159 mmHg (Meeresspiegel) auf 110 mmHg. Entsprechend wird auch der alveolare Druck niedriger und die O_2-Abgabe ins Blut geringer. Die Folge sind Kurzatmigkeit, Kopfschmerzen, Schwindel und Übelkeit, da besonders die Sauerstoffversorgung der Nervenzellen im Gehirn sehr empfindlich auf den Druckabfall reagiert.

Bei der sog. Höhenanpassung kann die Sauerstoffversorgung der Zellen durch zwei Maßnahmen verbessert werden: Zum einen wird durch eine vermehrte Synthese von roten Blutkörperchen der Hämatokrit erhöht, zum anderen reduziert eine in den Erythrocyten produzierte Substanz, die man 2,3-Bisphosphoglycerat (BPG) nennt, die Bindungsstärke des Sauerstoffs an das Hämoglobin. Somit kann mehr Sauerstoff an die Zellen abgegeben werden. Die Synthese von BPG wird durch Hormone wie z.B. Adrenalin gefördert; damit werden in Stresssituationen die Zellen besser mit Sauerstoff versorgt. Eine Hypoxie wird durch einen niedrigen Sauerstoffdruck im arteriellen Blut verursacht, wie er in großer Höhe oder infolge von Atemwegsobstruktionen oder beim Lungenödem auftreten kann.

Bei der anämischen Hypoxie ist zu wenig Hämoglobin vorhanden, um den Sauerstoff zum Gewebe zu bringen.

Die Lunge ist in großem Maße umweltabhängigen, inhalativen Noxen ausgesetzt. Außer von der Konzentration hängt die Schadwirkung von Partikeln – das „ätiopathogenetische Prinzip" – von deren chemischen und physikalischen Eigenschaften ab. Liegt der Schadstoff in Aerosolform vor, so ist die

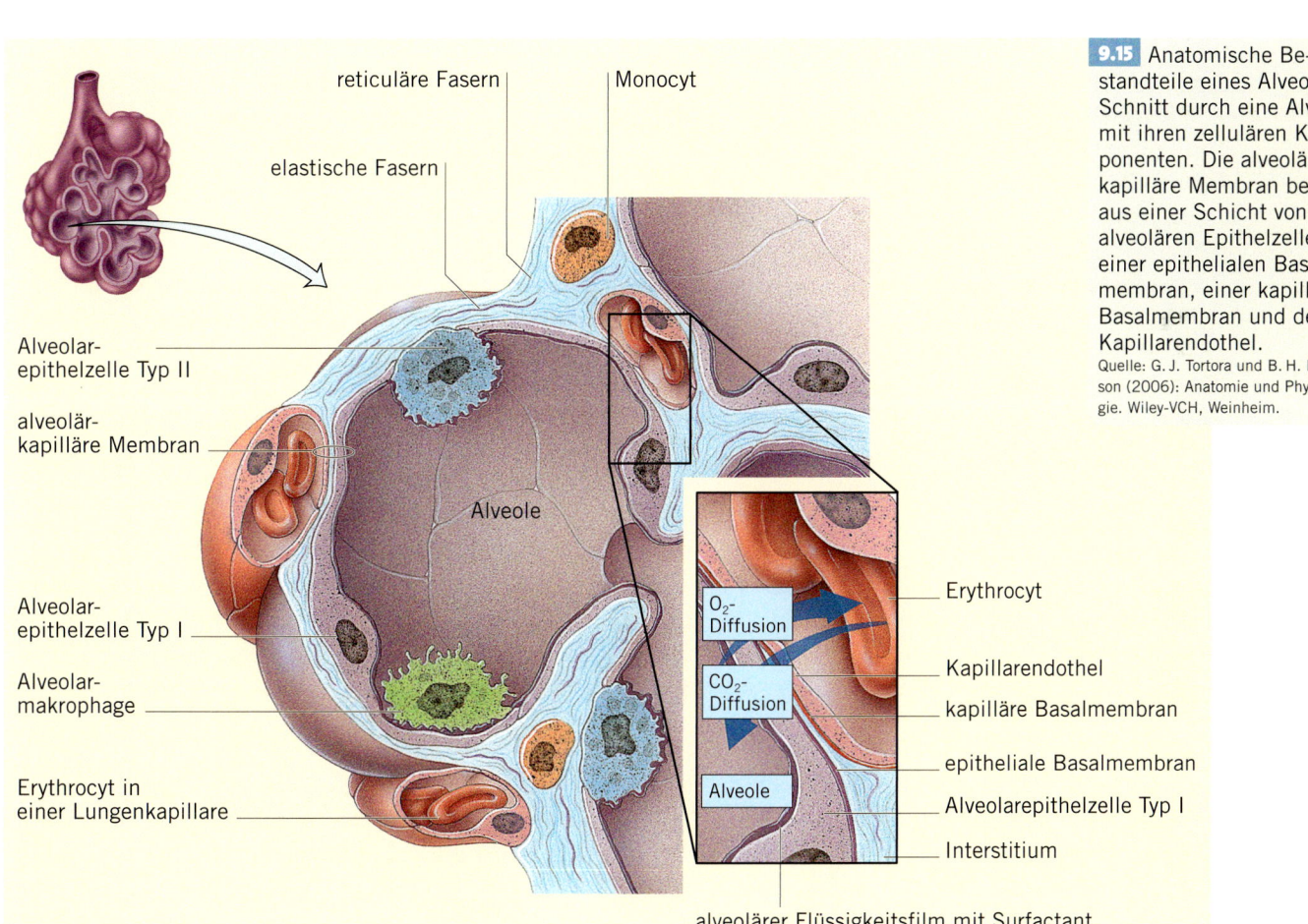

9.15 Anatomische Bestandteile eines Alveolus. Schnitt durch eine Alveole mit ihren zellulären Komponenten. Die alveolär-kapilläre Membran besteht aus einer Schicht von alveolären Epithelzellen, einer epithelialen Basalmembran, einer kapillären Basalmembran und dem Kapillarendothel.
Quelle: G. J. Tortora und B. H. Derrickson (2006): Anatomie und Physiologie. Wiley-VCH, Weinheim.

reticuläre Fasern

Monocyt

elastische Fasern

Alveolarepithelzelle Typ II

alveolär-kapilläre Membran

Alveole

Alveolarepithelzelle Typ I

Alveolarmakrophage

Erythrocyt in einer Lungenkapillare

O_2-Diffusion

CO_2-Diffusion

Alveole

Erythrocyt

Kapillarendothel

kapilläre Basalmembran

epitheliale Basalmembran

Alveolarepithelzelle Typ I

Interstitium

alveolärer Flüssigkeitsfilm mit Surfactant

Eindringtiefe von der Größe der Partikel abhängig. Natürliche Aerosole, wie Pollen oder Meersalzsole, besitzen im Mittel einen Partikeldurchmesser von größer als zehn Mikrometer. Anthropogene Aerosole, die vorwiegend durch Verbrennungsprozesse in der Industrie, den Haushalten und im Verkehr entstehen, weisen dagegen einen Radius von weniger als zehn Mikrometern auf. Die sog. Feinstäube sind somit urbane Belastungen, wovon 84 % einen Durchmesser kleiner 10 Mikrometer (PM 10, PM = particulate matter) haben. Die größeren Partikel der natürlichen Aerosole werden aufgrund ihrer Masse bereits außerhalb der Lunge ausgefällt. Nur bei Mundatmung und hohen Atemflüssen gelangen diese Partikel in den Alveolarraum. PM-2.5-Partikel, die den sog. Smog ausmachen, gelangen in großen Dosen in die kleinen Atemwege und in den Bereich der Alveolen. Anhaltende Ablagerung von Feinstäuben in den Bronchiolen führt zu einer chronischen Bronchitis.

Eine dauerhaft hohe Belastung der Luft mit z.B. von Kohlenkraftwerken produziertem Schwefeldioxid führt bei Bronchitispatienten, die älter als 60 Jahre sind, zu einer Verdopplung der Sterbefälle. Wasserlösliche Stoffe, wie Schwefeldioxid und Formaldehyd, werden vorwiegend schon im oberen Respirationstrakt absorbiert und lösen dort eine Verengung der Luftwege und lokale Entzündungen aus. Ozon und Stickstoffdioxid dagegen lösen sich kaum in Wasser und dringen deshalb mit der Atemluft bis in den Alveolarraum ein. So reduziert ein Ozongehalt von 1 mg pro Kubikmeter die Sauerstoffabgabe an das Blut um 10 %.

Die Lunge verfügt über biophysikalische und humoral-chemisch wirkende Abwehrkräfte, welche die Schadwirkung eines inhalativen Schadstoffs begrenzen. Die Reinigung der Inspirationsluft erfolgt teilweise schon in der Nase, wo kleine Partikel, Staub und Bakterien von den Schleimhäuten abgefangen werden. Deshalb besteht bei chronischer Mundatmung eine erhöhte Anfälligkeit für eine Erkrankung der Atemwege. Weitere eingeatmete Partikel lagern sich in der Schleimhaut ab, welche die zuleitenden Atemwege überzieht. Der von Becherzellen und weiteren Drüsenzellen abgeschiedene Schleim wird ständig durch rhythmische Bewegung der Flimmerhaare (Zilien) des Respirationsepithels mundwärts befördert und anschließend verschluckt. Der Schleimtransport sorgt also dafür, dass Fremdpartikel und Bakterien aus dem Atmungtrakt entfernt werden. Sind die Zilien geschädigt, wie dies etwa bei Rauchern oder bei chronischer Bronchitis der Fall ist, kommt es zu Schleimansammlungen in den Atemwegen und damit zu einem erhöhten Atmungswiderstand.

Größere in die Atemwege gelangte Fremdkörper und Schleimablagerungen lösen durch Reizung der Schleimhäute in der Luftröhre (Trachea) und in den Bronchien den Hustenakt aus. Dabei handelt es sich um einen reflektorischen Vorgang, der zunächst in einem starken Ausatmen gegen die geschlossene Stimmritze (Glottis) besteht. Beim plötzlichen Öffnen der Glottis wird dann der Fremdkörper mit dem extrem beschleunigten Ausatmungsstrom herausbefördert. Unlösliche Partikel wie z.B. Metalle werden im Alveolarraum von Fresszellen (Makrophagen) aufgenommen. Anschließend werden die Fresszellen mit aufgenommenen Fremdstoffen in den kleinen Atemwegen mittels des ziliaren Transports mundwärts geschleust. Die sog. alveolare Clearance eines Schadstoffs ist jedoch ein langsamer Vorgang, dessen Halbwertszeit einige Jahre betragen kann. Ab den kleinen Atemwegen wird der Abtransport von der mukoziliaren Clearance (Schleim plus Zilien) geleistet. Die Transportgeschwindigkeit nimmt mit der Größe des Lumens zu und beträgt in der Trachea bis zu 20 mm/min. Während man Umweltnoxen zumeist nicht entkommen kann, hat das Rauchen als eigenverantwortliche Entscheidung fatale Folgen für das Funktionieren der Lunge. Zwei Raucher können in einem Innenraum den Feinstaubwert auf 0,5 bis auf 1,0 mg pro Kubikmeter Luft anheben. Auch Karzinogene, wie polyzyklische aromatische Kohlenwasserstoffe, Nitrosamine, Arsen und Cadmium, werden in Wohnräumen von Rauchern in deutlich erhöhter Konzentration gemessen. Falls Eltern in schlecht gelüfteten Räumen intensiv rauchen, wird die Lunge von Kindern bereits so stark geschädigt, dass pulmonale Erkrankungen im Alter fast unabdingbar sind.

Viele ältere Menschen sind in ihrer Mobilität eingeschränkt und halten sich besonders im Winter zu viel in schlecht gelüfteten und überheizten Räumen auf. Gasherde und Ölheizungen produzieren hohe Konzentrationen an Stickstoffdioxid (2 mg pro Kubikmeter Luft), die die Konzentration in der Außenluft um das Zehnfache übertreffen können. Dieses „Heizungsklima", gekoppelt mit einem reduzierten

Atemzugvolumen, führt zu einer permanenten Sauerstoffunterversorgung.

Eine besondere gesundheitliche Belastung wird durch Typ-l-Allergene verursacht, die aus dem Milbenkot, den Exkrementen von Küchenschaben, aus Katzenspeichel und Schimmelpilzen stammen. Sie verursachen sowohl Rhinitis wie Bronchitis und erhöhen die Asthmamorbidität. Auch schlecht gereinigte Teppichböden sind ideale Brutstätten für Milben und Bakterien. Die im Alter beliebten überheizten Räume begünstigen dabei noch die Vermehrungsrate solcher Schadorganismen.

Da Atemwege und Lunge in direktem Kontakt zur Außenwelt stehen, sind Infektionen dieser Organe sehr häufig. Auch emotionale Belastungen oder Stress fördern Erkrankungen der Atemwege. Hunderte unterschiedlicher Viren, Bakterien und Pilze können Erkältungskrankheiten oder Schnupfen verursachen. Dabei sind Rhinoviren für 40 % aller Erkältungen bei Erwachsenen verantwortlich. Symptome sind Niesen, vermehrte nasale Sekretion, trockner Husten und Schleimhautschwellungen. Als Komplikationen können sich Sinusitis, Laryngitis, Bronchitis, Asthma und Mittelohrentzündungen entwickeln. Bei einer Grippe oder Influenza handelt es sich um eine durch Influenzaviren verursachte respiratorische Erkrankung. Je nach Erregertyp kann es zu einer lebensgefährlichen Erkrankung kommen, die den gesamten Atmungstrakt umfasst. Die Lungenentzündung (Pneumonie), eine von Pneumokokken wie von weiteren Erregern verursachte Entzündung der Alveolen, ist die häufigste Todesursache unter den Infektionskrankheiten. In Deutschland erkranken etwa 350 000 Menschen pro Jahr an Pneumonie. Bei Bewohnern von Altenheimen ist die Häufigkeit von Lungenentzündungen etwa zehnfach höher als bei der übrigen Bevölkerung.

Etwa 10 % der Erwachsenen in Deutschland leiden unter Asthma, einer Form der Atembeklemmung. Sie ist durch eine bronchiale Übererregbarkeit gegenüber geringen Reizen und Atemwegsobstruktionen gekennzeichnet und führt zu chronischen Entzündungen der Atemwege. In der Spätphase des Asthmas tritt eine Fibrosierung des Bronchialepithels, gefolgt von Ödemen und Nekrosen auf. Eine weit verbreitete Krankheit ist die von dem Bakterium Mycobakterium tuberculosis verursachte Tuberkulose (TBC). Wenn das Immunsystem intakt ist, werden die Bakterien zwar durch Makrophagen und Granulocyten an der Ausbreitung gehindert, kleine Populationen in schlecht ventilierten Bereichen der Lunge bleiben jedoch unbegrenzt aktiv (ruhende Infektion). So kann die Tuberkulose bei schlechten Lebensbedingungen oder im Alter jederzeit wieder ausbrechen.

Mit dem Begriff chronisch-obstruktive Lungenerkrankung (COPD, chronic obstructive pulmonary disease) werden Atemwegerkrankungen zusammengefasst, die durch Atemwegeinengungen und erhöhten Atemwegwiderstand (Resistance) gekennzeichnet sind. Hierzu gehören auch das Lungenemphysem und die chronische Bronchitis. In Deutschland sind 10 % der Bevölkerung von der COPD betroffen. Sie ist eine häufige Todesursache. Das schwere akute respiratorische Syndrom (SARS) ist eine neu aufgetretene Infektionskrankheit. SARS wurde 2002 zuerst in China beobachtet und hat sich seither weltweit verbreitet. Verursacher der respiratorischen Erkrankung ist ein neu aufgetretenes Coronavirus. Die Verbreitung erfolgt hauptsächlich von Mensch zu Mensch. Tödliche Verläufe wurden zumeist bei älteren Menschen beobachtet; eine wirksame Behandlung gibt es nicht.

Das Harnsystem

Die Filterfunktion der Nieren ist abhängig vom Blutdruck und damit von einem gesunden Herzen. Die Nieren machen zwar nur ein halbes Prozent der Körpermasse aus, erhalten aber über die beiden Nierenarterien 25 % des arteriellen Blutes. Beim Erwachsenen liegt die Nierendurchblutung bei etwa 1,2 Liter pro Minute. Der Beitrag des Harnsystems zum Körpergleichgewicht (Homöostase) liegt in der Modifikation der Blutzusammensetzung, des pH-Werts, des Blutvolumens und des Blutdrucks. Weiterhin sorgt es für die Ausscheidung von Stoffwechselendprodukten und Fremdstoffen sowie für die Synthese von Hormonen. Zum Harnsystem gehören die beiden Nieren mit den Harnleitern (Uretern), die Harnblase (Vesica urinaria) und die Harnröhre (Urethra). Die Nieren filtern das Blutplasma und führen aus dem Filtrat den Hauptteil des Wassers sowie Nährstoffe in den Blutstrom zurück. Hormone wie das Aldosteron regulieren, wie viel Wasser und Mineralsalze im Gefäßsystem verbleiben. Der zurückgehaltene Teil des Wassers mit den darin gelösten Abfallstoffen ist der

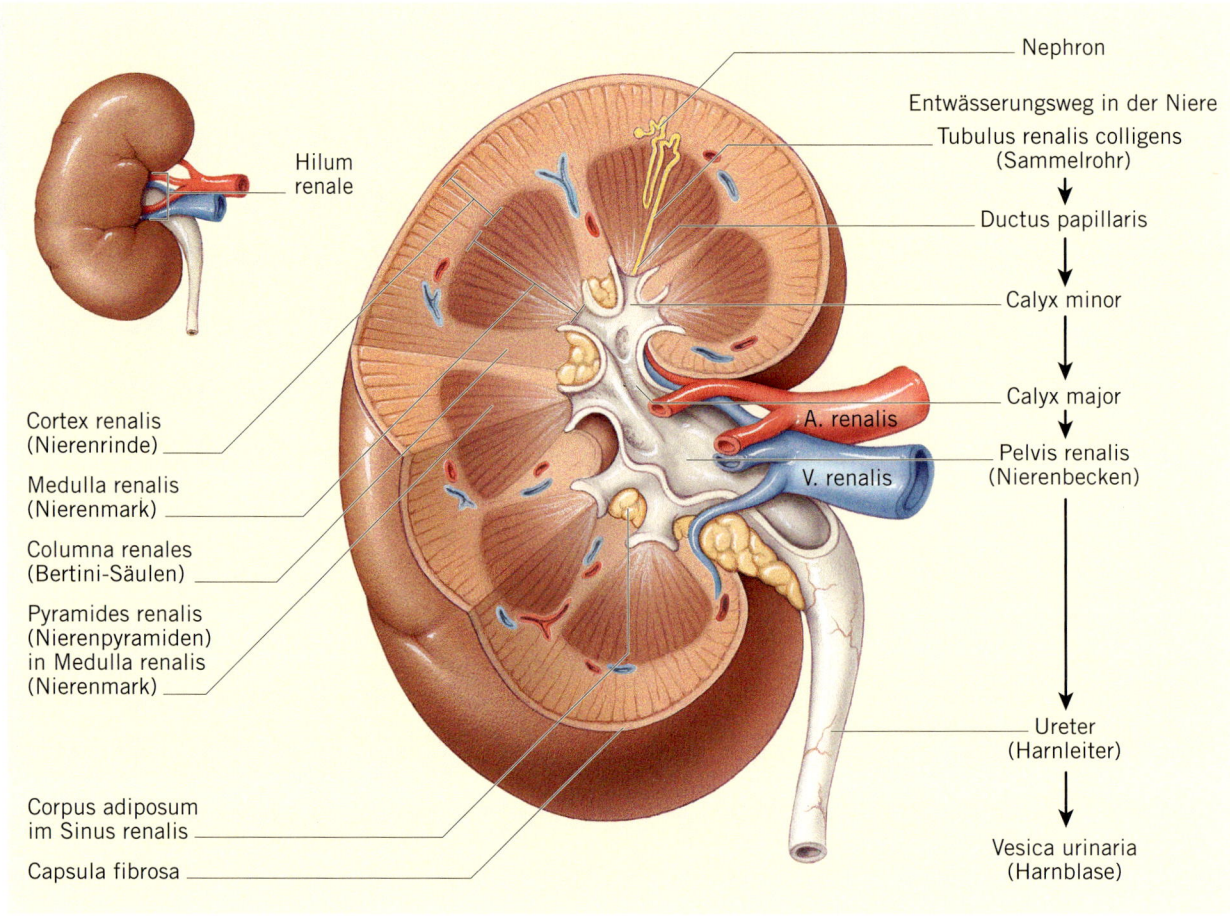

9.16 Frontalschnitt durch die rechte Niere.
Quelle: G. J. Tortora und B. H. Derrickson (2006): Anatomie und Physiologie. Wiley-VCH, Weinheim.

Hilum renale

Cortex renalis (Nierenrinde)

Medulla renalis (Nierenmark)

Columna renales (Bertini-Säulen)

Pyramides renalis (Nierenpyramiden) in Medulla renalis (Nierenmark)

Corpus adiposum im Sinus renalis

Capsula fibrosa

A. renalis
V. renalis

Nephron

Entwässerungsweg in der Niere
Tubulus renalis colligens (Sammelrohr)
↓
Ductus papillaris
↓
Calyx minor
↓
Calyx major
↓
Pelvis renalis (Nierenbecken)
↓
Ureter (Harnleiter)
↓
Vesica urinaria (Harnblase)

Urin, der durch den Harnleiter in die Harnblase gelangt. Dort wird er gesammelt, um dann von Zeit zu Zeit durch die Harnröhre ausgeschieden zu werden.

Anatomie, Physiologie und Pathologie der Nieren sind Gegenstand des Fachgebiets der Nephrologie, das gesamte Harnsystem ist Inhalt der Urologie.

Jede der beiden bohnenförmigen Nieren eines Erwachsenen ist 10 – 12 cm lang, 5 – 7 cm breit und 3 cm dick; sie wiegt 135 – 150 g. Die Nieren liegen zwischen dem letzten Brustwirbel und dem dritten Lendenwirbel und werden zum Teil durch die 11. und 12. Rippe geschützt. Im eingebuchteten medialen Rand der Niere liegt ein tiefer Einschnitt, das Hilum renale, durch den Harnleiter, Blut- und Lymphgefäße sowie Nervenstränge geführt werden.

Ein Schnitt durch die Niere legt zwei unterschiedliche Regionen offen: ein äußeres, glattes rötliches Areal, die sog. Nierenrinde (Cortex renalis), und ein nach innen gelegtes rotbraunes Gebiet, das Nierenmark (Medulla renalis), das in 8 bis 18 Pyramiden

untergliedert ist. Der Filtrationsapparat der Niere besteht aus etwa einer Million Filtereinheiten, den Nephronen.

Der in den Nephronen gebildete Harn fließt zu den Nierenkelchen und weiter in einen großen Hohlraum, das Nierenbecken (Pelvis renalis). Von dort aus wird er durch den Harnleiter in die Blase transportiert.

Nephronen setzen sich zusammen aus dem Nierenkörperchen (Corpusculum renale) zur Filterung des Blutplasmas und den Nierenkanälchen (Tubulus renalis), die die gefilterten Flüssigkeiten aufnehmen. Die in den Kapselraum der Nephronen eindringende Flüssigkeit wird als Primärharn oder Ultrafiltrat bezeichnet. Im Durchschnitt beträgt die tägliche Menge an Primärharn bei Frauen 150 und bei Männern 180 Liter. Über 99 % des Filtrats werden durch Rückresorption in den Blutstrom zurückgeführt, sodass täglich nur 1 – 2 Liter Flüssigkeit als Urin ausgeschieden werden.

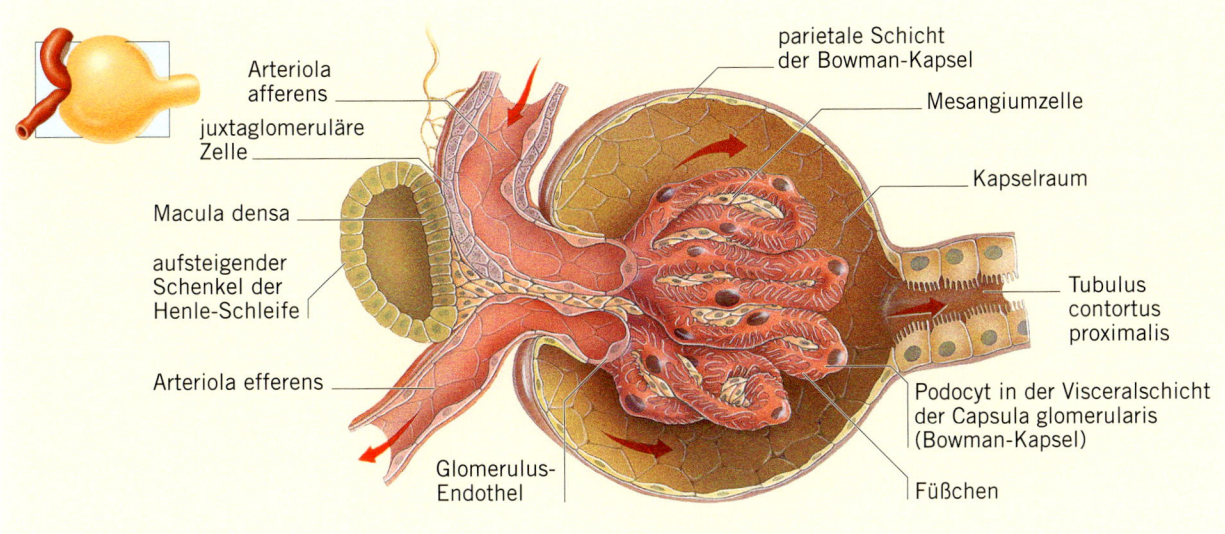

Arteriola afferens

juxtaglomeruläre Zelle

Macula densa

aufsteigender Schenkel der Henle-Schleife

Arteriola efferens

Glomerulus-Endothel

parietale Schicht der Bowman-Kapsel

Mesangiumzelle

Kapselraum

Tubulus contortus proximalis

Podocyt in der Visceralschicht der Capsula glomerularis (Bowman-Kapsel)

Füßchen

9.17 Innen-ansicht eines Nierenkörper-chens Es besteht aus der Kap-sel und dem Glomerulus. Quelle: G. J. Tortora und B. H. Derrickson (2006): Anatomie und Physiologie. Wiley-VCH, Wein-heim.

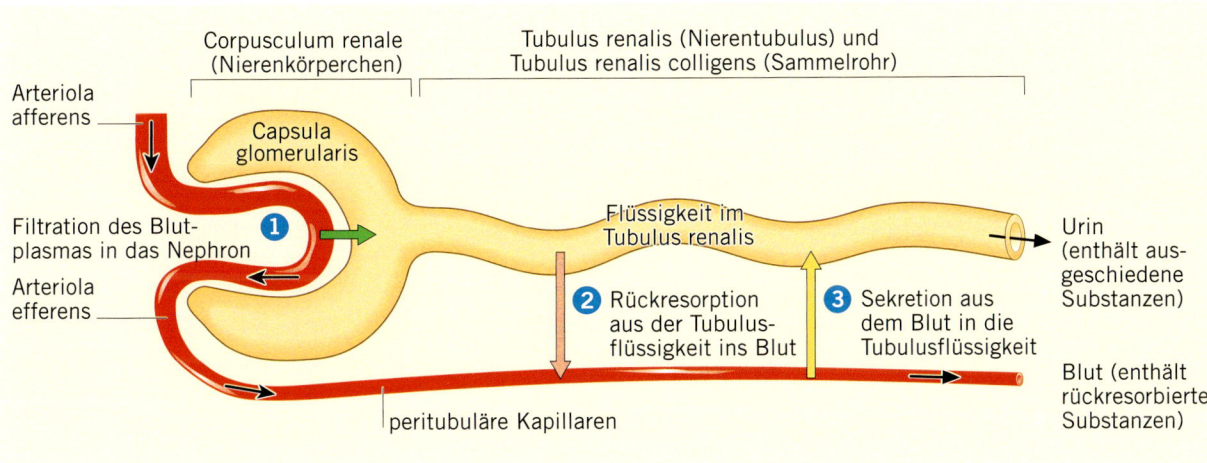

Corpusculum renale (Nierenkörperchen)

Tubulus renalis (Nierentubulus) und Tubulus renalis colligens (Sammelrohr)

Arteriola afferens

Capsula glomerularis

Filtration des Blut-plasmas in das Nephron

Arteriola efferens

❶

Flüssigkeit im Tubulus renalis

❷ Rückresorption aus der Tubulus-flüssigkeit ins Blut

❸ Sekretion aus dem Blut in die Tubulusflüssigkeit

Urin (enthält aus-geschiedene Substanzen)

Blut (enthält rückresorbierte Substanzen)

peritubuläre Kapillaren

9.18 Die Struktur eines Nephrons. Die Hauptfunkti-onen des Ne-phrons sind: Glomerulusfil-tration, Rück-resorption und Ausscheidung durch die Tu-buli. Quelle: G. J. Tortora und B. H. Derrickson (2006): Anatomie und Phy-siologie. Wiley-VCH, Weinheim.

Auch im glomerulären Filtrat gelöste Substanzen, die für den Organismus brauchbar sind, kehren über die Tubuli wieder ins Blut zurück. So versteht man unter Rückresorption eine Art Recycling, bei dem Wertstoffe zurück gewonnen und Abfallstoffe aus-geschieden werden. Etwa 95 % der gesamten Urin-menge sind Wasser. Die übrigen 5 % sind Elektroly-te, gelöste Abfallprodukte aus dem Zellstoffwechsel und Fremdsubstanzen, wie Harnstoff, Kreatinin und Harnsäure sowie nicht verwertete oder überschüssi-ge Medikamente. Der Urin gesunder Menschen ist praktisch proteinfrei.

Der Blutdruck ist die treibende Kraft für den Übertritt von Wasser aus dem Blutplasma durch die Filtrationsmembran in die Kapsel. Der glomuläre Kapillardruck von 55 mmHg fördert die Filtration, während der Kapseldruck (15 mmHg) und der kolloi-dosmotische Druck des Blutes (30 mmHg) den Fil-trationsdruck mindern. So sorgt der Nettofiltrations-druck von 10 mmHg dafür, dass eine große Menge Flüssigkeit aus dem Blut als Primärharn in die Kapsel gelangt.

Bei einigen Nierenerkrankungen sind geschädigte, die Nierenkörperchen umgebende Kapillaren nicht mehr in der Lage, im Blut gelöste Plasmaproteine zurückzuhalten. Deshalb entsteht im Filtrat ein kol-loidosmotischer Druck, der dem Blut weiteres Was-ser entzieht. Da den Kapillaren mehr Flüssigkeit entzogen wird als durch die Rückresorption ergänzt wird, nimmt das Blutvolumen ab, und das interstitielle Flüssigkeitsvolumen in allen Geweben steigt an. So kann es aufgrund der pathologischen Proteinausscheidung zu Ödemen in den Geweben kommen.

Ein Warnsignal ist das Auftreten von Blut im Urin (Hämaturie). Es deutet auf ein pathologisches Geschehen in der Niere, der Blase, den ableitenden Harnwegen oder beim Mann in der Prostata hin. Bei positivem Befund muss sofort ein Urologe zu Rate gezogen werden.

Mit zunehmendem Alter nehmen Nierengröße sowie ihre Blutversorgung und damit auch die Filtrationsleistung ab. Eine intakte Nierenfunktion ist immer an die Pumpleistung des Herzens und damit an den Blutdruck gekoppelt. Das Nierengewicht ist bei einem 80-Jährigen um 100 g reduziert und damit nimmt die Filtrationsleistung um 50 % ab. Auch die Blutgefäße, die den Filtrationsapparat versorgen, sind beschädigt oder bilden sich zurück. Damit werden Schadstoffe nicht mehr ausreichend aus dem Blut entfernt und alle Zellen des Körpers werden gering, aber stetig geschädigt. Das Versagen der Nieren führt durch Vergiftung des Blutes zum Tod. Eine Reinigung des Blutes mittels einer Dialyse schafft zwar temporäre Abhilfe, eine Heilung kann nur durch eine Nierentransplantation erreicht werden.

Die Harnblase (Vesica urinaria) ist ein dehnbares hohles Muskelorgan, das bei Männern direkt dem Rektum vorgelagert ist, bei Frauen liegt sie vor der Vagina und unterhalb des Uterus. Die gefüllte Blase hat bei leichter Füllung Kugelform und fällt nach der Entleerung in sich zusammen. Sie hat eine Durchschnittskapazität von 700 bis 800 ml. Bei Frauen ist die Blase kleiner, da der Uterus den Raum oberhalb der Blase beansprucht.

Am Übergang der Blase in die Harnröhre befinden sich zwei Schließmuskeln, der Sphinkter urethrae internus und externus, die den Ausfluss des Urins aus der Blase regeln. Die Miktion, d. h. die Entleerung der Blase, wird durch eine Kombination unwillkürlicher und willkürlicher Muskelkontraktionen ausgelöst. Überschreitet die Urinmenge in der Blase 200–400 ml, so verstärkt sich erheblich der Blasendruck. Die in der Blasenwand gelegenen Dehnungsrezeptoren senden Nervenimpulse zum im Rückenmark gelegenen Miktionszentrum und lösen den spinalen Miktionsreflex aus. Durch die Kontraktion der Blasenwand und die Erschlaffung der Sphinkter kommt es zum Wasserlassen. Bevor dies geschieht,

sorgt die gefüllte Blase dafür, dass im Bewusstsein das Gefühl „Harndrang" entsteht. Über die in der Kindheit erlernte Kontrolle des Sphinkter externus kann das Gehirn die Miktion entweder auslösen oder auch für eine begrenzte Zeit verzögern.

Die Urethra ist eine vom Blasenausgang (Ostium urethra internum) nach außen führende Röhre, die beim Mann ca. 20 cm lang ist, da sie durch den Penis geführt wird. Verschiedene zum männlichen Reproduktionssystem gehörende Drüsen und Organe geben ihren Inhalt in die Harnröhre ab. So werden in die Urethra Sekrete abgegeben, die Sperma enthalten, die das saure Sekret im weiblichen Reproduktionstakt neutralisieren und zur Motilität und Überlebensfähigkeit der Spermien beitragen. Bei Frauen ist die Harnröhre nur sehr kurz und der Ausgang liegt zwischen Clitoris und Vagina.

Zu den häufigsten Beschwerden alter Menschen gehören Harnwegsinfekte, das Erzeugen großer Harnmengen (Polyurie), vermehrtes nächtliches Wasserlassen (Nykurie), erschwerte und schmerzhafte Blasenentleerung (Dysurie) sowie Blut im Urin (Hämaturie).

Bei fehlender willkürlicher Kontrolle der Miktion spricht man von Harninkontinenz. Es lassen sich vier Arten der Inkontinenz unterscheiden: Stress-, Drang-, Überlauf- sowie funktionelle Inkontinenz. Die Stressinkontinenz kommt bei Frauen besonders häufig vor und liegt an einer Schwäche der Beckenbodenmuskulatur. Selbst Lachen, Husten, Niesen oder das Heben schwerer Gegenstände können zum Abgang kleiner Urinmengen führen. Bei älteren Menschen tritt häufig eine Dranginkontinenz auf. Typisch dafür ist ein plötzlich entstehender starker Harndrang, dem ein unwillkürlicher Harnabgang folgt. Bei der Überlaufinkontinenz kommt es zum unwillkürlichen Abgehen kleiner Urinmengen aufgrund der Verlegung der Harnwege durch z.B. eine Prostatavergrößerung oder durch den Verlust der Kontraktionsfähigkeit der Blasenmuskulatur. Bei der funktionellen Inkontinenz erfolgt ein Abgang von Urin, weil der Betroffene nicht schnell genug die Toilette aufsuchen kann. Ursachen können eine Erkrankung wie z.B. eine starke Arthritis oder eine Alzheimer-Demenz sein. Zu den Behandlungsmöglichkeiten der jeweiligen Inkontinenz gehören Beckenbodenübungen, Blasentraining, die Gabe von Medikamenten und evtl. eine Operation. Beim alten Menschen ist die Inkontinenz, d. h. in kurzen

Zeitintervallen urinieren zu müssen, ein praktisches Problem mit sozialen Konsequenzen. Probleme entstehen nicht nur bei langen Autofahrten, sondern auch bei Veranstaltungen, bei denen die Toilettensuche mühsam oder keine Toilette vorhanden ist. Viele ältere Menschen mit Harnproblemen meiden deshalb öffentliche Veranstaltungen und ziehen sich in ihre häusliche Umgebung zurück. Sie müssen ihre Lebensgewohnheiten und ihr Umfeld so einrichten, dass der dauernde Harndrang nicht zu einem Problem des alltäglichen Lebens wird. Dazu gehört, das übermäßige Trinken einzuschränken, sich bei Unternehmungen außer Haus eine Toilettenplanung zu überlegen oder evtl. für die größte Not eine Windel parat zu haben.

Bewegung und das Herz-Kreislauf-System

Im letzten Jahrhundert hat sich der Mensch von einem Laufwesen zu einem „Sitzling" gewandelt. Über einen Zeitraum von 150 000 Jahren musste der Mensch ständig seine unteren und oberen Extremitäten bewegen, um seine Nahrungsversorgung sicherzustellen oder sich vor seinen Feinden zu schützen. So hat sich der Organismus darauf eingestellt, dass die dazu nötigen Muskelkontraktionen zusätzlich das Strömen aller Flüssigkeiten, wie Blut, Lymphe und Extravasalwasser, unterstützen. Muskelarbeit produziert auch die Wärme, welche die Fließeigenschaften von Blut und Lymphe optimiert. Für das perfekte Funktionieren des kapillaren Betts ist die ständige Bewegung möglichst vieler Köperteile eine notwendige Bedingung, da nur so die Blutströmung und damit die Sauerstoffversorgung der Gewebe funktioniert. Falls sie nicht in Funktion gehalten werden, verkümmern die Kapillaren. Auch die Muskeln und ihre Anhänge profitieren von mehr Bewegung, da sie besser mit Sauerstoff versorgt werden, sich die Zellen vergrößern können und Schmiersubstanzen produziert werden, die die Reibung z.B. in den Sehnenscheiden vermindern. Funktionstüchtige Muskeln unterstützen die Wirbelsäule und die großen Gelenke, wie Knie und Hüfte. Jeder kann seine kardiovaskuläre Fitness durch eine Intensivierung der Körperbewegungen steigern, selbst bei schlechter Verfassung und hohem Alter. Um die Herzgesundheit zu optimieren, sollte man sich drei- bis fünfmal pro Woche sportlich betätigen. Schnelles Gehen, Joggen, Fahrrad fahren und Schwimmen gehören zu den Sportarten mit aerober Belastung.

Ausdauersport steigert den Sauerstoffbedarf in den Muskeln. Ob dieser gedeckt werden kann, hängt wesentlich von einem angemessenen Herzzeitvolumen und einem gut funktionierenden Atmungssystem ab. Nach einigen Trainingswochen ist das Herzzeitvolumen bei einer gesunden Person gesteigert und damit ist für eine gute Sauerstoffversorgung des Gewebes gesorgt. Gleichzeitig wird durch das Langzeittraining das kapillare Bett in der Muskulatur verstärkt. Zu den positiven Effekten von regelmäßigem Sport gehören Blutdrucksenkung, Gewichtsreduzierung, das Lösen von Blutgerinnseln in den Gefäßen und die Verringerung von Angstzuständen und Depressionen (→ Kap. 15).

Literaturangaben

Levick, J. R. (1998): Physiologie des Herz-Kreis-Systems. UTB, Stuttgart
Lippert, H. (2003): Lehrbuch Anatomie. Urban & Fischer, München und Jena
Smith, T. (2004): Der menschliche Körper, ein Bildatlas. Karl Müller, Köln
Thews, G., Mutschler, E., Vaupel, P. (1991): Anatomie, Physiologie und Pathophysiologie des Menschen. Wiss. Verlagsges. Stuttgart
Tortora, G. J., Derickson, B. H. (2006): Anatomie und Physiologie. Wiley-VCH, Weinheim
Ziegenfuß, T. (2006): Notfallmedizin. Springer, Heidelberg

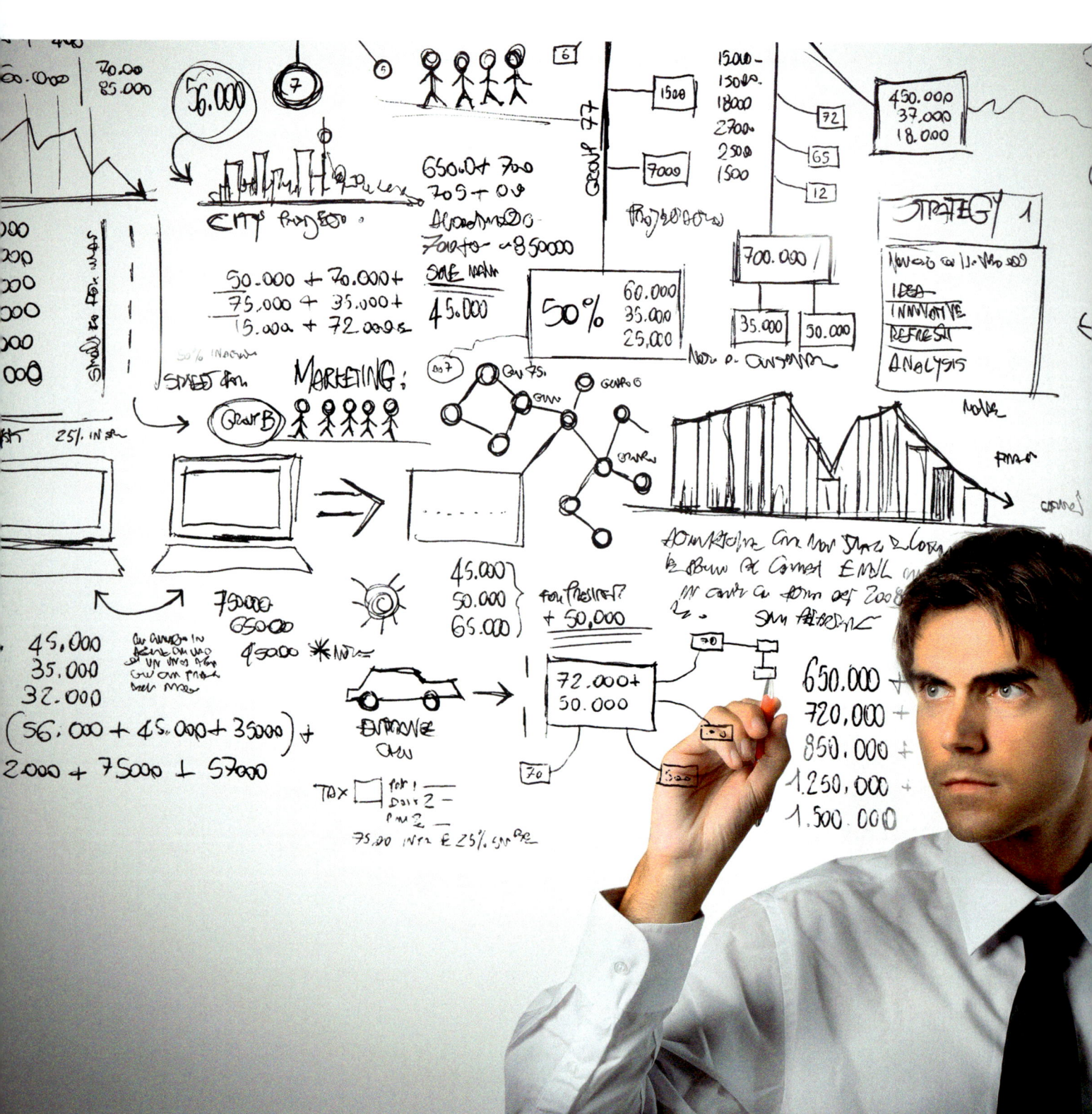

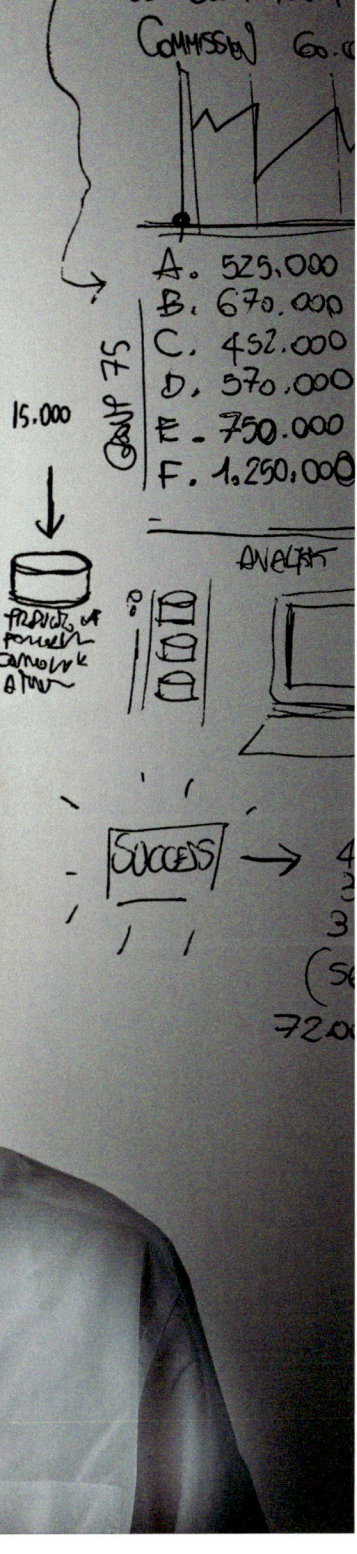

Das Nachlassen der sinnlichen Wahrnehmung

Die physiologische Wahrnehmung der Umwelt – Aufgabe unserer Sinne

In einer ganz gewöhnlichen Alltagssituation prasseln in einer Sekunde Millionen von Informationen auf das Wirbeltier Mensch ein. Wir sehen, hören, riechen, schmecken und fühlen ständig alles in unserer Umgebung Wahrnehmbare.

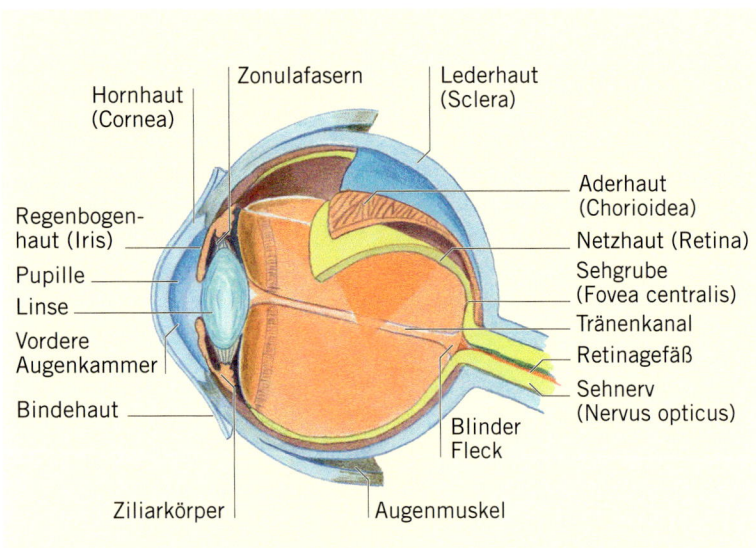

10.1 Die Anatomie des menschlichen Auges. Der Augapfel enthält den dioptrischen Apparat, ein zusammengesetztes Linsensystem aus Hornhaut (Cornea), Regenbogenhaut (Iris), Linse und Glaskörper. Ausgekleidet wird der Augapfel – von innen nach außen – durch Netzhaut, Aderhaut und Lederhaut. Die Linse fokussiert Bilder auf die Netzhaut auf der Rückseite des Auges. Die Sehgrube (Fovea centralis) ist die Region, auf die der Bildmittelpunkt projiziert wird. Der Sehnerv verlässt den Augapfel am sog. blinden Fleck. Die Ziliarmuskeln verbunden mit den Zonulafasern verändern den Krümmungsradius der Linse (Akkomodation). So entsteht unabhängig von der Entfernung des Objekts ein scharfes Bild auf der Netzhaut.

Jeder der fünf Sinne hat eine Hauptfunktion – wie z.B. das Sehen die Erkennung von Gegenständen – und gleichzeitig auch eine modulierende Wirkung auf die restlichen Sinne. Wenn wir einen gefüllten Teller vor uns haben, isst nach dem Volksmund auch das Auge mit. Vorrangig entscheiden Geruchs- und Geschmackssinn über Verzehren oder Verwerfen. Der Geruchssinn ist der primäre Warner vor z.B. verdorbenem Fleisch, gefolgt von unserem Geschmack, der alles Neuartige erst einmal als kritisch einstuft. Wenn Kinder wegen einer ihnen nicht bewussten Milchzucker-Unverträglichkeit die Aufnahme von Kuhmilch verweigern, folgen sie ihren Sinnen: Sie sehen, riechen und schmecken noch, während der gebildete und erlebnishungrige Erwachsene, oft zu seinem körperlichen Nachteil, zum Allesesser wird.

Im Alter lässt nicht nur die Empfindlichkeit der sinnlichen Wahrnehmung nach, sondern auch die Bandbreite der Signale, die das Gehirn erreichen. Wir hören keine leisen Töne mehr und die hohen und tiefen Töne sind oft ganz ausgeblendet.

Zum Sehen geboren, zum Schauen bestellt

Das visuelle System des Menschen lässt sich mit einer Kamera vergleichen.

Das Auge setzt Lichtimpulse in elektrische Signale um, der Sehnerv leitet sie zum Gehirn, das dann die Signale in ein Bild umsetzt. In Verbindung mit dem Gehirn ist das Auge extrem leistungsfähig. Es nimmt nicht nur den Reiz „Licht" im Sinn von Hell oder Dunkel wahr, sondern unterscheidet mehr als eine Million Farben, registriert Bewegungen und misst Entfernungen. Es reagiert so sensibel, dass es selbst noch ein Photon, die kleinste physikalische Lichteinheit, wahrnimmt.

Wir leben in einer dreidimensionalen Welt, doch die auf der Netzhaut entstehenden Bilder sind nur flächenhaft. Erst im Gehirn werden sie mit einer dritten Dimension versehen. Zur genauen Entfernungsabschätzung nutzen wir stereoskopische Fähigkeiten, die durch das Zwei-Augen-System entstehen. Jedes Auge betrachtet die Umgebung unter einem anderen Blickwinkel, und so entsteht ein räumliches Bild. Einen weit entfernten Gegenstand fixieren wir mit paralleler Augenstellung. Eine genaue Entfernungsmessung ist dabei nicht wichtig. Nähern wir uns dem Objekt, so richten sich die Augen zunehmend zur Nase hin aus. Das Bild des Gegenstandes fällt dann in jedem Auge auf leicht unterschiedliche Netzhautbereiche und wird im visuellen Kortex übereinander projiziert. Das Gehirn nutzt diese Unterschiede, um ein dreidimensionales Bild entstehen zu lassen.

Das Auge stellt sich uns als periphere, außerhalb des Gehirns gelegene Struktur dar. Der entscheidende Teil des Auges, die Netzhaut, ist tatsächlich Teil des Gehirns. Man kann sie sich als ein Miniaturgehirn vorstellen, das dazu konzipiert ist, Sehinformationen zu verarbeiten. Nur die Ganglienzellen senden mittels des Sehnervs Informationen in das Gehirn. Die zwischen die Rezeptorzellen und die Ganglienzellen geschalteten bipolaren Amakrinzellen verrechnen visuelle Informationen und integrieren die Informationen aus mehreren Rezeptorzellen. Nur wenn z.B. bis zu fünf Stäbchen gleichzeitig ein Signal an die Amakrinzelle weiterleiten, gibt diese den Impuls auch an die Ganglienzelle weiter. Aus der Praxis kennen wir dieses Phänomen als Hell-Dunkel-Adaption.

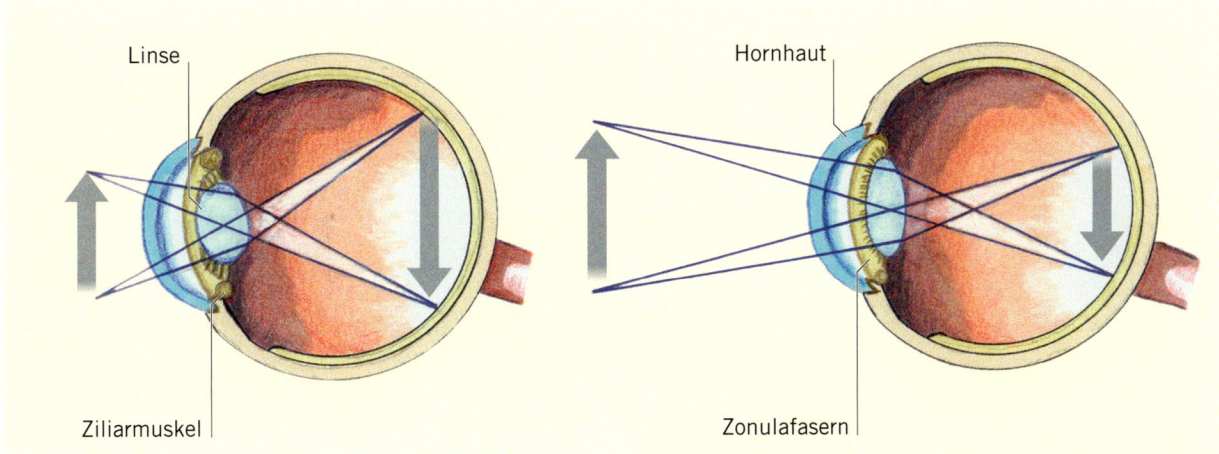

Linse

Ziliarmuskel

Hornhaut

Zonulafasern

10.2 Der Fokussiermechanismus des Auges. Bilder von Gegenständen werden scharf in reduzierter Größe auf der Netzhaut (Retina) abgebildet. Um Gegenstände unabhängig von ihrer Entfernung stets scharf abzubilden, ändert sich der Krümmungsradius der Linse. Die Formänderung der Linse wird durch den Ziliarmuskel über die Zonulafasern bewirkt.

Das Umwandeln eines Bildes in Nervensignale in der Netzhaut ist nur der Beginn des „Sehens". Das Gehirn muss die aus der Netzhaut aufgenommenen Signale analysieren, mit gespeicherten Informationen vergleichen und sie wieder zu einem Bild zusammensetzen. Die anatomischen Grundlagen der Leitung der Nervenimpulse vom Auge zur Sehrinde im Hinterkopf sind uns bekannt. Völlig im Dunklen liegt jedoch der Vorgang des Bewusstwerdens von Sehvorgängen. Nur ein kleiner Teil von dem, was wir optisch wahrnehmen, wird uns auch bewusst. Aber was oder wer entscheidet, welche Informationen verarbeitet, welche im Unterbewusstsein abgelegt und welche so wichtig sind, dass sie im Gedächtnis gespeichert werden?

Hören als Bedingung für das Entstehen von Intelligenz

Hören und Sprechen sind wichtige Kommunikationsmittel des Menschen. Ohne Gehör hätte sich im Zuge der Evolution kein Sprachvermögen und damit keine Intelligenz entwickeln können. Hören, besonders im Sinn von Zuhören, ist wichtig für unsere soziale Kompetenz. Lärm und schrille Geräusche sind uns unangenehm. Musik dagegen – eine der individuell schönsten Formen des Hörens – erzeugt durch ihren Wohlklang einen Einklang in unserer Seele.

Das Ohr ist das empfindlichste Organ des Menschen.

10.3 Ohr des Menschen. Die Abbildung zeigt einen Querschnitt durch den äußeren Gehörgang sowie das Mittel- und das Innenohr. Im Mittelohr befinden sich die Gehörknöchelchen Hammer, Amboss und Steigbügel. Im Innenohr ist die Hörschnecke mit den Bogengängen zu sehen.

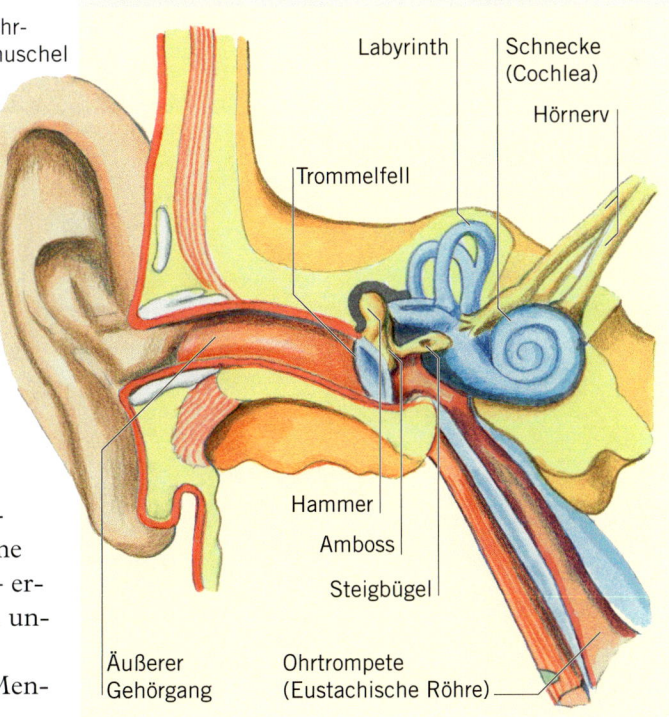

Ohrmuschel

Labyrinth

Schnecke (Cochlea)

Hörnerv

Trommelfell

Hammer

Amboss

Steigbügel

Äußerer Gehörgang

Ohrtrompete (Eustachische Röhre)

Es ermöglicht uns nicht nur Ton, Schall und Geräusch zu unterscheiden, sondern es ist auch die Voraussetzung zum Verstehen von Sprache.

Primär verbinden wir Hören mit dem Funktionieren des Ohrs, von dem zwar die Ohrmuschel sichtbar, der Rest aber als Innenohr im Schädel versteckt ist. Da jedoch Hören ein äußerst facettenreiches und emotionales Ereignis ist, muss der aus der Umgebung aufgenommene Laut im Gehirn moduliert und das Resultat mit gespeicherten Eindrücken verglichen werden, um als bewusste Wahrnehmung empfunden zu werden.

Physikalische Grundlage des Hörens ist der Schall, die Akustik. Im luftleeren Raum ist das Hören unmöglich. Die anatomischen, biochemischen und physiologischen Vorgänge des Hörens werden als auditorisch oder auditiv bezeichnet. Schall tritt als Druckschwankung in der Luft auf. Seine Frequenz wird in Hertz (Hz) gemessen. Je höher die Schallfrequenz, umso höher erscheint uns der Ton. Musikalische Töne sind aus einer Reihe von Tönen zusammengesetzt, die man als Klang bezeichnet.

Der menschliche Hörbereich umfasst Frequenzen von 20 bis 16 000 Hz und Lautstärkepegel zwischen 4 und 130 Phon. Dieser Hörbereich wird als Hörfläche bezeichnet. Der Schall wird von der Ohrmuschel aufgefangen und erreicht über den Gehörgang das Trommelfell. Das Trommelfell schließt den äußeren Gehörgang ab und wirkt wie eine Membran. Es bildet die Grenze zu dem mit Luft gefüllten Mittelohr. Durch die drei Gehörknöchelchen des Mittelohrs wird der Schall auf das Innenohr übertragen. In dem mit Lymphflüssigkeit gefüllten Innenohr verläuft die Schallenergie in Form einer „Wanderwelle" weiter. Diese Wanderwelle stellt die physikalische Grundlage zum Unterscheiden von tiefen und hohen Tönen dar. Aufgabe der Sinneszellen im Innenohr ist es, dieses mechanische Signal in einen elektrischen Impuls oder eine biochemische Reaktion umzuwandeln. Die Sinneszelle gibt mittels eines chemischen Transmitters das Signal weiter an den Hörnerv, der das Gehörte über die Hörbahn weiter an die Großhirnrinde leitet.

Zur Informationsübertragung und Verarbeitung im zentralen Nervensystem werden die Schallsignale über 5 bis 6 Interneurone in die Hörrinde des auditorischen Kortex geleitet. Dazu müssen die im Schallreiz enthaltenen Informationen innerhalb des Hörnervs in eine Folge von Aktionspotentialen verschlüsselt werden. Höhere Neurone sind dabei auf hochkomplexe Schallmuster wie z. B. auf Sprache spezialisiert. Sie bereiten die Eigenschaften des Schallreizes, etwa eines gesprochenen Wortes, für die Beurteilung im Kortex vor. Auch für das räumliche Hören gibt es spezialisierte Neurone. Sie nutzen Intensitäts- bzw. Laufzeitunterschiede zwischen der Reizung des rechten und linken Ohrs aus.

Synästhesie ist eine seltene, erbliche Krankheit, bei der sich Sinnesempfindungen kreuzen und als gemeinsame Wahrnehmung auftreten. Betroffene Personen schmecken Wörter auf der Zunge oder nehmen Töne als Farben wahr.

Riechen und Schmecken als chemische Sinne

Der Mensch besitzt drei chemische Sinne, die so genannt werden, weil es eine chemische Substanz ist, die die Empfindungen auslöst. Diese Sinne beeinflussen unser Verhalten, warnen vor Gefahren, vermitteln uns auch Lebensfreude beim Trinken und Essen.

Der Geruchssinn ist der beim Menschen am besten ausgebildete chemische Sinn. Er dient zum einen der Gefahrenabwehr. Er gibt uns aber auch mehr Informationen über die Zusammensetzung und Bekömmlichkeit von Speisen als der Geschmackssinn. Deshalb können wir bei verstopfter Nase kaum ein gutes Essen genießen. Geruchsempfindungen werden durch Geruchsstoffe ausgelöst, das sind kleine Moleküle, die sich in Wasser lösen. Gerüche sind Bindeglieder zwischen der Umgebung und den inneren Bedürfnissen, wie Hunger, Durst und sexuellem Verlangen. Es gibt unendlich viele Gerüche, aber keine Systematik, um sie zu unterscheiden. Beim Riechen unterscheidet man zwischen einer so genannten Wahrnehmungsschwelle, die bei giftigen Stoffen bei 0,1 Picogramm liegt, und einer Erkennungsschwelle, die es uns ermöglicht, die chemische Natur des Stoffes zu bestimmen.

Durch Übung lässt sich der ohnehin hochsensible Geruchssinn – etwa bei einem Weinverkoster – bedeutend verbessern. Nur wenn wir schnüffeln, erreichen die Riechstoffe in größerer Konzentration die Nasenschleimhäute. Die meisten Gerüche entstehen allerdings aus Stoffmischungen. So enthält Wein ca. 200, Kaffee sogar 500 Geruchsstoffe. Die

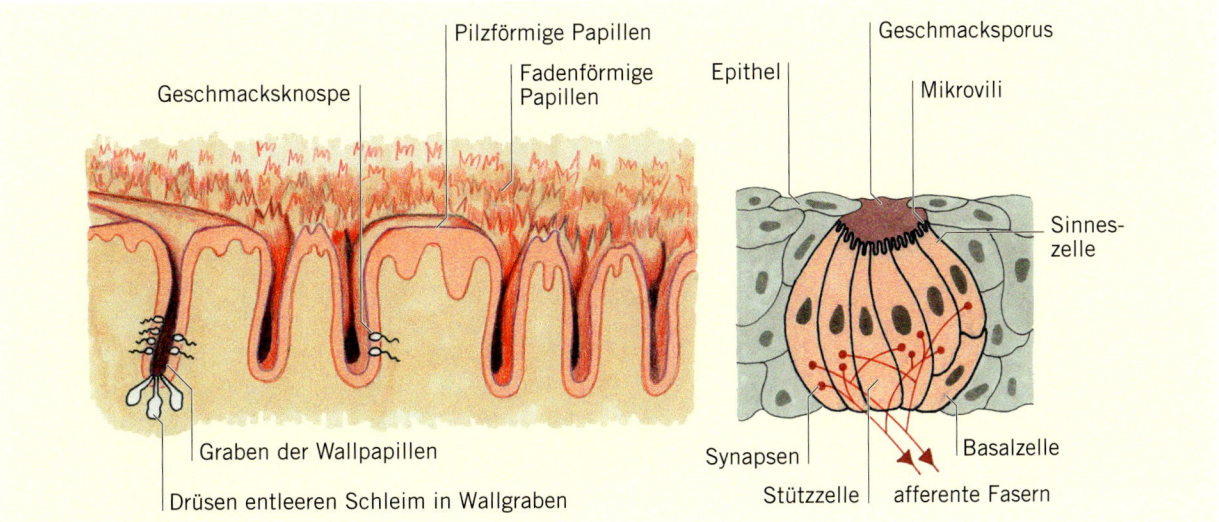

Pilzförmige Papillen
Geschmacksknospe
Fadenförmige Papillen
Epithel
Geschmacksporus
Mikrovili
Sinneszelle
Graben der Wallpapillen
Drüsen entleeren Schleim in Wallgraben
Synapsen
Stützzelle
afferente Fasern
Basalzelle

10.4 Querschnitt durch den Mittelteil der Zungenoberfläche. In der Abbildung sind die drei Formen der Papillen dargestellt. Am häufigsten kommen die fadenförmigen Papillen vor, die als Tastorgane dienen. Die abgeflachten Papillen reagieren auf süß und sauer, die Wallpapillen in der Wallgrabenwand auf bitter. Rechs ist der Aufbau einer Geschmacksknospe gezeigt.

Welt der Parfüme entzieht sich dabei jeder Form von beschreibender chemischer Analyse und bleibt das streng gehütete Geheimnis ihrer Hersteller.

Nur Zungenspitze, Zungengrund, Zungenrand sowie zum Teil der weiche Gaumen und der Rachen können schmecken.

Die Geschmacksrezeptoren sind sekundäre Sinneszellen, die in Gruppen von ca. 100 Zellen in kugeligen Geschmacksknospen angeordnet sind. Ein Erwachsener hat 5000 bis 10 000 Geschmacksknospen, die eine Lebenszeit von max. 15 Tagen haben. Sie bilden sich ständig durch Teilung aus Schleimhautzellen neu, reifen und sterben ab. An der Oberfläche der Knospe führt ein feiner Kanal zu dem Geschmacksporus, der uns die Sinneseindrücke süß, sauer, salzig oder bitter vermittelt.

Alle Geschmacksinformationen aus dem Mundbereich werden im Geschmackskern (Nucleus tractus solitarii) des Gehirns zusammengeführt und mit anderen Informationen des Körpers verarbeitet (→Kap.11). Gleichzeitig sendet der Geschmackskern Informationen zu den autonomen Kernen des Hirnstamms und des limbischen Systems, die wiederum Verdauungsreflexe, wie Speichelfluss und Magensaftsekretion, die Motorik vom Schlucken und Würgen sowie Kauen und Mimik steuern. Der Geschmackskern hat zahlreiche Verbindungen zum limbischen System im Hypothalamus und zum orbito-frontalen Kortex. Von diesen Zentren werden die affektiven Teile des Geschmackserlebnisses vermittelt.

Der Tastsinn, besonders der in unseren Fingern, ist extrem gut ausgebildet und sein Steuerapparat belegt eine große Fläche auf dem motorischen Kortex (→Kap. 11).

Wir nehmen mit den Fingerspitzen Unebenheiten auf einer scheinbar glatten Fläche wahr, die unser Auge nicht erkennen kann. Ein Blinder liest die Blindenschrift „Braille" mit den Fingern, indem er die sechs Erhebungen, welche einen Buchstaben darstellen, ertastet. Wer einmal einem lesenden Blinden auf die Finger geschaut hat, ist mehr als erstaunt, mit welcher Geschwindigkeit er das Sechs-Punkte-Buchstaben-System lesen kann.

Veränderungen der sinnlichen Wahrnehmung im Alter

Sensorische Systeme unterliegen wie die anderen Teile unseres Körpers der Alterung und damit einer Funktionsverschlechterung. Blenden wir Krankheiten, die nicht altersspezifisch sind, einmal aus, so sind es vor allem das verschlechterte Sehen und Hören, die Probleme im Alter bereiten. Geschmackssinn und Tastgefühl scheinen dagegen bei den Senioren weniger nachzulassen. Allerdings erfolgt ab dem

50. Lebensjahr ein sich stetig steigernder Verlust von Geschmacks- und Riechrezeptoren, da diese langsamer erneuert werden. Vielleicht sind aber auch die vorher genannten Funktionen für unsere Lebensqualität nicht so entscheidend, so dass dieses Nachlassen nicht auffällig wird.

Bei Sehschwäche im Alter sind vor allem die Linse, der Glaskörper und die Netzhaut betroffen. Bei alten Menschen wird die Sklera, das „Weiße" im Auge, dick und steif und nimmt eine gelbliche Färbung an; Veränderungen, die durch UV-Licht, Staub und Wind verursacht werden. Die Muskeln, die die Pupillengröße regulieren, werden im Alter schwächer und die Pupillen kleiner. Sie reagieren langsamer auf Licht und vergrößern sich langsamer im Dunkeln. Aus diesen Gründen sehen ältere Menschen weniger klar und sie haben Schwierigkeiten, wenn sie von einem hell erleuchteten Raum in eine dunkle Umgebung kommen. Veränderungen im Augenbereich führen aber nicht nur zu Funktionsverlusten, sondern sie können auch das Aussehen beeinträchtigen. Auch die Tränenproduktion und die Anzahl der Schleimzellen in der Bindehaut verringern sich im Alter, was zu trockenen und oft entzündeten Augen führt. Die Augenlider verlieren ihre Elastizität, hängen herab und werden faltig. Das Körperfett um die Augenhöhlen kann abnehmen, was das Absinken der Augäpfel in die Augenhöhlen verursacht.

Mit dem Alter verliert die Linse an Elastizität und damit ihre Fähigkeit, sich zu krümmen, um auf nahe Gegenstände zu fokussieren. Deshalb können ältere Menschen Druckschriften nicht im gleichen Abstand lesen wie jüngere. Diesen Zustand nennt man Presbyopie (presbys = alt und ops = Auge). Während bei einem 40-Jährigen der Nahpunkt des Sehens bei etwa 40 cm liegt, kann er beim 60-Jährigen schon auf ca. 80 cm zugenommen haben. Dann werden, scherzhaft gesagt, zum Lesen die Arme zu kurz. Die dann benötigte Brille soll als optisches Hilfsmittel Fehlsichtigkeiten und Stellungsfehler der Augen korrigieren. Zur Korrektur einer Weitsichtigkeit werden sphärisch positive Gläser (Plusgläser) verwendet, da bei diesem Brechungsfehler der Brennpunkt hinter der Netzhaut liegt. Minusgläser sind negativ sphärische Gläser, die eine Kurzsichtigkeit korrigieren, bei der der Brennpunkt vor der Netzhaut liegt. Moderne Gleitsichtbrillen ermöglichen die übergangslose Korrektur für alle Bereiche zwischen Nähe und Ferne.

Die früher üblichen mineralischen Gläser werden zunehmend durch Kunststoffe wie Polycarbonat ersetzt, da Brillen mit solchen Gläsern ein geringeres Gewicht haben.

Eine Netzhautablösung (Retinaablösung) kann infolge von Schlägen auf den Kopf, bei verschiedenen Augenerkrankungen oder als Folge altersbedingter Degeneration auftreten. Die Ablösung erfolgt zwischen dem neuralen Teil der Netzhaut und dem Pigmentepithel. Zwischen den Schichten sammelt sich Flüssigkeit an, welche die dünne Netzhaut nach außen wölbt. Mögliche Folgen sind eine verzerrte Sicht und Blindheit im entsprechenden Sehfeld. Abhelfen kann man durch Laserbehandlung oder Kryochirurgie.

Die altersbedingte Maculaerkrankung (AMD) ist eine degenerative Störung bei den über 50-Jährigen. Bei der AMD treten Störungen im Bereich der Macula lutea, d. h. im Bereich des schärfsten Sehens auf. Patienten mit fortgeschrittener AMD behalten ihr peripheres Sehen, verlieren jedoch die Fähigkeit geradeaus zu sehen. Sie können z. B. nicht die Gesichtszüge einer vor ihnen stehenden Person erkennen.

Der Augeninnendruck (intraocularer Druck) wird hauptsächlich durch das Kammerwasser und teilweise durch den Glaskörper (Corpus vitreum) erzeugt. Ein zu hoher Augeninnendruck (größer 16 mmHg) wird als Glaukom oder grüner Star bezeichnet und stellt eine Bedrohung der Sehfähigkeit dar.

Eine immer beliebter werdende Alternative zum Tragen einer Brille oder von Kontaktlinsen ist die refraktive Chirurgie, die sog. Laserbehandlung. Mit ihrer Hilfe wird die Krümmung der Hornhaut (Cornea) bei Sehfehlern wie Weitsichtigkeit, Kurzsichtigkeit und Astigmatismus korrigiert. Eine häufige Ursache für Erblindung ist der Verlust der Linsentransparenz, der als Katarakt (Wasserfall) bezeichnet wird. Die Linse wird aufgrund der Veränderungen der Linsenproteine trüb und damit weniger durchsichtig. Katarakte häufen sich im Alter, haben ihre Ursache auch in Diabetes, zu starker Sonneneinstrahlung oder Langzeiteinnahme von Steroiden. Das Augenlicht kann durch das Einsetzen einer künstlichen Linse erhalten werden.

Mit etwa 60 Jahren bemerken ca. 25 % der Menschen einen erheblichen Hörverlust, besonders bei den oberen Tönen. Der altersbedingt fortschreitende Hörverlust auf beiden Ohren wird als Presbykusie (acou = hören) bezeichnet. Sie kann mit geschädigten Haarzellen in der Cochlea oder mit der Degeneration der für das Hören zuständigen Nervenbahnen zusammenhängen. Innenohr-Schwerhörigkeit kann durch Arteriosklerose oder wiederholte hohe Lärmbelastung verursacht sein. Schallleitungstaubheit entsteht durch Beeinträchtigung des Außen- und Mittelohrs, einhergehend mit einem Ohrenschmalzpfropf oder einer Verletzung des Trommelfells. Im Alter kommt es auch oft zur Verdickung des Trommelfells und zur Versteifung der Gelenke der Gehörknöchelchen. Tinnitus (Ohrgeräusche) und Gleichgewichtsstörungen treten ebenfalls bei älteren Menschen häufiger auf.

Gerade bei der Alterstaubheit, die auf Schädigung der Haarzellen in der Cochlea zurückgeht, rächt sich früheres Fehlverhalten. Überlaute Musik, das geliebte Aufheulen der frisierten Motorräder, starke Nebengeräusche während der Berufstätigkeit oder schlecht schallisolierte Haushaltsgeräte führen später zu so starken Hörverlusten, dass sich der Betroffene nicht mehr an Gesprächen beteiligen kann. Da auch die Sprachkultur in den letzten Jahren dramatisch abgenommen hat – alle reden durcheinander und die Artikulation der noch Jüngeren ist schlecht und zu leise –, kann der Ältere den Gesprächsinhalten nicht mehr folgen und sich demgemäß auch nur begrenzt am Gespräch beteiligen. Auch dauerndes Nachfragen nach dem Motto „Wie bitte?" oder „Noch einmal etwas lauter!" ermüdet die Alten und drängt sie in die soziale Isolation. Als Folge wird allein zu laut ferngesehen oder Radio gehört, was das Gehör weiter schädigt und die Einsamkeit verschlimmert.

Die mit der Hand nach vorne gebogene Ohrmuschel, um besser hören zu können, gehört in der Zeit guter Hörgeräte weitgehend der Vergangenheit an. Diese Geräte sind immer kleiner und leistungsfähiger geworden, besonders was eine gleichmäßige Verstärkung über den gesamten Frequenzbereich betrifft. Bei völligem Verlust des Gehörs durch Schädigung der Haarzellen in der Cochlea kann ein Cochleaimplantat partielle Abhilfe schaffen. Dabei handelt es sich um ein Gerät, das Töne in elektrische Signale umwandelt, die dann vom Gehirn interpretiert werden können. Die wahrgenommenen Laute gleichen nur grob dem normalen Gehör. Sie vermitteln ein Gefühl für Rhythmus und Lautstärke, so dass Betroffene sogar wieder telefonieren können.

Während man die physikalischen Parameter der sinnlichen Wahrnehmung, z. B. durch Brillen oder Hörgeräte, korrigieren kann, sind Defekte bei der Leitung neuronaler Signale zum jeweiligen Sinneszentrum im Gehirn noch nicht therapierbar.

Literaturangaben

Axel, R. (1995): Die Entschlüsselung des Riechens. Dez. Ausgabe, Spektrum der Wissenschaften, Heidelberg
Benner, K. U. (1996): Der Körper des Menschen. Weltbild Verlag, Augsburg
Gegenfurtner, K. R. (2004): Gehirn & Wahrnehmung. Fischer Taschenbuch, Frankfurt
Goldstein, B. (2002): Wahrnehmungspsychologie, Spektrum Akad. Verlag Heidelberg
Klinke, R./Silbernagel, S. (2003): Lehrbuch der Physiologie. Georg Thieme, Stuttgart
Siegenthaler, W. (1979): Klinische Pathophysiologie. Georg Thieme, Stuttgart

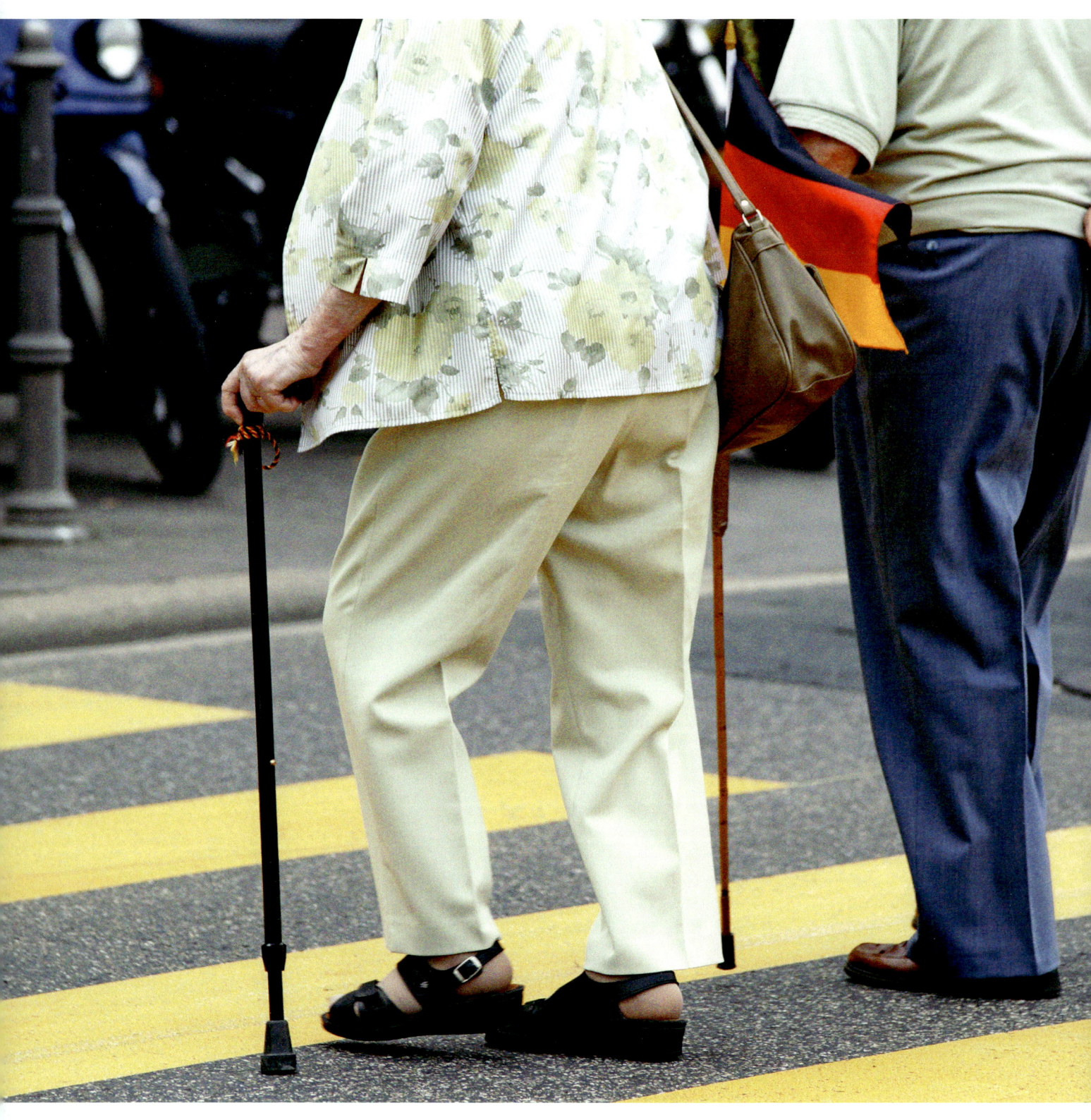

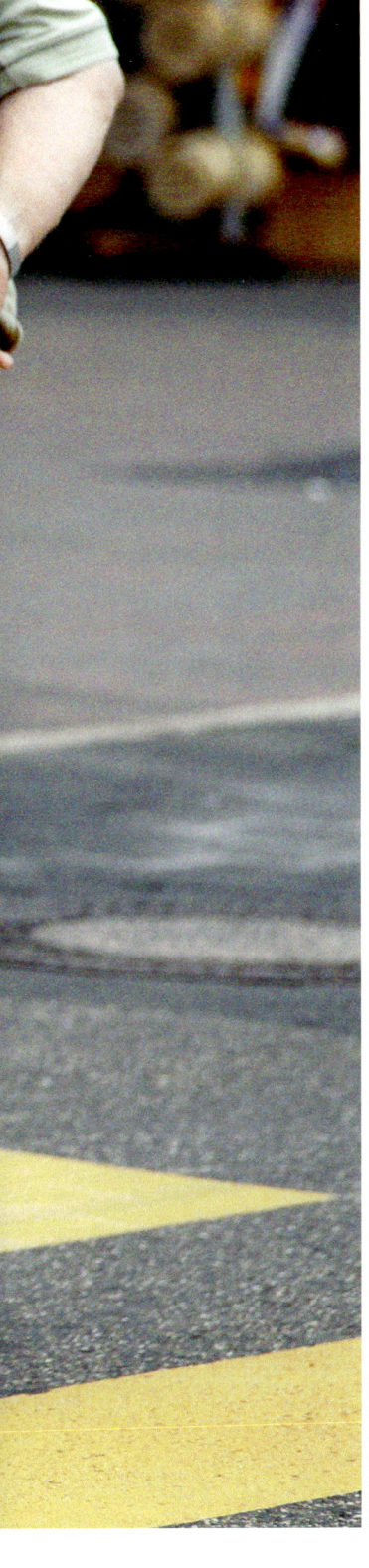

Das gealterte Gehirn: Wenn Bewegungssteuerung, Gedächtnis und Kreativität nachlassen

Das Organ Gehirn – ein Faszinosum

Unser Gehirn steuert und koordiniert die Bewegungen des Zweifüßlers Mensch im Raum, es holt ständig mithilfe der Sinne Informationen über die Umwelt ein, es erlaubt uns über das Medium Sprache mit anderen Lebewesen zu kommunizieren, es vermittelt uns Gefühle und Wahrnehmung und ermöglicht uns schlussendlich die Freiheit des Denkens.

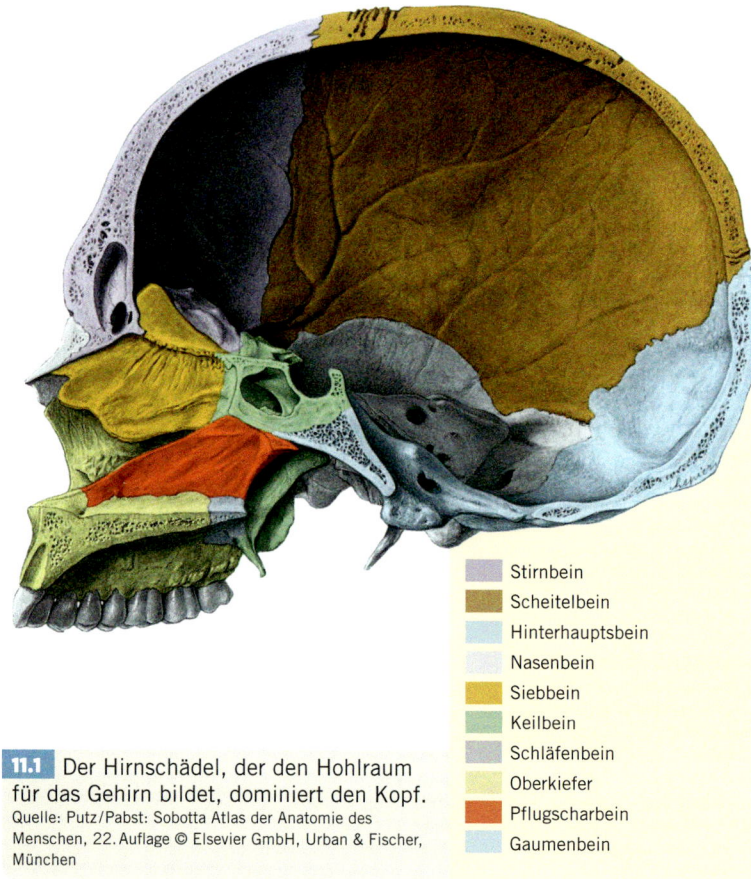

■	Stirnbein
■	Scheitelbein
■	Hinterhauptsbein
■	Nasenbein
■	Siebbein
■	Keilbein
■	Schläfenbein
■	Oberkiefer
■	Pflugscharbein
■	Gaumenbein

11.1 Der Hirnschädel, der den Hohlraum für das Gehirn bildet, dominiert den Kopf.
Quelle: Putz/Pabst: Sobotta Atlas der Anatomie des Menschen, 22. Auflage © Elsevier GmbH, Urban & Fischer, München

Wenn es seine Tätigkeit eingestellt hat, d. h. keine Gehirnströme mehr zu registrieren sind, werden wir für tot erklärt, obwohl andere Organe, wie beispielsweise die Leber und das Herz, noch weiter funktionieren. Eine Schwächung oder gar der Ausfall der cerebralen Funktionen mit fortschreitendem Alter wird weniger dem Betroffenen als vor allem seiner Umgebung bewusst. Wir können uns oft nicht mehr an Orte und Namen erinnern, die Vergangenheit verblasst, das Nachdenken über komplexe Sachverhalte fällt schwerer und die Steuerung der Bewegungsabläufe wird mangelhaft. Mancher diese Effekte ist allerdings nicht dem Denkorgan selbst geschuldet, sondern geht auf Defizite der „Zulieferer", so Auge, Ohr oder das periphere Nervensystem, zurück.

Im Alter ändert sich unsere Sicht auf die Welt, in der wir leben. Oft wird das Umfeld als Jammertal wahrgenommen, das man zwar noch nicht verlassen will, dem man sich aber auch nicht mehr zugehörig fühlt. Dies mag eine häufige Alterserscheinung sein, eine Reaktion auf das Ausgegrenzt-Werden durch

jene, die in der vollen Blüte des Lebens stehen. Vielleicht ist es auch eine genetisch determinierte Funktion des Gehirns, das dem alternden Organismus seinen ihm gemäßen Platz in einer von den Jungen bestimmten Welt zuweist.

Die Anatomie des Gehirns oder: Die Struktur des Geistes

Das Gehirn ist im Oberteil unseres Kopfes lokalisiert. Stirn, Schädeldach und Hinterkopf bilden einen Hohlraum, in den das Gehirn eingelagert ist. So ist das Gehirn völlig von Knochen umgeben, nur der Hirnstamm, der ins Rückenmark übergeht, verlässt den Hohlraum durch das sog. Hinterhauptsloch im unteren Teil des Schädels.

Bei einer Betrachtung eines Gehirns auf dem Tisch des Pathologen fallen das dominante Großhirn (Telencephalon), das etwa 60–70 % des Schädelvolumens ausfüllt, der Balken (Corpus callosum), ein Nervenfasergeflecht, das wie eine Datenautobahn das linke mit dem rechten Hirnareal verbindet und das Kleinhirn (Cerebellum) im unteren hinteren Gehirnteil besonders auf. Unter dem Balken liegen das Zwischenhirn (Dienencephalon) mit den Teilen Thalamus, Epiphyse, Epithalamus und etwas abseits gelegen, die pilzförmige Hypophyse. In diesem alten Teil des Gehirns entstehen unsere Gefühle. Weiter abwärts kommt man zum Mittelhirn (Mesencephalon), zu der Brücke (Pons) und dem verlängerten Mark (Medulla oblonga). Das verlängerte Mark verlässt dann den Kopf durch das Hinterhauptsloch (Foramen magnum) und geht in das Rückenmark über.

Eine tiefe, von vorne nach hinten verlaufende Furche teilt das Großhirn in zwei etwa gleichgroße Bezirke, die man als die Hemisphären bezeichnet. Bei genauerer Betrachtung erkennt man auch weitere Furchen, wie etwa die Zentralfurche (Sulcus centralis) im vorderen Teil des Hirns. Diese Furchen erlauben es, den Cortex topographisch in vier Regionen, die Lappen (Lobi), zu unterteilen. Die Lappen werden nach ihrer Lage als Stirn- (Frontal-), Schläfen- (Temporal-), Scheitel- (Parietal-) und als Hinterhaupts- (Okzipital-) lappen bezeichnet. In jedem einzelnen dieser Lappen sind spezielle Funktionen wie etwa das Sprachvermögen lokalisiert.

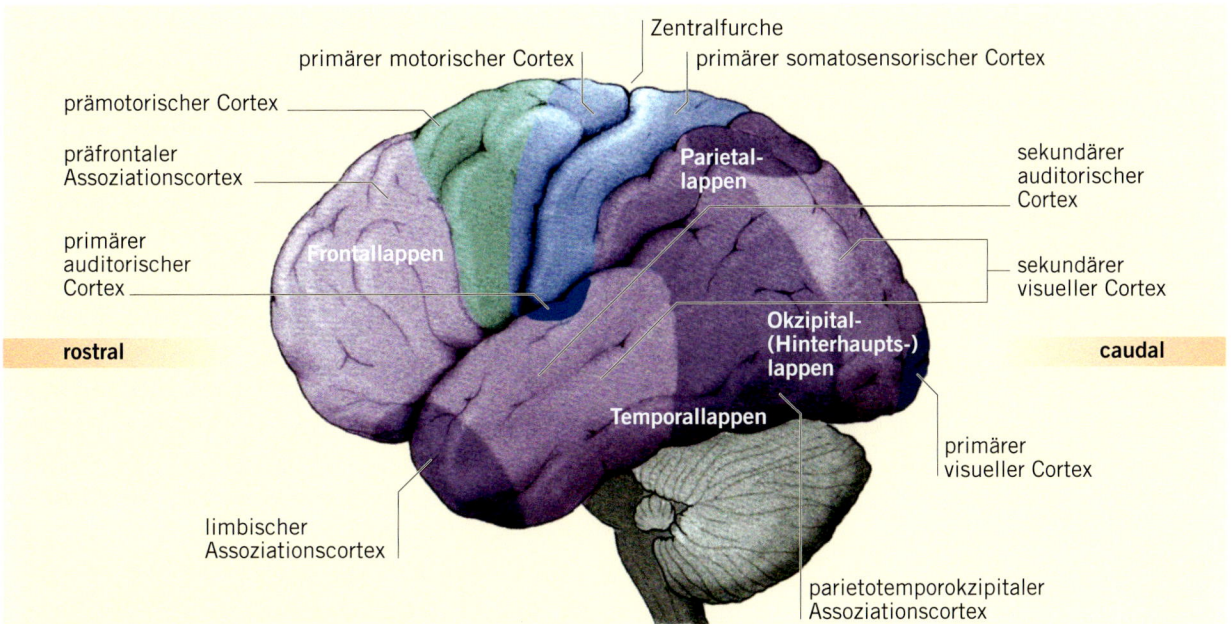

primärer motorischer Cortex

Zentralfurche

primärer somatosensorischer Cortex

prämotorischer Cortex

präfrontaler Assoziationscortex

Parietal-lappen

sekundärer auditorischer Cortex

primärer auditorischer Cortex

Frontallappen

sekundärer visueller Cortex

Okzipital-(Hinterhaupts-)lappen

rostral

caudal

Temporallappen

primärer visueller Cortex

limbischer Assoziationscortex

parietotemporokzipitaler Assoziationscortex

11.2 Seitenansicht der linken Großhirnhälfte und ihre funktionelle Gliederung in verschiedene Lobi. Die Grenzen zwischen den Lappen erfolgt etwas willkürlich entlang den Verlaufswegen der Hauptfurchen. Der Stirnlappen dient hauptsächlich der Planung künftiger Aktionen und der Bewegungskontrolle, der Scheitellappen kontrolliert das Tastgefühl und die Körperwahrnehmung, der Hinterhauptslappen das Sehen und der Schläfenlappen das Hören sowie Aspekte von Gedächtnis, Lernen und Emotionen.

In den vier im Großhirn gelegenen Hohlräumen (Ventrikel) wird von Drüsenzellen die Cerebrospinalflüssigkeit produziert, die das Gehirn und das Rückenmark umfließt und so das Gehirn vor Erschütterungen schützt und mit Nährstoffen versorgt.

Das Großhirn ist beim Menschen von der Masse her besonders ausgeprägt, es liegt unmittelbar unterhalb des Schädeldachs und ist der entwicklungsgeschichtlich jüngste Teil des Gehirns.

Die äußere, etwa 1,5 mm starke, graue Schicht des Gehirns bezeichnet man als Großhirnrinde (Cortex cerebri). Sie ist durch zahlreiche Furchen gekennzeichnet (Sulci und Gyri), welche die Oberfläche der Rinde auf 2500 cm³ vergrößert. Sie verfügt speziell beim Menschen über eine immense Dichte an Nervenzellen. Ihre Struktur könnte das Einzigartige des Menschseins innerhalb der belebten Welt, zumindest aus anatomischer Sicht, begründen.

Die Großhirnrinde repräsentiert die oberste Ebene der Informationsverarbeitung. Sie ist bezogen auf ihre Aufgaben in den motorischen, den sensorischen

und den assoziativen Bereich untergliedert, d. h., sie steuert willentliche Bewegungen, macht Sinnesreize bewusst und ist zuständig für komplexe kognitive Prozesse, wie beispielsweise Sprechen, Erinnern oder Denken. Differenziertes persönliches Verhalten ist an eine intakte Cortexrinde gebunden. Geht eine große Zahl an Nervenzellen im Rindenbereich – etwa durch Sauerstoffmangel – zugrunde, so kann sich die intelligente Leistung des Betroffenen bis zur völligen Apathie verringern.

Im Rindenbereich des Hinterhauptslappens enden die Sehbahnen im primären Sehzentrum. Die Impulse von der Netzhaut werden über Fasern des Sehnervs zum Hirnstamm geleitet, die Hälfte davon wechselt an der Sehnervkreuzung auf die entgegengesetzte Seite und trifft dann mit einer Geschwindigkeit von bis zu 120 Metern pro Sekunde im Sehzentrum ein. Der Schläfenlappen unterhalb von Stirn- und Scheitellappen enthält das primäre Hörzentrum.

Drei großflächige Gebiete des Cortex, die sog. Assoziationsfelder, nehmen beim Menschen und anderen Primaten den weitaus größten Raum der Großhirnrinde ein. Die Aufgabe der Assoziationsfelder bestehen in erster Linie darin, verschiedene Informationen zu einer sinnvollen Handlung zusammenzuführen. Darüber hinaus sind sie in unterschiedlichem Maße an der Kontrolle von kognitiven Funktionen, wie Wahrnehmung, Bewegung und Motivation, beteiligt. Dazu gehören nicht nur intellektuelle Leistungen, sondern auch die Fähigkeit soziale Normen zu erkennen und diese in Handlungen zu integrieren.

Der Hippocampus und die Amygdala sind Teile des limbischen Systems (Limbus = Saum). Damit gehören sie zu dem Teil des Gehirns, der sich mit gefühlsbedingtem Verhalten und den daraus abgeleitenden Reaktionen befasst, die aus Sinneseinwirkungen resultieren. Der Hippocampus, der wie ein Seepferdchen aussieht, ist der Organisator des bewussten, deklarativen Gedächtnisses. Die Amygdala (Corpus amygdaloideum oder Mandelkern) nimmt eine zentrale Rolle bei der Entstehung und Steuerung von Emotionen ein. Sie wirkt auf das gesamte hormonelle und vegetative System ein und steuert Funktionen wie Kreislauf und Atmung, Erhöhung des Wachzustandes und der Verhaltensbereitschaft, der Gesichtsmimik, der Verteidigungs- und Fluchtreaktion wie die Ausschüttung von Hormonen bei Stresssituationen. Zwischen den Zentren der Hirnrinde und weiter entfernt liegenden Gehirnteilen spannen sich in Form einer weißen Substanz viele mikroskopisch kleine Nervenfaserbündel aus. Sie werden in drei unterschiedliche Fasergruppen eingeteilt. Die sog. Assoziationsfasern verbinden verschiedene Bezirke der gleichen Hirnhälften. Sie passen die Aktivitäten der Hirnrindenareale einander an und sorgen für einen schnellen Informationsaustausch. Gleiche Hirnrindenareale, die in unterschiedlichen Hemisphären liegen, werden durch die Kommissurfasern miteinander verknüpft. Die mächtigste Kommissurenbahn ist der Balken (Corpus callosum).

Die Projektionsbahnen verbinden höher und tiefer gelegene Hirnzentren miteinander.

Das Zwischenhirn (Diencephalon) liegt beim Menschen tief im Inneren des Gehirns unterhalb des Balkens. Es ist in drei Segmente untergliedert: den Epithalamus, den Thalamus und den Hypothalamus. Der Epithalamus setzt sich zusammen aus der Zirbeldrüse (Epiphyse), einem Organ, das die Biorhythmik wie den Wach-Schlaf-Zyklus beeinflusst, der Habenula, einer Schaltstelle zwischen den Riechzentren (Olfaktorik), und dem Hirnstamm.

Der Thalamus ist eine Relaisstation, die mit einer enormen Zahl von Informationskanälen verbunden ist, z.B. mit der Hirnrinde, den großen Sinnesorganen, dem Kleinhirn und dem Hirnstamm. Als zentrale Schaltstation sensorischer Nervenbahnen, die zur Großhirnrinde führen, dient der Thalamus zur Umschaltung und Kontrolle aller Empfindungen und wird deshalb auch als „Tor zum Bewusstsein" bezeichnet.

Der Hypothalamus ist das übergeordnete Zentrum des vegetativen Nervensystems, d.h. der zwar nicht bewusst steuerbaren, jedoch lebenserhaltenden Funktionen des Körpers. In diesem Areal werden beispielsweise Atmung, Kreislauf, Nahrungs- und Flüssigkeitshaushalt, Wärmehaushalt, Biorhythmen und immunologische Reaktionen reguliert. Weiterhin beeinflusst er zum Überleben wichtiges Verhalten, wie Flucht, Fortpflanzung und Nahrungsaufnahme. Entsprechend seiner Funktionen ist der Hypothalamus mit nahezu allen anderen Teilen des Gehirns vernetzt. Er ist auch an der Steuerung der Hormonausschüttung (endokrines System) beteiligt, da er über die Hypophyse, der obersten Drüse in der Hormonkaskade, mit dem Zwischenhirn verbunden ist.

Ebenfalls unter dem Großhirn verborgen findet man die Strukturen des Hirnstamms. Dazu zählen das verlängerte Mark (Medulla oblongata), die Brücke (Pons) und das Mittelhirn. Der Hirnstamm empfängt sensorische Impulse aus der Haut, von den Gelenken sowie von den Hals- und Gesichtspartien. Er enthält Neuronen, die die Motorik der Kopf- und Halsmuskeln kontrollieren. Im Hirnstamm befindet sich weiterhin ein Netz von Neuronen, Formatio recticularis genannt, die lebenswichtige Körperfunktionen, wie Schlafen, Blutkreislauf und Atmung sowie Aufmerksamkeit und Bewusstseinszustände, kontrollieren. Als Ordnungszentrum unseres Bewusstseins sortiert der Hirnstamm unzählige Nervenimpulse, die in jeder Sekunde das Gehirn erreichen. Weiterhin trennt er Wichtiges von Belanglosem. So werden nur wenige, als wichtig bewertete Impulse an die Region oberhalb des Gehirnstammes, d.h. an den Cortex, weitergeleitet. Nur ein kleiner Teil dieser Daten gelangt in unser Bewusstsein.

Vom Hirnstamm gehen die zwölf Hirnnervenpaare ab. Hierzu gehört u.a. der Nervus vagus, der die Herztätigkeit und weitere innere Organe kontrolliert, oder der Nervus facialis, welcher die Gesichtsmuskulatur überwacht. Zu den weiteren Aufgaben der Hirnnerven zählen die Registrierung von sensorischen Impulsen aus den niederen Sinnesorganen des Kopfbereichs, die Versorgung der Kopf- und Hals-, Brust- und Bauchmuskulatur mit motorischen Impulsen sowie die Informationsweiterleitung sensorischer Impulse höherer Sinnesorgane zu übergeordneten Gehirnarealen.

Das verlängerte Mark (Medulla oblongata) bildet die direkte Fortsetzung des Rückenmarks und enthält alle auf- und absteigenden Nervenbahnen, die sensorische und motorische Informationen höheren Gehirnregionen zuführen bzw. zur Peripherie leiten. Der Gehirnstamm ist das Reflexzentrum des Körpers sowie der evolutionäre Kern und der partielle Sitz des Überlebenswillens. Hier liegen diejenigen Bereiche der grauen Hirnsubstanz, welche die Atmung, den Herzschlag, den Blutdruck und die Magenperistaltik steuern.

Zwei dicke Nervenfaserbündel, die Pyramidenbahnen, durchziehen das Mark und verbinden das Gehirn mit den Steuerelementen der Körpermuskulatur. An der Pyramidenkreuzung wechseln die meisten Fasern ihre Seite, so dass die linke Gehirnhälfte die rechte Körpermotorik steuert und umgekehrt.

In der Brücke (Pons) befinden sich neben vielen Nervenkernen große auf- und absteigende Faserbündel, die das Großhirn mit dem Kleinhirn sowie Großhirn und Rückenmark verbinden. Generell übermittelt die Brücke Informationen über Bewegungsabläufe von der Großhirnrinde zum Kleinhirn.

Das ca. 1,5 cm lange Mittelhirn (Mesencephalon) ist die kleinste Komponente des Hirnstammes. In seinen Kernen befinden sich Teile des motorischen Systems, die für Bewegung, Handlungssteuerung und vegetative Funktionen zuständig sind. Hierzu gehören der rote Kern (Nucleus ruber) und die schwarze Substanz (Substantia nigra). Die Bezeichnung für „roter Kern" kommt von seiner rötlichen Farbe, die durch den hohen Eisengehalt des Gewebes verursacht wird. Er verarbeitet vor allem Signale aus dem motorischen Cortex und dem Rückenmark. Die schwärzliche Färbung der Substantia nigra wird durch Melanin verursacht. In der Substantia nigra fällt Melanin als Nebenprodukt bei der Synthese des Botenstoffs Dopamin an.

Das Kleinhirn (Cerebellum) wölbt sich an der Hinterseite von der Brücke und dem verlängerten Mark hervor und hüllt den Hirnstamm ein. Die Brücke, das Kleinhirn und das verlängerte Mark werden zusammen auch als das Rautenhirn bezeichnet. Das Kleinhirn ist wie das Großhirn in zwei Hemisphären unterteilt, deren ein Millimeter dicke Rinde aus grauer Substanz ebenfalls durch Hügel und Täler stark vergrößert ist. So empfängt das Kleinhirn sensorische Informationen aus dem Rückenmark, motorische Informationen aus der Großhirnrinde und Daten aus den Gleichgewichtsorganen des Innenohrs. Die Konvergenz aller dieser Impulse versetzt das Kleinhirn in die Lage, die Planung und den zeitlichen Verlauf einer Bewegung sowie das Aktivitätsmuster der Skelettmuskeln zu koordinieren. So koordiniert es nicht nur Bewegungen, die ein hohes Maß an Präzision und Geschicklichkeit verlangen, wie beispielsweise die Fingerbewegungen eines Pianisten, sondern auch so einfach erscheinende Handbewegungen wie das Ergreifen eines Glases. Das Kleinhirn sorgt dafür, dass Bewegungsabläufe nach dem Erlernen im Unterbewusstsein ablaufen.

Eine Gruppe von Kernen und Rindenbereichen, die das gesamte Gehirn in der Region des Groß-, Zwischen- und Mittelhirns durchziehen, wird als limbisches System zusammen gefasst. Es liegt wie ein Saum um den Hirnstamm und steht im Zusammenhang mit Affekten und Emotionen. Es verleiht unseren Wahrnehmungen und Gedanken eine emotionale Färbung und lenkt unser Interesse auf das, was die meiste Aufmerksamkeit verdient. Die wichtigsten limbischen Zentren sind der Hypothalamus und der Thalamus im Zwischenhirn, verschiedene Strukturen des Cortex sowie der Hippocampus und die Amygdala im Großhirn. An diesen Orten entstehen positive und negative Gefühle, hier wird das Gedächtnis organisiert und es werden Aufmerksamkeit und Bewusstsein gesteuert. Das limbische System unterhält weiterhin eine enge Beziehung zum vegetativen Nervensystem, das die Basis unserer Körper bezogenen affektiven und emotionalen Zustände bildet.

Im limbischen System erleben wir Emotionen als unbewusste Stimmungen, die unser Verhalten stark beeinflussen. Es kontrolliert via Hypothalamus und Hypophyse unseren Hormonhaushalt. So werden Emotionen in Körpergefühle umgewandelt. Emotionale Reaktionen werden über das Großhirn gesteuert und gemäßigt. In der Großhirnrinde wird dann eine Kosten-Nutzen-Analyse durchgeführt und bestimmt, wie wir mit den Empfindungen umgehen.

Das vegetative Nervensystem – auch autonomes Nervensystem genannt – ist für jene Körperfunktionen zuständig, die nicht der bewussten Steuerung unterliegen. So innerviert es die Eingeweide, die glatte Muskulatur des Körpers und die Drüsen. Alle starken Veränderungen in der Ruheaktivität des vegetativen Nervensystems führen zu Alarmsituationen, die wir als auffällige körperliche Gefühle erleben. Das vegetative Nervensystem besteht aus Nervenzellknoten, den Ganglien, und den damit verbundenen Nervengeflechten, die sich in der Brust-, Bauch- und Beckengegend befinden. Das vegetative Nervensystem ist über Umschaltstellen im Rückenmark bzw. im Hirnstamm aufs Engste mit dem Gehirn verbunden, vor allem mit dem Hypothalamus und der Amygdala. Hierdurch kann in Grenzen eine cerebrale Kontrolle vegetativer Funktionen, wie Kreislauf, Atmung, Nahrungsaufnahme, Verdauungsvorgänge, Fortpflanzung, Flucht, Verteidigung und Angriff erfolgen.

Bau und Arbeitsweise der Nervenzellen

Das Funktionsgewebe des Gehirns ist aus zwei Typen von Zellen aufgebaut, den Nervenzellen oder Neuronen und den Stützzellen, den Gliazellen (Glia = gr. Leim). Die letzteren versorgen und schützen die Nervenzellen und werden nach ihrer Funktion in Astrocyten, Oligodendrogliazellen und Mikrogliazellen unterteilt.

Die Astrogliazellen oder Astrocyten sind große, sternförmige Zellen mit zahlreichen Zellfortsätzen, die sich wiederum mit Neuronen und Blutkapillaren verbinden. Sie entsorgen überschüssige Stoffwechselprodukte und halten die Konzentration an Ionen im Umfeld der Neuronen konstant. Da sie direkten Kontakt zu den Blutgefäßen haben, garantieren sie auch die optimale Nährstoffversorgung der Nervenzellen.

Oligodendrogliazellen umhüllen die Axone des Zentralnervensystems und bilden die Myelinscheiden der Neuronen aus. Diese Isolierung ermöglicht eine Geschwindigkeit der Erregungsleitung von bis zu 120 Metern pro Sekunde.

Die Mikrogliazellen stellen das zelluläre Abwehrsystem des ZNS dar, indem sie Gehirn und Rückenmark vor eindringenden Bakterien und fremden Zellen schützen. Bei Kontakt mit Fremdstoffen wandeln sie sich zu Fresszellen, die die beschädigten Zellen erkennen und verdauen.

Die ca. 50 Milliarden Nervenzellen im Gehirn und Rückenmark sowie im peripheren Nervensystem weisen ein gemeinsames Bauprinzip auf.

Sie sind aus dem Zellkörper (Soma oder Perikaryon), den Zellfortsätzen (Dendriten), den Nervenfasern (Axon) und den synaptischen Endknöpfchen aufgebaut.

Der kugel- oder pyramidenförmige Zellkörper ist als Stoffwechselzentrum der Nervenzelle eine hoch spezialisierte chemische Fabrik, die alle Stoffe produziert, die für die neuronalen Funktionen gebraucht werden. Der Empfangsteil der Neuronen besteht aus einem baumartigen System so genannter Dendriten (gr. dendron für Baum). Diese fadenförmigen Fortsätze des Zellkörpers empfangen Signale von anderen Nervenzellen und leiten sie weiter in Richtung des Zellkörpers. Das Axon geht als langes Kabel vom Zellkörper aus und leitet Informationen an andere Neuronen oder an Muskel- oder Drüsenzellen weiter. So reicht das zwei Meter lange Axon des Ischiasnervs, dessen Zellkörper im Rückenmark liegt, von den Lendenwirbeln bis in die Fußspitzen. Obwohl das Axon in erster Linie der Leitung von elektrischen Impulsen dient, transportiert es gleichzeitig im Zell-

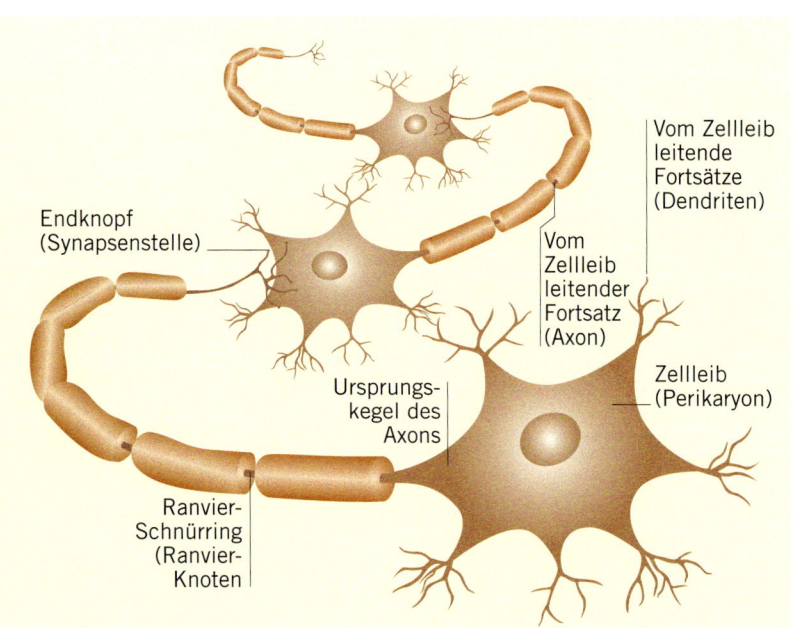

Endknopf (Synapsenstelle)

Vom Zellleib leitende Fortsätze (Dendriten)

Vom Zellleib leitender Fortsatz (Axon)

Ursprungskegel des Axons

Zellleib (Perikaryon)

Ranvier-Schnürring (Ranvier-Knoten)

11.3 Die meisten Nervensysteme sind Glieder einer Kette von Neuronen, die aber nicht direkt miteinander verbunden sind. An seinen Endauftreibungen, den synaptischen Endknöpfchen, nimmt das Axon Kontakt zur Nachbarzelle auf. Diese Verbindungsstelle wird als Synapse bezeichnet.

körper produzierte Substanzen, wie Aminosäuren, Neurotransmitter und Proteine zu den Kontaktstellen am Ende des Axons.

Das Axon bildet am Ende knopfartige Verdickungen aus, die man Endknöpfchen oder Synapsen nennt. Mittels der Synapsen werden die bisher elektrisch geleiteten Signale durch chemische Botenstoffe, die Neurotransmitter, auf die benachbarte Nervenzelle übertragen. Die Synapse ist somit der Kontaktbereich, über den ein Neuron mit einem anderen Neuron oder einer Muskel- oder Drüsenzelle kommuniziert.

In den Nervenzellen aller Organismen werden Informationen mittels elektrischer Ströme weitergeleitet. Die am Zellkörper oder an den Dendriten empfangenen Signale werden als elektrische Impulse entlang des Axons bis zu den synaptischen Endknöpfchen transportiert. Die entsprechenden elektrischen Signale nennt man Aktionspotential.

Es stellt sich nun die Frage, wie ein Neuron mit der nächsten Zelle in Kontakt tritt und wie die präsynaptische Membran die Information, die bis jetzt als elektrischer Impuls weitergeleitet wurde, an das nächste Neuron weitergibt. Den Bereich, über den eine Nervenzelle mit einer anderen Nervenzelle oder mit einer Muskel- oder Drüsenzelle in Kontakt tritt, bezeichnet man als Synapse, aus dem griechischen Wort synapsis für Verbindung. Sie wird aus den Membranregionen der beiden Zellen und dem Spalt zwischen ihnen gebildet. So bezeichnet man die Membran der sendenden Zelle als präsynaptische, die der empfangenden Zelle als postsynaptische Membran und den Zwischenraum als synaptischen Spalt. Im Durchschnitt bildet eine Nervenzelle etwa 1000 synaptische Verbindungen aus und steht ihrerseits über Präsynapsen mit mehr als 10 000 anderen Neuronen in Kontakt.

Erreicht ein Aktionspotential den Endknopf, so kann es nicht als solches über den synaptischen Spalt geleitet werden. Es löst an der Synapse die Ausschüttung einer chemischen Substanz, eines Neurotransmitters, aus. Dieser überquert den Spalt und löst an der postsynaptischen Membran wieder ein elektrisches Signal aus.

Je mehr Aktionspotentiale am Axonende eintreffen, d. h., je höher die Frequenz der Aktionspotentiale ist, desto mehr Neurotransmitter-Moleküle werden freigesetzt. Auf diese Weise wird das ursprünglich elektrische Ja-Nein-Signal in ein chemisches Signal umgewandelt, dessen Stärke von der Stoffmenge abhängig ist. So wird aus einem digitalen ein analoges Signal. Diese Wahlmöglichkeit zwischen zwei Signalsystemen ist die Grundlage für die Plastizität des Nervensystems und ermöglicht ihm komplexe Leistungen wie Lernen und Denken.

Nach dem Überqueren des synaptischen Spalts binden die Transmitter an Proteine in der Membran, die man als Rezeptoren bezeichnet. Die Bindestelle am Rezeptor ist speziell auf die Form des Transmitters zugeschnitten, so dass Rezeptor und Transmitter zusammenpassen wie Schlüssel und Schloss. Nur der Transmitter-Rezeptor-Komplex hat eine biologische Funktion.

Die Wechselwirkung zwischen Neurotransmitter und zugehörigem Rezeptor bildet die Grundlage zur medikamentösen Steuerung neuronaler Vorgänge, z.B. der Linderung von Schmerzen. Dabei unterscheidet man zwischen Agonisten, die wie ein Neurotransmitter wirken, und Antagonisten, welche einen Neurotransmitter aus seiner Bindestelle verdrängen können. Die meisten synaptischen Transmitter sind kleine Moleküle, die mit der Nahrung aufgenommen und zum Teil im Stoffwechsel geringfügig verändert werden.

Die Funktion der Blut-Hirn-Schranke

Die Stoffaustauschgefäße des Organismus, das kapillare Bett, erfahren im Gehirn eine besondere Perfektion (→ Kap. 9). Ca. 700 km an Kapillaren durchziehen das Gehirngewebe und garantieren die optimale Stoffversorgung aller Funktionszellen. Störungen in diesem System führen zu Mikroangiopathien in Form der Sauerstoffunterversorgung, vermutlich der Auslöser der meisten cerebralen Erkrankungen.

Die Ernährung des Gehirns über Blut und Liquor ist notwendig zum Überleben, bringt aber auch Probleme, da die Nährstoffkonzentration im Blut je nach Umfang und Häufigkeit der Mahlzeiten stark schwankt. Das Gehirn muss die Nervenzellen konstant mit Sauerstoff und Glucose versorgen und Abfallprodukte wie Ammoniak über die Cerebrospinalflüssigkeit oder die Blutbahn entsorgen. Darüber hinaus übernehmen Aminosäuren, die Bausteine der Proteine, im Gehirn auch die Funktion von Neurotransmittern, deren Konzentration in den Neuronen konstant sein muss.

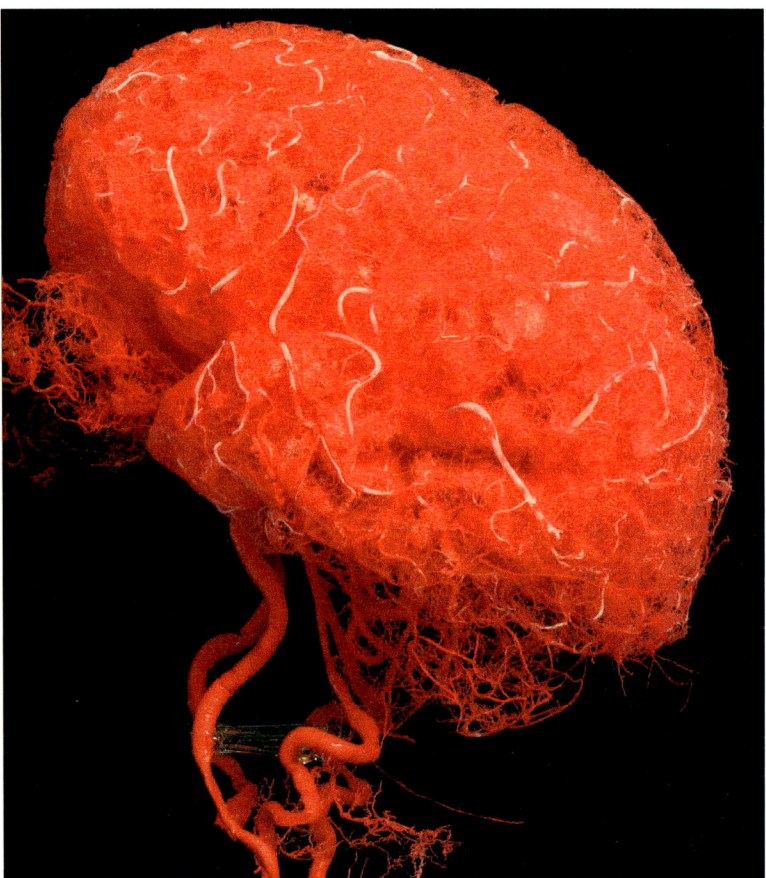

11.4 Ein Modell des kilometerlangen Kapillarsystems des Gehirns. Kein Neuron ist weiter als ein Millionstel Meter von einem Blutgefäß entfernt. Quelle: Prof. Schaper, MPI für physiologische und klinische Forschung, Bad Nauheim.

Substanzen, können die Zellmembranen der Endothelzellen nicht überwinden. So gelangt Heroin, das sehr lipophil ist, schnell über die BHS ins Gehirn, während der Ausgangsstoff, das Morphin, nur langsam diese Schranke durchquert. Für das Gehirn wichtige Stoffe, wie z.B. Glucose, werden mit Hilfe bestimmter Proteine über die Membranen transportiert. Allein für diesen Zucker existieren vier spezialisierte Transportsysteme.

Während die BHS im Gehirn eines gesunden Menschen ein stabiles inneres Milieu, die Homöostase, garantiert und weiterhin Schadstoffe vom Gehirn fernhält, kann sie bei der medikamentösen Behand-

Aminosäure	Plasma-Konzentration [µmol/l]	Gehirn-Konzentration [µmol/l]
Prolin	206	59
Tryptophan	193	26
Leucin	169	65
Glutamin	555	3820
Isoleucin	99	36
Alanin	342	705
Valin	206	88
Threonin	282	904
Glutamat	74	9720

Tab. 11.1 Die Tabelle zeigt die Effizienz des Transports einzelner Aminosäuren über die Blut-Hirn-Schranke. Die BHS erhält die Konzentrationsunterschiede zwischen Plasma und Gehirn.

Nur eine gleich bleibende Nährstoffversorgung und die rechtzeitige Beseitigung aller Abfallstoffe garantiert die nötige Perfektion neuronaler Aktivitäten im Gehirn. Konstanz ist das Credo aller Hirnaktivitäten.

So braucht das Gehirn, um von den Stoffschwankungen im Blut unabhängig zu sein, eine Barriere zwischen Blutstrom und Gehirngewebe.

Diesen selektiven Filter nennt man Blut-Hirn-Schranke (BHS). Anatomisch realisiert sich die BHS in einem Deckgewebe, dem so genannten Endothel, das die kapillaren Gefäße im Gehirn blutseitig auskleidet. Die einzelnen Endothelzellen sind miteinander über ihre Membranen verschmolzen und bilden so genannte „Tight Junctions" (→ Kap. 6). So muss jeder Wirkstoff, der vom Blut in das Hirngewebe gelangen soll, zwei Membranen sowie das Zellinnere der Endothelien passieren. Viele Substanzen aus dem Blut, mit Ausnahme der Atemgase und fettähnlicher (lipophiler)

lung eines dementen oder krebskranken Patienten zum Problem werden. Medikamente gelangen nämlich nicht oder nur in zu geringer Konzentration von der Blutbahn in das Gehirngewebe. Direkte Injektionen von z.B. Tumorstatika in das Gehirngewebe oder das gewaltsame Öffnen der BHS durch Zuführen hoher Zuckermengen über die Halsschlagader sind mit großen Infektionsgefahren verbunden.

Das Gedächtnis als Grundlage für das menschliche Sein

Das menschliche Gedächtnis ist das außergewöhnlichste Phänomen in der belebten Natur. Unser Gedächtnisspeicher umfasst unseren Wortschatz, das Sprachwissen, unser gesamtes Faktenwissen, Erinnerungen an eigene Lebenserfahrungen, an Menschen

11.5 Das Bild skizziert die magische Triade im Gehirn – **a**) Blutkapillare, **b**) Astrozyt und **c**) Neuron. Der rot eingezeichnete Erythrozyt dokumentiert den winzigen Durchmesser der Kapillare. Quelle: Krstic, R. V. (1988): Die Gewebe des Menschen und der Säugetiere. 2. Aufl. Springer, Heidelberg.

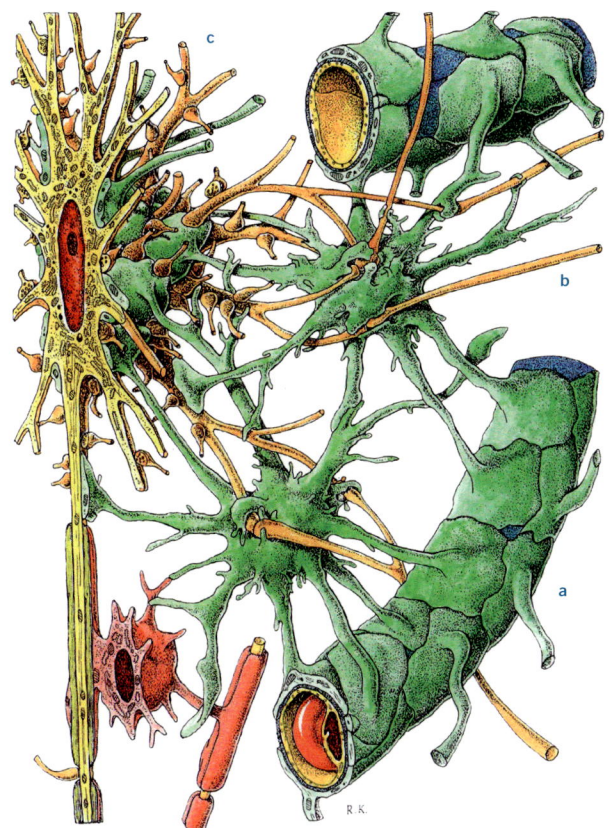

sowie alle motorischen Fähigkeiten wie das Gehen und Sprechen. Irgendwie speichert das Gehirn alle diese Informationen in einer Form, dass wir sie willentlich leicht abrufen können.

Der Term Informationsspeicherung beinhaltet die Informationsaufnahme aus der Umwelt mittels der Sinnesorgane, die Bewertung der Information und deren Speicherung (Engramm) sowie die Verknüpfung der Information mit dem Vorhandenen und die Reaktivierung (Ekphorie) des neuen Datensatzes. Von den 1 – 100 Millionen Bit an Informationen, die pro Sekunde unsere Sinnesorgane erreichen, fließen 10 – 20 Bit in das Kurzzeitgedächtnis, 0,1 Bit in das mittelfristige Gedächtnis, das bereits eine Speicherkapazität von 1000 – 10 000 Bit hat, und noch weniger Informationen gelangen in das Langzeitgedächtnis, das über eine Speicherkapazität von 10 Milliarden bis 100 Billionen Bits verfügt. Damit werden vom Gehirn ungeheure Datenmengen aufgenommen und bewertet, nur wenige davon werden dauerhaft gespeichert.

Man unterscheidet zwischen zwei prinzipiell unterschiedlichen Systemen, zwischen dem impliziten oder prozeduralen und dem expliziten oder deklara-

11.6 Gehirnareale, in denen das prozedurale und das Arbeitsgedächtnis lokalisiert sind. Das Schema zeigt, wie die einzelnen Areale miteinander verschaltet sind. Es handelt sich noch um Vermutungen, die in den nächsten Jahren entweder bestätigt oder widerlegt werden. Quelle: Squire, L. (2003): Fundamental Neuroscience. 2. Aufl. Academic Press, Amsterdam.

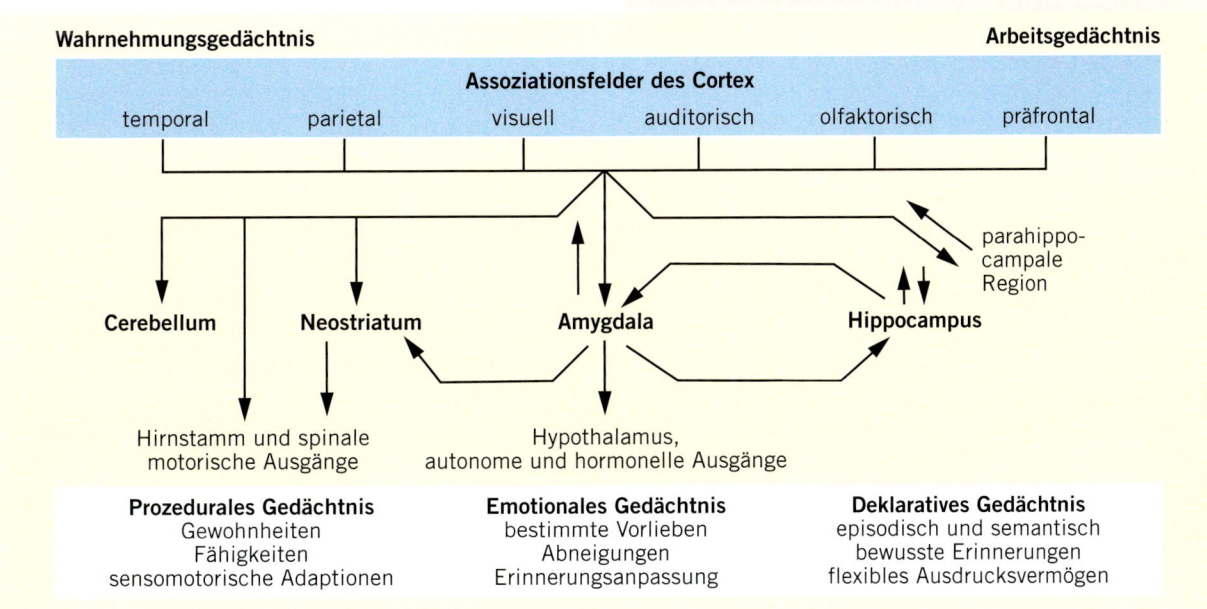

tiven Gedächtnis. Etwas vereinfacht ausgedrückt gilt das Verhaltensgedächtnis als implizit und das Wissensgedächtnis als explizit. Das Verhaltensgedächtnis steuert motorische Fähigkeiten, wie das Radfahren oder das Lenken eines Autos, also Aktivitäten, die wir ausüben, ohne dass sie uns als Gedächtnisleistungen bewusst sind. Die gelernte Motorik unterliegt allerdings der ständigen Konsolidierung, d. h., je öfter wir einen Aufschlag beim Tennis üben, umso mechanischer und oft auch perfekter wird die Ausführung. Wir verlernen diese Fähigkeiten zwar nie als Ganzes, aber wer 20 Jahre kein Fahrrad mehr gefahren ist, wirkt beim ersten Radeln nach langer Abstinenz schon etwas unbeholfen. Die Vorformung (Priming) im Verhaltensgedächtnis hilft uns, eine gestellte Aufgabe schneller zu lösen, wenn ein ähnliches Problem schon einmal bewältigt wurde. So findet, wer Kuchen sagt, danach schneller den Begriff Torte. Das Wissensgedächtnis speichert Fakten und Wortbedeutungen (semantisches Gedächtnis) sowie Bilder und Töne. Es bewahrt die Erinnerung an Ereignisse (episodisches Gedächtnis), die unsere bewusste Autobiografie bilden. Dazu gehört auch das Quellengedächtnis, d. h. das Wissen darüber, wann und wo Informationen erworben wurden. Inhalte des expliziten Gedächtnisses sind aus sich erklärbar, sie sind uns bewusst und meistens auch abrufbar. Das prozedurale oder implizite Gedächtnis ist für die bewusste Wiedergabe von Fakten und Ereignissen zuständig.

In den Jahren 1960 bis 1970 häuften sich die experimentellen Beweise dafür, dass unterschiedliche Gedächtnisformen an verschiedenen Orten des Gehirns lokalisiert sind. Sowohl Untersuchungen an Patienten mit cerebralen Schädigungen als auch die modernen bildgebenden Verfahren wie Computertomographien haben zu einem neuen und allgemein akzeptierten Verständnis der Lokalisation von Gedächtnisleistungen geführt. Es gibt unterschiedliche Formen von Gedächtnis, die ihre Schwerpunkte in separaten Teilen der Gehirnarchitektur haben. Das Gedächtnis an sich ist eine Leistung des gesamten Gehirns.

Wenn bestimmte Gehirnareale etwa durch mangelnde Blutversorgung in ihrer Funktion beeinträchtigt werden, kann dies spezifische Gedächtnisstörungen zur Folge haben. Entweder ist der Datenspeicher direkt betroffen oder der Zugriff auf den Speicherort. Die wichtigste Gruppe von Gedächtnisstörungen bezeichnet man als Aphasien. Geschädigt sind zumeist

der mediale Schläfenlappen, das mittlere Zwischenhirn und das basale Vorderhirn. Bei vielen Personen bleibt das Kurzzeitgedächtnis intakt, so dass nur die Langzeitspeicherung ausfällt. Bei der anterograden Amnesie können Fakten und Ereignisse nach dem Funktionsverlust nicht mehr abgespeichert werden. Bei der retrograden Amnesie dagegen gehen die Ereignisse vor der Schädigung verloren, d. h., der Betroffene verliert seine personale Identität. Eine besondere Form der Aphasie ist die Quellenamnesie, wo man sich noch an die Fakten an sich erinnert, aber nicht mehr an Ort und Zeit des Geschehens. Eine geringfügige Verletzung kann zum Verlust der Gesichtserkennung führen, zur Prosopagnosie.

Erinnerungsverluste im Alter können auch durch eine besondere Ausprägung der Genetik, die sog Epigenetik, hervorgerufen werden (→ Kap. 5). Es deutet vieles darauf hin, dass das Gehirn im Alter gezielt einige Gene stumm schalten kann. Welche Gene blockiert werden, einhergehend mit den Auswirkungen auf das Gedächtnis, ist noch unbekannt.

Anzeichen eines getrübten Bewusstseins

„Mir ist bewusst, dass …" ist eine im Alltag oft gebrauchte Formulierung, wenn man gefragt wird, ob man sich mit den Folgen der angestrebten Handlung befasst hat. Dabei will der Gefragte betonen, dass er die Sachverhalte kennt und darauf fußend eine rationale oder auch emotionale Entscheidung gefällt hat. Bewusstlosigkeit bedeutet, dass beim Patienten die autonomen Körperfunktionen noch funktionieren, jedoch eine Willensentscheidung nicht möglich ist. Auch den nächtlichen Schlaf erleben wir als eine Form der Bewusstseinseinschränkung.

Bewusstsein (conscientia = Mitwissen) bedeutet in der medizinischen Terminologie „bei Sinnen sein". Allgemeiner formuliert umfasst es alle Zustände, die von einem Individuum erlebt werden. Da sich das Phänomen Bewusstsein bisher einer naturwissenschaftlichen Erklärung entzieht, kann man auch über die Grundlagen der Bewusstseinsänderung im Alter nur spekulieren. Schon die Frage, ob das Verhalten im Alter bewusst, d. h. als Teil eines genetischen Programms geändert wird oder nur die Folge einer verschlechterten körperlichen Verfassung ist, lässt sich nur für den individuellen Fall beantworten. Vielleicht reduziert der ältere Mensch unbewusst Wünsche für Neues, da dass Speichern von neuen Sachverhalten und das Verknüpfen der Befunde mit vorhandenen Informationen sowie die daraus abgeleitete Handlungsoptimierung nur noch bedingt möglich sind. So wird das Alltagsleben zunehmend durch Verhaltensroutine bestimmt, durch die Liebe zur gewohnten Umgebung wie zur Fürsorge durch vertraute Personen. Oft nehmen die Alten in zwar geänderter Funktion wieder Beschäftigungen auf, für die sie sich in der Kindheitsphase begeistert haben. So spielen sie nicht mehr aktiv Fußball, übernehmen aber z.B. die Betreuung einer Jugendmannschaft.

Im fortgeschrittenen Alter ist es eine alltägliche Erfahrung, dass wir uns an ein Gesicht oder ein Ereignis nicht mehr erinnern können. Oft fehlt uns ein bestimmter Name, etwa bei der Begrüßung eines Bekannten. Einige Minuten später fällt er uns wieder ein, ohne dass wir in dieser Situation dafür Bedarf haben. So ist die Information noch im Gehirn gespeichert, nur der Abrufmechanismus setzt in einer bestimmten Situation aus oder er arbeitet mit Verzögerung.

Als Ursache für kleinere mentale Fehlfunktionen konstatiert der Volksmund oft Gehirnverkalkung. So falsch ist die Diagnose nicht, denn das Verengen der cerebralen Blutgefäße führt zur mangelhaften Durchblutung des Gehirns. Als Folge tritt ein allgemeines Leistungsdefizit auf, das von Müdigkeit über Kribbeln in den Extremitäten bis zu Wahrnehmungsstörungen reicht. Durch Ablagerungen von Kalziumhaltigen Verbindungen in den Gefäßen wird entweder der Blutfluss insgesamt oder auch nur regional gedrosselt oder ganz unterbunden. Zur Ausbildung sog. Plaques trägt eine fett- und cholesterinreiche Ernährung erheblich bei. Außer zu einer Einengung des Durchmessers kann es auch dazu kommen, dass im Alter die Gefäße ihre Elastizität verlieren. Werden die Gefäße durch die Einlagerung von zuviel Cholesterin spröde, so besteht die Gefahr, dass sie bei stark ansteigendem Blutdruck platzen, was zur Gehirnblutung führt. Selbst bei gesunder Ernährung lagern sich mit steigendem Alter Schadstoffe in den Gefäßen ab, die mit einer Abnahme ihrer Elastizität einher geht. Die nicht vermeidbare verringerte Durchblutung des Gehirns trägt erheblich zum Altern nicht nur des Organs selbst, sondern auch des ganzen Organismus bei.

So häufen sich im höheren Alter auch Bewusstseinstrübungen, wie langes Dösen, Benommenheit (Somnolenz) und Antriebslosigkeit (Stupor).

Eine weitere Ursache für eine cerebrale Dysfunktion kann, falls nicht ein genetisch bedingter Defekt vorliegt, in einer Mangeldurchblutung des kapillaren Betts zu suchen sein. Entweder haben sich im Alter, bedingt durch einen zu hohen oder zu niedrigen Blutdruck, die Fließeigenschaften des Blutes geändert, oder die Wandstruktur (Glykokalyx) der Kapillaren hat sich verschlechtert. Die damit einhergehende Reduzierung des Sauerstoff- und Substanztransports von den Gefäßen in das Gewebe ist zumeist unauffällig. Nur die allmählich auftretenden Sekundärfolgen, wie Gedächtnisverlust und eingeschränkte Bewegungskoordination, machen sich zunehmend bemerkbar. Behandeln kann man Störungen im kapillaren Bett nur mit Blutdruck-steigernden Medikamenten oder Mitteln, die die Viskosität des Blutes reduzieren. Allerdings wirken solche Therapien nur palliativ, heilen kann man Defekte in der Endstrombahn nicht. Auch hier sind vernünftiges Essen und reichlich Bewegung die beste Therapie.

Cerebrale Fehlfunktionen im Alter

Es ist nur eine Frage des Alters, wann man von einer Form der Demenz oder einer Bewegungsstörung betroffen wird. Unser Gehirn ist unser Glück wie unser Elend zugleich. Es ist ein Hochleistungsorgan, sowohl im Energieverbrauch wie in der permanenten Anspannung, so dass es zu Verschleißerscheinungen kommen muss. Nur im tiefen Schlaf kann das Gehirn partiell ausspannen, indem keine bewussten Handlungen mehr ablaufen. Fehlleistungen des Gehirns werden von der Gesellschaft ganz unterschiedlich bewertet. Während eine Störung bei der Bewegungskoordination bei einem älteren Menschen als quasi normal akzeptiert wird, werden Patienten, die unter mentalen Erkrankungen, wie etwa der Schizophrenie leiden, psychiatrisch behandelt. Die Zahl solcher Fehlfunktionen ist vielfältig und reicht von kurzzeitigem „black-out" bis zu zerstörenden Wahnvorstellungen.

Unter einer schweren cerebralen Demenz versteht man den durch Krankheit bedingten Verlust erworbener geistiger Fähigkeiten. Es werden die höheren

Gehirnfunktionen, wie Denken, Gedächtnis, Orientierung, Sprache, Rechnen, Lernfähigkeit, Urteilsvermögen, emotionale und soziale Fähigkeiten, beeinträchtigt. Demenzen gehören zu den chronischen Erkrankungen und zeigen unbehandelt einen fortschreitenden Verlauf. Es ist zu konstatieren, dass Menschen mit Demenz ihren Verstand zwar langsam, aber ohne Hoffnung auf Besserung verlieren, während der restliche Körper oft noch sehr leistungsfähig ist. Zusätzlich entwickeln Demenzkranke auch eine Vielfalt von Symptomen, die nicht die Wahrnehmung betreffen, wie Wahngedanken und unangemessenes Misstrauen, Halluzinationen, Agitiertheit oder Depression.

Ältere Menschen werden immer häufiger mit Angehörigen konfrontiert, die an einer sich konstant verschlimmernden Demenz erkrankt sind. Sie erleben bei den Betroffenen, ohne helfen zu können, den geistigen Verfall, etwa das Nichterkennen der eigenen Kinder. Natürlich beschäftigt sie die Frage, ob sie, etwa aufgrund einer Veranlagung, als nächstes betroffen sein könnten.

Die Alzheimer-Krankheit ist die häufigste Form der Demenz, jährlich erkranken 100 000 Menschen in Deutschland. Nach amerikanischen Daten liegt sie in der Statistik an vierter Stelle der Todesursachen. Dem Morbus Alzheimer sind annähernd 50 % aller Demenzfälle zuzuordnen. So sind in den westlichen Ländern 5 % der Bevölkerung über 65 und 20 % der Bevölkerung über 80 Jahre von der Alzheimer-Krankheit betroffen. Da das Durchschnittalter der Bevölkerung weiter zunimmt, wird die Zahl der Fälle in den nächsten Jahren deutlich steigen und die Demenzkranken werden in der Zukunft ein immer größeres Problem für die Gesundheitsversorgung darstellen. Das Lebensalter ist der Hauptrisikofaktor für die Manifestation einer Alzheimer-Demenz. Die vor dem 65. Lebensjahr auftretenden Alzheimer-Demenzen beruhen zum größten Teil auf Genmutationen. Typisch für das Krankheitsbild sind Eiweißablagerungen in Form von sog. Alzheimer-Plaques und Faserbündeln im Cortex, die den Verlust von Nervenzellen im Gehirn bewirken. Die Erkrankung äußert sich durch Gedächtnis- und Orientierungsstörungen sowie Störungen des Denk- und Urteilsvermögens, die die Bewältigung eines normalen Alltagslebens immer mehr erschweren. Die Patienten sind auf zunehmende Hilfe und Unterstützung angewiesen und bedürfen im Endstadium der andauernden Pflege.

Die genaue Ursache der Alzheimer-Krankheit ist bisher nicht bekannt. Es werden aber eine Reihe von Hypothesen diskutiert, die genetische, toxische, infektiöse und immunologische Faktoren der Neuronenschädigung berücksichtigen. Eine Ursache für das Absterben von Gehirnzellen kann die gestörte Freisetzung des Überträgerstoffs (Neurotransmitters) Glutamat sein.

Der Rezeptor, an den Glutamat bindet, lässt bei einer dauerhaften Aktivierung zu viel Kalzium in die Zelle strömen, dieses setzt eine Reihe von Mechanismen in Gang, die alle zusammen letztlich zur Apoptose, zum programmierten Selbstmord der Zelle, führen. Besonders der Hippocampus, in dem das Kurzzeit-Gedächtnis lokalisiert ist, hat eine hohe Dichte an Glutamat-abhängigen Rezeptoren, die bei fortschreitender Alzheimer-Krankheit zerstört werden. Weiterhin können die Anhäufung von Eiweißmolekülen, dem sog. beta-Amyloid, vermehrt gebildete freie Sauerstoffradikale, ein Mangel an Wachstumsfaktoren sowie ein gestörter Kalziumhaushalt Ursachen des neuronalen Zelltodes sein.

Bei Untersuchungen des Gehirns von verstorbenen Alzheimer-Patienten fällt zunächst seine Schrumpfung (Atrophie) auf.

Grund hierfür ist das mit fortschreitender Krankheit in verschiedenen Gehirnregionen massive Ab-

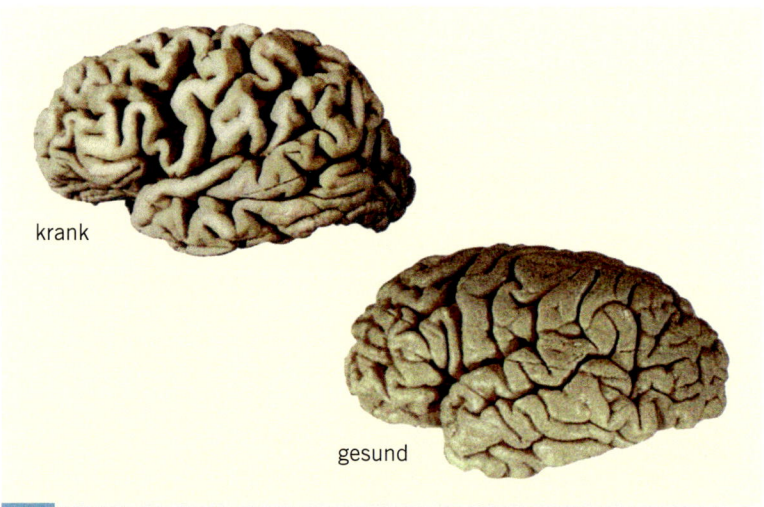

krank

gesund

11.7 Atrophie des Gehirns bei Alzheimer-Demenz. Der Schwund von Gehirngewebe kann bei Alzheimer-Patienten beträchtlich sein, wie der Vergleich zum Gehirn einer gesunden Person zeigt. Quelle: Prof. Dr. H. Braak, Johann Wolfgang Goethe-Universität Frankfurt a. M., Zentrum für Morphologie.

sterben von Nervenzellen. In ausgeprägten Fällen kann das Gehirn 500 g weniger wiegen als bei Gleichaltrigen ohne Alzheimer. Aufgrund der Schrumpfung des Gehirns kommt es zu einer Erweiterung der Gehirnventrikel und des äußeren Liquorraums. Der Abbau von Zellen beginnt in den Schläfenlappen und vor allem im Hippocampus, Bereiche, die für Gedächtnisleistungen von Bedeutung sind. Besonders betroffen davon ist das explizite oder deklarative Gedächtnis, das für die Erinnerung an Fakten oder Ereignisse zuständig ist. Der Verlust dieser Neuronen erklärt, warum leichte Gedächtnisstörungen als früheste Anzeichen der Erkrankung angesehen werden. Mit dem Fortschreiten der Krankheit vergrößern sich die von der Degeneration betroffenen Areale und damit werden nach und nach die Schaltzentralen für Erinnerung, Sprache und Emotionen zerstört. Lediglich Regionen, die Sinneswahrnehmungen erfassen und Bewegungen kontrollieren, bleiben vorerst verschont.

Mikroskopisch finden sich im Gehirn von Alzheimer-Patienten die sog. senilen Plaques und die Neurofibrillenbündel. Im Frühstadium der Erkrankung bilden sich diese Strukturen gewöhnlich im Temporallappen und besonders im Hippocampus aus. Mit dem Fortschreiten der Erkrankung verteilen sich die Plaques und Bündel im gesamten Gehirn und im Endstadium werden sie in der gesamten Großhirnrinde gefunden.

Die Alzheimer-Krankheit tritt in 90 % der Fälle sporadisch auf und manifestiert sich meist erst jenseits des 60. Lebensjahres. In etwa 10 % der Fälle beginnt die Demenz erheblich früher und zeigt eine familiäre Häufung, was auf eine genetische Komponente schließen lässt.

Da bei der Alzheimer-Krankheit Nervenzellen zugrunde gehen, die sich nicht regenerieren, ist die Krankheit nicht heilbar. Therapeutisch lassen sich Auswirkungen der Erkrankung lindern. So versuchen Ärzte nicht nur die kognitiven Fähigkeiten, sondern auch die Antriebsarmut sowie die motorischen und affektiven Störungen zu verbessern.

Zur medikamentösen Behandlung der Demenz sind zahlreiche Arzneimittel mit unterschiedlichen Angriffspunkten und Wirkspektren im Handel. Ein wirksamer Einfluss auf demenzielle Krankheitsbilder konnte bei einigen Medikamenten aus der Gruppe der „Antidementiva", die früher Nootropika genannt wurden, nachgewiesen werden. Bei diesen Medikamenten handelt es sich um Substanzen, die im ZNS einen Einfluss auf die gestörte Acetylcholin- oder Glutamat-Neurotransmission haben.

Die vaskuläre Demenz, auch Multiinfarkt-Demenz genannt, ist die zweithäufigste Demenzform. Ungefähr 15–30 % der Betroffenen leiden an dieser Erkrankung. Bei dieser Art von Demenz beruht die Erkrankung auf einem Gefäßleiden im Gehirn, das zur Sauerstoff-Unterversorgung des Gehirngewebes führt.

Alles, was das Risiko für vaskuläre Erkrankungen erhöht, ist ebenso ein Risikofaktor für Multiinfarkt-Demenz. Hoher Blutdruck stellt vielleicht zusammen mit hohen Cholesterinwerten und Diabetes den wichtigsten Risikofaktor dar. Weitere Risikofaktoren sind Nikotin, Gicht, erhöhte Blutfettwerte, Übergewicht, Bewegungsmangel und Stress. Verlauf und Ausgang der Erkrankung sind ganz eng mit dem Gesamtverlauf der zugrunde liegenden Gefäßerkrankung verknüpft, sodass hier auch der Schwerpunkt der Behandlung liegt.

Der Hauptunterschied zwischen den beiden Demenzformen degenerativ und vaskulär besteht im Krankheitsverlauf. Die degenerative Demenz ist durch eine kontinuierlich fortschreitende Verschlechterung gekennzeichnet, während die vaskuläre Demenz einen eher schubweisen Verlauf nimmt. Die Symptome sind jedoch ähnlich und umfassen sowohl kognitive als auch nicht-kognitive Symptome.

Bei der Parkinson-Krankheit handelt es sich um eine Erkrankung des Zentralnervensystems, die vor allem durch Bewegungsstörungen gekennzeichnet ist und ca. 1 % der Bevölkerung über 60 Jahre betrifft. Namenspate der Parkinson-Krankheit ist der Londoner Arzt und Apotheker James Parkinson (1755–1824). Er veröffentlichte als Erster im Jahre 1817 eine Abhandlung über diese Krankheit mit dem Titel: „Essay on the Shaking Palsy" (dt. „Eine Abhandlung über die Schüttellähmung"). Mit steigendem Lebensalter nimmt ihre Häufigkeit stark zu. Verursacht wird die Erkrankung durch den Mangel des Neurotransmitters Dopamin in einem bestimmten Gehirnbereich, der sog. Substantia nigra (Schwarze Substanz). Die Krankheit äußert sich in den Symptomen Akinese (Bewegungslosigkeit), Rigor (Muskelsteifheit) und Tremor (Zittern). Unbehandelt beträgt die Krankheitsdauer von den ersten

Symptomen bis zum Tod ca. neun Jahre, während bei frühzeitiger Diagnose und gut eingestellter Therapie die Lebenserwartung der Patienten nahezu normal ist. Durch die teils drastischen Nebenwirkungen der Medikamente kann jedoch die Lebensqualität der Betroffenen stark eingeschränkt sein.

Der klassische Parkinson-Tremor manifestiert sich als ein Ruhezittern mit einer Frequenz von 5 Hz. Er tritt in erster Linie bei völliger körperlicher Entspannung auf und verschwindet bei der Aufnahme einer Tätigkeit. Vom Zittern sind meist die Hände oder Füße betroffen, es kann auch ein Kiefer- oder Zungenzittern vorkommen.

Weitere Symptome von Morbus Parkinson sind die maskenhafte Starre des Gesichts und der mangelnde Lidschlag, die den Patienten oft traurig wirken lassen. Auffällig sind auch das fehlende Mitpendeln der Arme beim Gehen und der Ruhetremor der Hände. Die Sprache ist monoton, leise oder stockend, das Schriftbild ist verkleinert. Als typisch gelten ebenfalls der vermehrte Speichelfluss, das Salbengesicht, die Schwitzanfälle und der kleinschrittige, vornübergebeugte Gang. Gleichgewichtsstörungen findet man überwiegend beim späteren Verlauf der Krankheit.

Es wird angenommen, dass das Altern, genetische Faktoren, die Freisetzung von zellschädigenden Sauerstoffradikalen sowie weitere Umweltfaktoren bei der Entstehung der Krankheit eine wichtige Rolle spielen. Unter Verdacht stehen auch hirnschädliche Abfallprodukte von Stoffwechselerkrankungen sowie

bakteriell verursachte Hirnhautentzündungen wie Hirntumore.

Da bei Parkinson-Patienten in der Substantia nigra zu wenig Dopamin vorhanden ist, versuchte man die Krankheit durch Gabe dieses Neurotransmitters zu behandeln. Die Versuche schlugen aber fehl, weil Dopamin die Blut-Hirn-Schranke nicht passieren und so nicht ins Gehirn gelangen kann. 1961 wurde dann zum ersten Mal L-Dopa als Vorstufe des Dopamins zur Behandlung eingesetzt, da diese Substanz die Blut-Hirn-Schranke durchdringt und im Gehirngewebe in Dopamin umgewandelt wird. L-Dopa zeigte von Anfang an eine hinreichende therapeutische Wirkung. Das Medikament führt zu einer deutlichen Verbesserung der Lebensqualität und einer Normalisierung der Lebenserwartung der Patienten. Nach einigen Jahren jedoch lässt die Wirkung zumeist nach und die Nebenwirkungen verstärken sich.

Wie bei Alzheimer und Parkinson gibt es auch für andere Hirnerkrankungen im Indikationsbereich Demenz fast keine Medikamente, die zu einer Genesung führen. Dies ist erstaunlich, da aufgrund des steigenden Lebensalters die Häufigkeit von Demenzen stark ansteigt und im Gesundheitssystem rapid steigende Kosten verursacht. Da auch in Zukunft wirksame Medikamente zur Behandlung der Demenzen fehlen werden, kommt einer gesunden Lebensweise und sozialen Kontakten eine besondere Bedeutung zu.

Literaturangaben

Bredenkamp, J. (1998): Lernen, Erinnern, Vergessen. C. H. Beck, München

Draaisma, D. (2004): Warum das Leben schneller vergeht, wenn man älter wird. Von den Rätseln unserer Erinnerung. Eichborn Verlag, Göttingen

Ebbinghaus, H. (1992): Über das Gedächtnis. Untersuchungen zur experimentellen Psychologie. Wiss. Buchg., Darmstadt

Engelkamp, J. (1991): Das menschliche Gedächtnis: Das Erinnern von Sprache, Bildern und Handlungen. Hogrefe, Göttingen

Gassen, H. G. (2008): Das Gehirn. Wiss. Buchgesell., Darmstadt

Kandel, E. R. (2006): Auf der Suche nach dem Gedächtnis. Die Entstehung einer neuen Wissenschaft des Geistes. Siedler, München

Markowitsch, H. J. (2002): Dem Gedächtnis auf der Spur. Primus Verlag, Darmstadt

Spitzer, M. (2002): Lernen. Gehirnforschung und die Schule des Lebens. Spektrum Akad. Verlag, Heidelberg

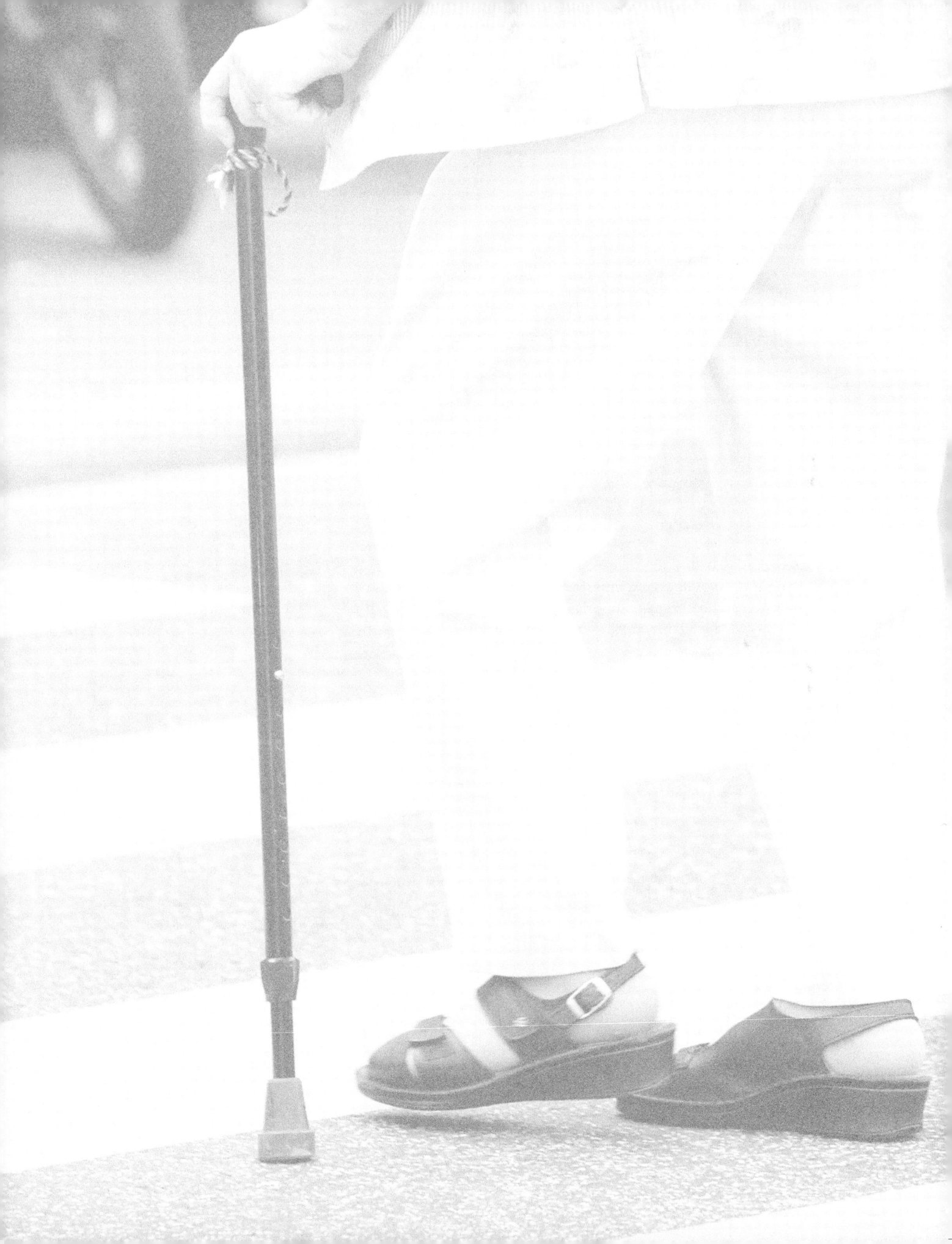

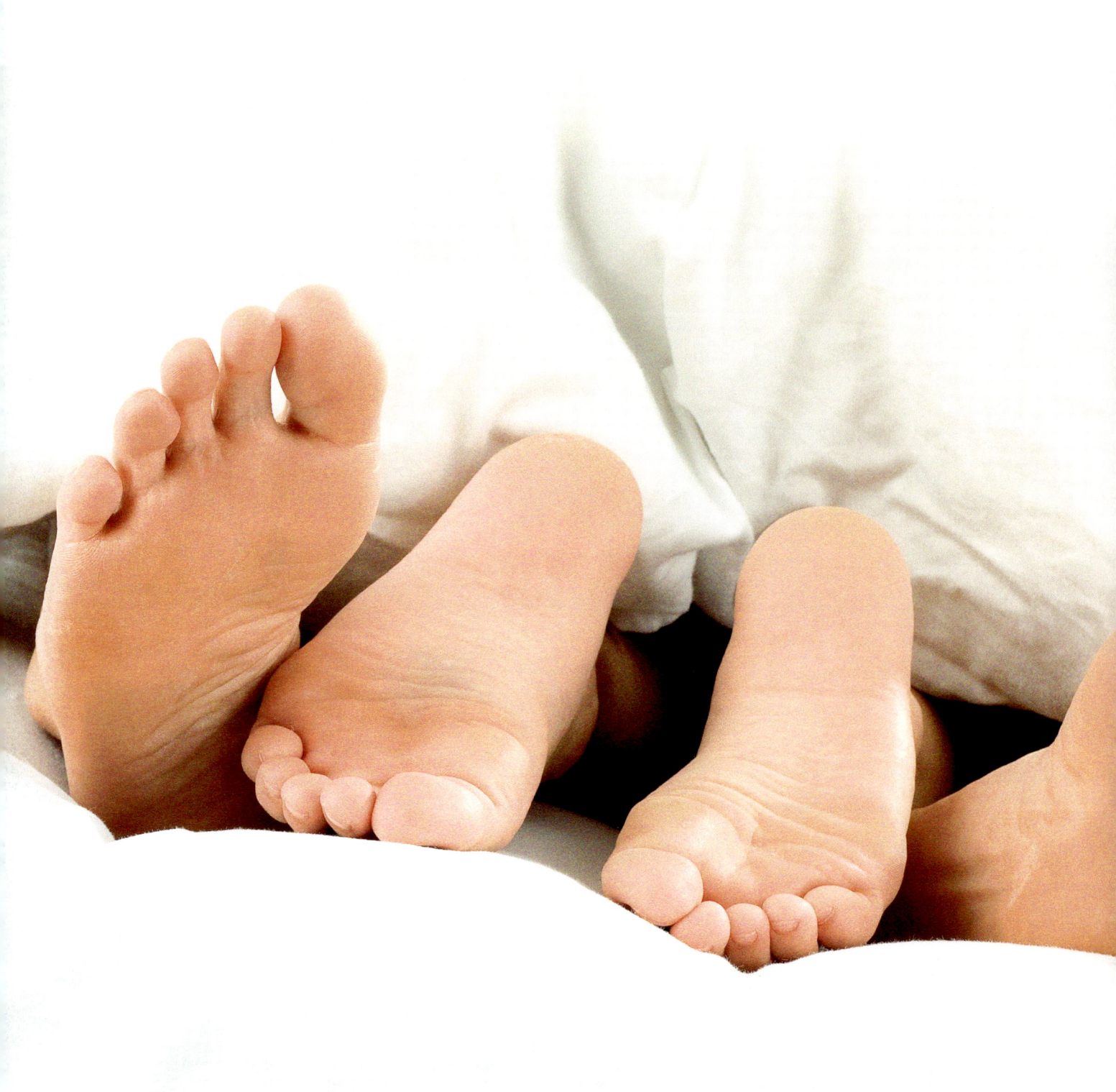

Hormone als Dirigenten der Sexualität

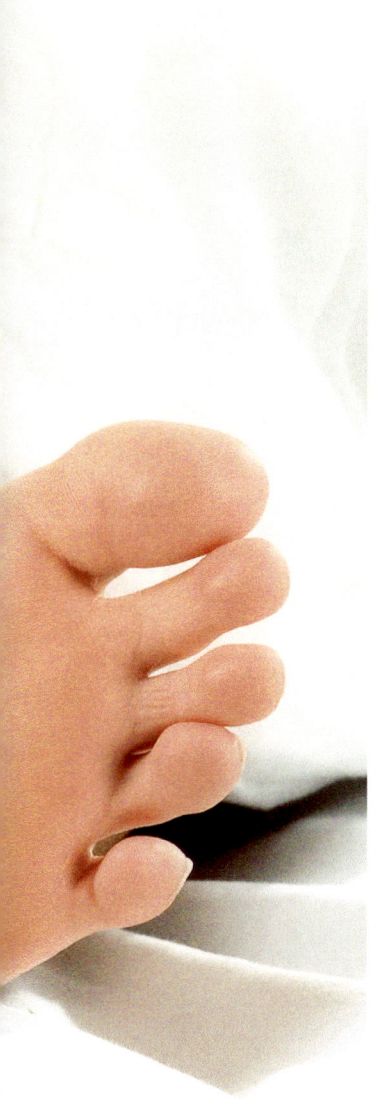

Hormone als Botenstoffe

Ein Organismus, der aus Milliarden von unterschiedlichen Zellen besteht und unendlich viele Funktionen, vom Laufen bis zum Denken, ausführen muss, bedarf einer subtilen, schnellen und fehlerfreien Steuerung. Allein an der Ausführung einer bewussten Bewegung, etwa dem Heben des Arms, sind Millionen von Zellen beteiligt.

Die Steuerung solcher Bewegungen läuft über die Bahnen des Nervensystems, entweder autonom oder bewusst. So können vom Gehirn ausgehende Befehle in Millisekunden von der Skelettmuskulatur umgesetzt werden. Ihre Steuerung ist hochspezifisch, da eben nur der Arm gehoben und nicht etwa das Handgelenk bewegt wird. Die Informationsleitung über Nervenfasern zeichnet sich durch Zielgenauigkeit und Schnelligkeit sowohl beim Entstehen wie beim Weiterleiten des Signals aus.

Der Körper verfügt mit dem Hormonsystem über ein zweites Steuerungssystem, das grundlegend anders aufgebaut ist als das Nervensystem und auch andere Funktionen erfüllt. Das Gehirn nutzt Hormone, um seine Entscheidungen im Körper umzusetzen. Kein Glücksgefühl, keine Trauer und kein Seelenschmerz ohne die Mitwirkung der Hormone.

Der Begriff Hormon leitet sich aus dem griechischen Wort „hormon" für antreiben ab und bedeutet Bote. So werden Hormone auch oft als Botenstoffe bezeichnet. Hormone regeln unsere Gefühlswelt.

Sie legen fest, ob wir feige oder kampfbereit, gelassen oder aufgeregt sind, ob wir unserem Sexualtrieb folgen oder lieber die Ruhe genießen. Hormone sind chemische Substanzen, die von Drüsen in die Blutbahn ausgeschüttet werden, sich somit im ganzen Körper verteilen und an ihrem Zielort, etwa dem Herzen, an ein spezielles Empfängerprotein, einen sog. Rezeptor, binden (→Kap. 11). Hormone können ebenso innerhalb der sie produzierenden Zellen wirken oder von Zelle zu Zelle transportiert werden. Hormone regulieren auch den Stoffwechsel, besonders im Bereich der Zucker und der Fette (→Kap. 13).

Rezeptoren sind Proteinmoleküle, die die chemische Struktur des Hormons mit großer Genauigkeit erkennen. Die Selektivität der Hormonwirkung liegt nicht in der chemischen Struktur des Hormons, sondern im dreidimensionalen Netzwerk des Rezeptors. So kann ein Hormonmolekül, das ins Blut ausgeschüttet wird, an unterschiedliche Rezeptoren binden und damit auch mehrere Vorgänge gleichzeitig steuern. Bindet nun ein Hormonmolekül an einen solchen Empfänger, so wird dieser aktiv und ändert den Stoffwechsel der zugehörigen Zelle. Zumeist öffnet er einen Kanal in der Zellwand und erlaubt so den Einstrom von Wirkmolekülen. Rezeptoren können auch Botschaften über die Zellwände hinweg

schicken, so dass die Aktivitäten innerhalb von Zellen gesteuert werden, ohne dass Substanzen die Zellwand durchqueren. Eine solche Hormon-Rezeptor-Funktion nennt man eine Signalkaskade.

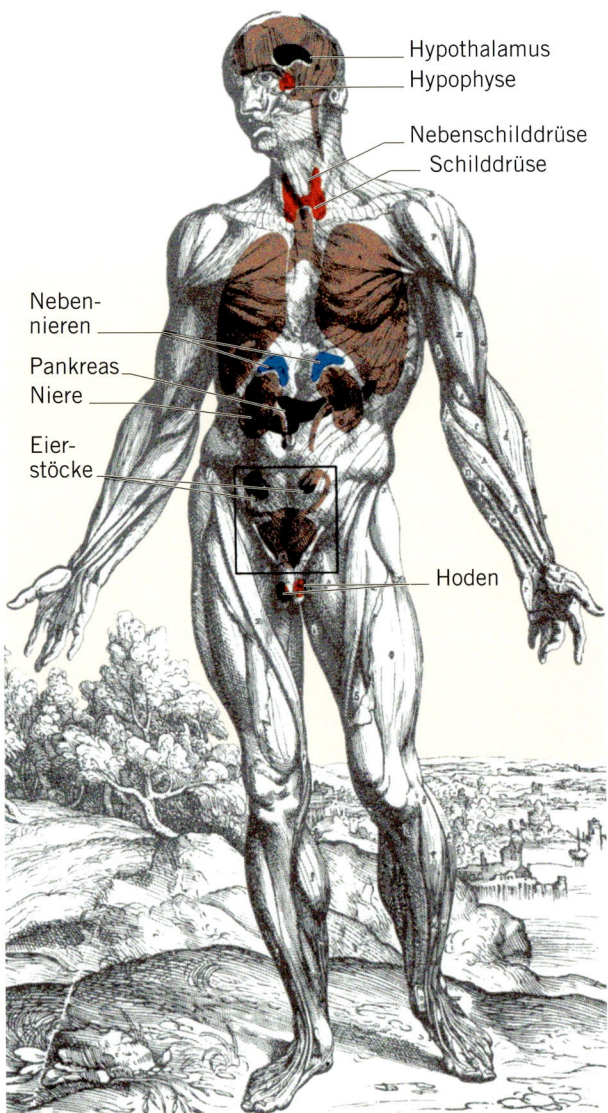

Hypothalamus
Hypophyse
Nebenschilddrüse
Schilddrüse
Neben-
nieren
Pankreas
Niere
Eier-
stöcke
Hoden

12.1 Eine Abbildung des menschlichen Körpers in Anlehnung an Vesals Anatomie. Eingezeichnet sind die Lagen der Hormondrüsen, die sich über Kopf und Rumpf verteilen. Die oberste Steuerzentrale für die Regulation der Hormonausschüttung ist der zum limbischen System gehörende Hypothalamus. Er steuert wiederum die Neuro- und Hypophyse, die ihrerseits für die Hormonausschüttung in den sekretorischen Drüsen wie der Schilddrüse oder den Nebennieren zuständig sind.

Drüse	Hormon	Stoffklasse	Funktion (Beispiel)	Kontrolle durch
Hypothalamus	von der Neurohypophyse freigesetzte beziehungsweise die Adenohypophyse regulierende Hormone (siehe unten)			
Neurohypophyse (setzt vom Hypothalamus gebildete Hormone frei	Oxytocin (Ocytocin)	Peptid	stimuliert Uteruskontraktionen und die Brustdrüse	Nervensystem
	Adiuretin (ADH; Vasopressin)	Peptid	fördert Wasserretention der Niere	Elektrolyt-konzentration
Adenohypophyse	Wachstumshormon (GH; Somatotropin)	Protein	stimuliert Milchproduktion und Milchsekretion	Hormone des Hypothalamus
	Follikelstimulierendes Hormon (FSH)	Glycoprotein	stimuliert Produktion von Eizellen und Spermien	Hormone des Hypothalamus
	Luteinisierendes Hormon	Glycoprotein	stimuliert Ovar und Hoden	Hormone des Hypothalamus
	Thyreotropin (TSH)	Glycoprotein	stimuliert die Schilddrüse	Thyroxin; Hormone des Hypothalamus
	Adenocorticotropin (Adenocorticotropes Hormon; ACTH)	Peptid	stimuliert Nebennierenrinde zur Sekretion von Glucocorticoiden	Glucocorticoide; Hormone des Hypothalamus
Schilddrüse	Trijodthyronin (T_3) und Thyroxin (T_4)	Aminosäure-derivate	stimulieren Stoffwechselprozesse	TSH
	Calcitonin	Peptid	senkt Kalziumspiegel im Blut	Kalzium im Blut
Nebenschilddrüse	Parathyrin (PTH)	Peptid	hebt Kalziumspiegel im Blut	Kalzium im Blut
Pankreas	Insulin	Protein	senkt Glucosespiegel im Blut	Glucose im Blut
	Glucagon	Protein	hebt Glucosespiegel im Blut	Glucose im Blut
Nebennierenmark	Adrenalin und Noradrenalin	Aminosäure-derivate	heben Glucosespiegel im Blut; erhöhen Stoffwechselaktivität; verengen bestimmte Blutgefäße	Nervensystem
Nebennierenrinde	Glucocorticoide	Steroide	heben Glucosespiegel im Blut	ACTH
	Mineralcorticoide	Steroide	fördern Reabsorption von Na^+ und Exkretion von K^+ durch die Nieren	Kalium im Blut
Hoden	Androgene (Testosteron)	Steroide	fördern Spermienbildung; fördern Entwicklung der männlichen sekundären Geschlechtsmerkmale und erhalten diese	FSH und LH
Ovarien	Östrogene (Östradiol)	Steroide	stimulieren Wachstum der Uterus-schleimhaut; fördern Entwicklung der weiblichen sekundären Geschlechts-merkmale und erhalten diese	FSH und LH
	Gestagene (Progesteron)	Steroide	fördern Wachstum der Uterusschleimhaut	FSH und LH
Zirbeldrüse	Melatonin	Aminosäure-derivat	beteiligt an biologischen Rythmen	Hell/Dunkel-Zyklus
Thymus	Thymosin	Peptid	stimuliert T-Zellen	unbekannt

Tab. 12.1 Auflistung einiger Hormone mit ihren Entstehungsorten, ihrer chemischen Natur sowie ihrer Wirkung

12.2 Übersicht über die
Vielfalt der Hormone, die
in der Adenohypophyse
produziert werden, sowie
deren Wirkorte.
ACTH = adenocorticotro-
pes Hormon.
MSH = Melanocyten-
stimulierendes Hormon.
Quelle: Campbell, N. A. (1997):
Biologie. Dt. Übersetz. Markl,
J. Spektr. Akad. Verlag, Heidelberg

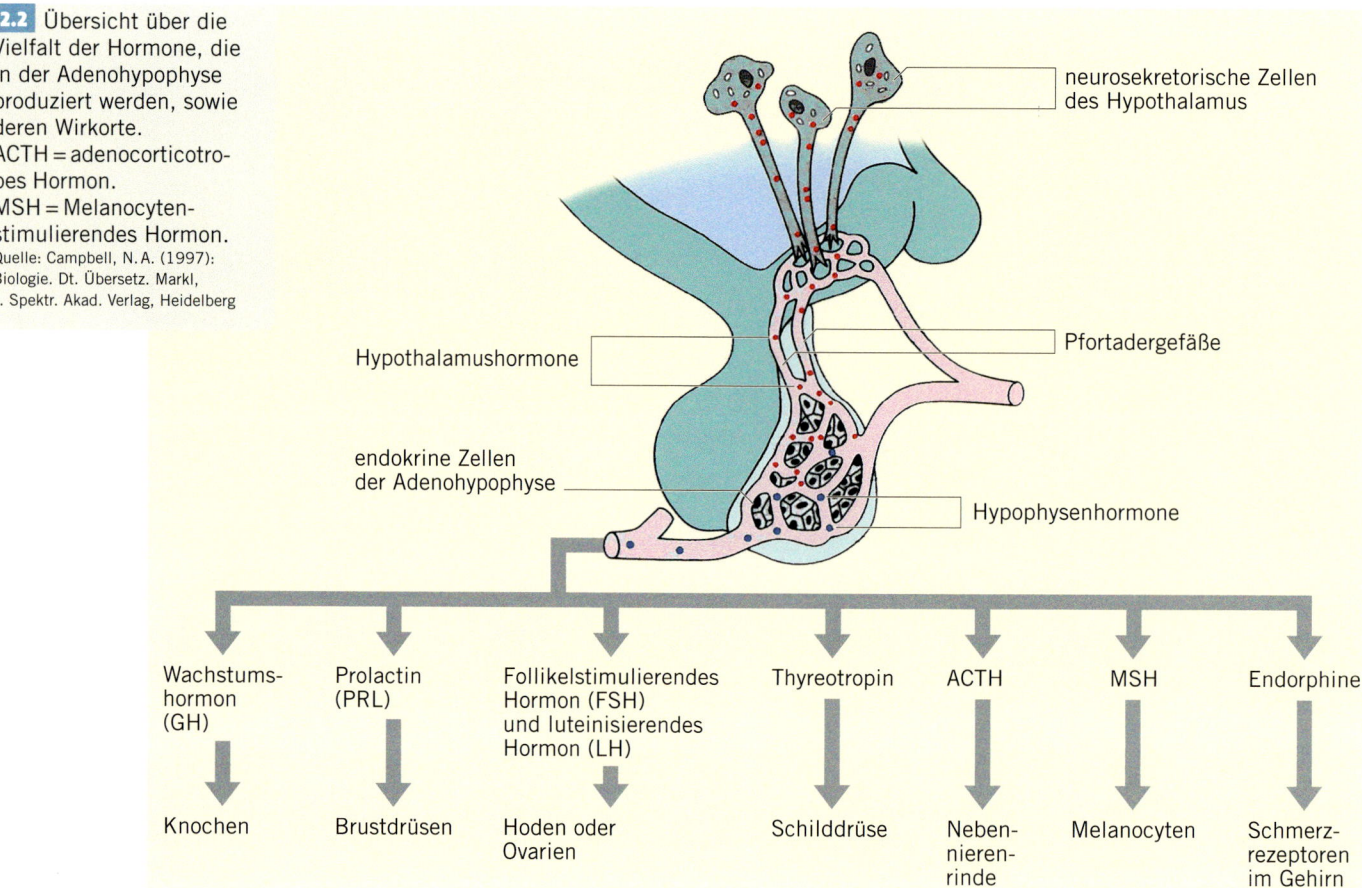

neurosekretorische Zellen
des Hypothalamus

Hypothalamushormone

Pfortadergefäße

endokrine Zellen
der Adenohypophyse

Hypophysenhormone

Wachstums-hormon (GH)	Prolactin (PRL)	Follikelstimulierendes Hormon (FSH) und luteinisierendes Hormon (LH)	Thyreotropin	ACTH	MSH	Endorphine
Knochen	Brustdrüsen	Hoden oder Ovarien	Schilddrüse	Neben-nieren-rinde	Melanocyten	Schmerz-rezeptoren im Gehirn

Adrenalin als Beispiel für eine Hormonwirkung

Die Hormonwirkung lässt sich am besten am Ge-
fühlshormon Adrenalin erklären, das auch als „fight
or flee"-Hormon bezeichnet wird. Es stammt wohl
aus der Frühzeit der Menschen, als sich unsere Vorfahren noch alltäglich gegen gefährliche Raubtiere
verteidigen mussten. Adrenalin wird in Mikrogramm-
Mengen von der Hirnanhangsdrüse (Hypophyse) in
die Blutbahn ausgeschüttet und erreicht so mehrere
Zielorgane gleichzeitig. Es erhöht den Blutdruck, beschleunigt die Herzfrequenz, erweitert die Pupillen
und stärkt durch diese vielfältigen Maßnahmen die
Kampffähigkeit des Menschen. Durch die Ausschüttung in den Blutstrom werden viele Zielorte gleichzeitig erreicht und durch die unterschiedliche Hormon-
menge kann die Wirkung abgestuft werden, während
ein Nervenimpuls nur zu einer Ja-Nein-Entschei-

dung führt. Nachdem sich die Wirkung eingestellt
hat, werden die Hormone im Blut schnell wieder abgebaut. Dies geschieht beim Adrenalin innerhalb von
wenigen Minuten. Versagt der Abbaumechanismus,
so kann es zu anhaltendem und unkontrollierbarem
Aggressionsverhalten kommen.

Hormone steuern nicht nur Gefühlslagen, sondern
auch körperliche Entwicklungen, wie die Ausbildung
der Geschlechtsorgane, den Menstruationszyklus,
die Körpergröße und die Knochenbildung. Aus
dieser Vielfalt der Funktionen folgt, dass entweder
Hormone selbst oder strukturähnliche Verbindungen
vielfältig als Medikamente eingesetzt werden können.
Medikamente können Hormone ersetzen, sie können
die Hormonwirkung verstärken, indem sie deren Abbau blockieren und sie können Hormone aus ihrem
Wirkort verdrängen (Antagonisten).

Nun stellt sich natürlich die Frage, ob Nerven und
Hormone völlig unabhängig voneinander reagie-

ren oder ob sie aufeinander abgestimmt sind. Der oberste Regelkreis für die Hormonausschüttung ist im Gehirn lokalisiert. Damit ist sie angebunden an sinnliche Wahrnehmungen, an Gefühle und an unbewusstes Erleben und Erinnern. Der Hypothalamus im Zwischenhirn schüttet ein Steuerungshormon (Gonatropin-releasing-Hormon) aus, das wiederum auf die Hirnanhangsdrüse (Hypophyse) einwirkt.

Sie besteht aus der Neurohypophyse und der Adenohypophyse. An dieser für das Wohlbefinden des Menschen ungemein wichtigen Schaltstelle reguliert das Gehirn als oberste Instanz mithilfe des Nervensystems, welche Hormone in welcher Menge ausgeschüttet werden sollen.

Das Gehirn schaltet mit Hilfe des limbischen Systems nicht nur Gefühle auf Sacherwägungen auf, sondern es sorgt über die Regulierung der Hormonausschüttung ebenfalls dafür, dass Gefühle im Körper auch realisiert werden können. So kann sich das Gefühl „Wut" durch einen erhöhten Blutdruck, einhergehend mit geröteter Haut, einer gesteigerten Gestik und durch aufgerissene Augen mit weit gestellten Pupillen äußern. Ohne Hormonausschüttung in Form von Adrenalin könnte sich unsere Wut den Mitmenschen nicht mitteilen. Ähnlich verhält es sich bei dem Gefühl „Trauer". Die Herzschlagsfrequenz nimmt ab, der Blutdruck sinkt, die Haut wird bleich, die Bewegungen verlangsamen sich und es können auch Tränen fließen.

Hormone und Sexualität

Eine besondere Rolle spielen die Sexualhormone, die nicht nur durch ihre vermehrte Ausschüttung in den Blutkreislauf im Zuge der Pubertät den Übergang vom Kind zum Erwachsenen einleiten, sondern auch den Wechsel vom Erwachsenen zum Alten. Während der Pubertät bildet sich z.B. bei einem Jungen zwischen dem 11. und 15. Lebensjahr die Geschlechtsreife aus. Diese Entwicklung wird von zahlreichen Änderungen des äußeren Erscheinungsbildes begleitet: Die Stimme wird tiefer, ein rasches Längenwachstum setzt ein und das Behaarungsmuster wandelt sich. Ähnlich sind die Anpassungen im Alter. Nur ziehen sie sich über einen Zeitraum von etwa 20 Jahren hin. Die körperlichen Veränderungen, wie reduzierter Geschlechtstrieb, allmählich verschwindende Haarpracht oder eine verminderte Leistungsfähigkeit, fallen den Mitmenschen nicht so auf, weil sie sich allmählich vollziehen und flach oder steil verlaufen können.

Die männlichen Geschlechtshormone sind die Androgene; ihre Hauptvertreter sind das Testosteron und das wirksamere Dihydrotestosteron. Androgene werden aus Cholesterin gebildet, beim Mann hauptsächlich in den Hoden und den Nebennieren. Zielzellen der Androgene findet man an vielen Stellen des Körpers, u.a. an der Prostata, an den Samenzellen, an der Haut und den Muskeln sowie im Gehirn. Im Gehirn sorgen sie für das Entstehen der Libido sowie des Geschlechtstriebs. Die Sexualhormonkonzentration nimmt bis zu einem Alter von 30 zu, bleibt bis zum 40. Lebensjahr konstant, um anschließend mit ca. 2 % pro Jahr abzunehmen. Bei Männern über 50 liegen die Serum-Testosteronwerte bereits 15–20 % unter den Normalwerten (3 bis 12 ng pro ml). In der Zeitspanne zwischen 50 und 60 können bereits die Wechseljahre des Mannes (Klimakterium virile) auftreten, die sich durch unterschiedliche Alterserscheinungen bemerkbar machen können. Bei den meisten Männern über 60 vergrößert sich die Prostata auf das Doppelte bis Vierfache ihres normalen Volumens. Dieses sowie die Veränderungen im Bereich des Harnleiters führen zum häufigen Urinieren, Bettnässen (Nocturie), verzögertem Miktionsbeginn, Abschwächen des Harnstrahls, Tröpfeln nach der Blasenentleerung und dem Gefühl der unvollständigen Entleerung (→ Kap. 9).

Die betroffenen Männer befinden sich oft auf dem Gipfel ihrer Schaffenskraft, haben in der Regel beruflichen und wirtschaftlichen Erfolg erlangt und geraten durch die auftretenden Symptome, die sich meist schleichend einstellen, unter zunehmenden Leistungsdruck. Probleme am Arbeitsplatz sind oft die Folge. Im familiären Bereich können durch sexuelle Frustrationen und plötzliche Stimmungsschwankungen erhebliche Spannungen entstehen, die nicht selten zu Partnerschaftskonflikten führen.

Bei Frauen spielt sich der Fortpflanzungszyklus etwa ab dem 14. Lebensjahr normalerweise einmal im Monat ab, von der Menarche, dem erstmaligen Auftreten der Menstruation bis zur Menopause, dem dauerhaften Erlöschen der Menstruation. Zwischen dem 40. und 50. Lebensjahr erschöpft sich der Vorrat an verbliebenen Eizellen (Ovarfollikel). Als Folge sprechen die Eierstöcke weniger auf hormonelle Stimulierungen an. Die Östrogenbildung nimmt trotz der reichlichen Hormonsekretion durch die Hypophyse ab. Die Zeiten zwischen den Regelblutungen werden länger oder kürzer, und die Blutungen werden stärker oder schwächer, bis die Menstruation schließlich ganz aufhört. Viele Frauen erleben zum Beginn und während der „Wechseljahre" Hitzewallungen und Schweißausbrüche, die von der Ausschüttung des Hormons, das Gonadotropin freisetzt, verursacht werden. Andere Symptome der Menopause sind Kopfschmerzen, Haarausfall, Muskelschmerzen, Trockenheit der Vagina, Schlafstörungen, Depressionen, Gewichtszunahme und häufige Stimmungsschwankungen. Bei Frauen in der Postmenophase kommt es zu einer Atrophie der Eierstöcke, der Eileiter, des Uterus, der Vagina, der äußeren Genitalien und der Brüste. Wegen des Östrogenmangels nimmt bei vielen Frauen die mineralische Knochendichte ab, wodurch vermehrt Knochenbrüche entstehen können (→ Kap. 8). Das sexuelle Verlangen, die Libido, zeigt dagegen keine parallele Abnahme. Es kann durch die von den Nebennieren ausgeschütteten Sexualsteroide erhalten werden. Bei Männern ist die Abnahme der Fortpflanzungsfähigkeit subtiler als bei Frauen. Obwohl die Spermienproduktion im Alter von 60 bis 80 Jahren um 50 bis 70 % sinkt, können gesunde Männer ihre Fortpflanzungsfähigkeit bis in die Neunziger erhalten.

Da unser Gehirn auf mentale Zustände, wie Glück, Zufriedenheit und soziale Sicherheit, reagiert, kann man weibliche wie männliche Wechseljahre durch ein bewusstes Verhalten, vor allem viel Bewegung an der frischen Luft, überlegtes Essen und Stressminderung im Beruf, bedingt beeinflussen und auftretende Symptome mildern.

Eine besondere Rolle in der Sexualität spielt das chemisch mit NO bezeichnet Gas Stickoxid. Nach Aktivierung verschiedener Gebiete im Großhirn und im Rückenmark durch äußere Reize werden in den Endothelzellen des Penis Stickstoffmonoxid und andere Botenstoffe freigesetzt. Das Gas bewirkt ein Entspannen der glatten Muskulatur in den Arterien. Durch die folgende Blutgefäßerweiterung füllt sich der Schwellkörper des Penis mit Blut. Die Schwellung verursacht durch einen Druck auf die Venen eine Blockade des Blutabflusses und damit einen Blutstau im Penis. Besonders bei älteren Männern fungiert die Stickoxid-Freisetzung nicht mehr in ausreichendem

Maße, es kommt zu einer erektilen Dysfunktion, d. h. das männliche Glied bleibt trotz vorhandener Libido schlaff. Das Medikament Sildenafil – Handelsname „Viagra" – bewirkt eine länger anhaltende Verstärkung der Erektion des Penis. Kohlenmonoxid ist ein weiteres Gas mit Hormonwirkung. In größeren Konzentrationen ist es stark giftig, da es den Blutfarbstoff Hämoglobin blockiert; in kleinen Mengen erweitert es die Gefäße und bewirkt ähnlich wie Stickoxid ein Wohlgefühl.

Aphrodisiaka sind zwar wissenschaftlich wenig erforschte, aber weit verbreitete Mittel zur Steigerung oder Belebung der Libido. Sie sollen das sexuelle Verlangen fördern und eine bessere Durchblutung der Geschlechtsorgane bewirken. Der Name kommt aus dem Griechischen und ist von Aphrodite, der Göttin der Liebe, abgeleitet. Zu den vielen Pflanzen, die in der Antike als Liebesträke genutzt wurden, gehörten u. a. die Alraune und der Sauerampfer. Auch heute gelten im Volksglauben und in den Pseudowissenschaften zahlreiche Produkte aus Tieren und Pflanzen als Aphrodisiaka. Sogar die Tomate, als Liebesapfel bezeichnet, soll diese Wirkungen haben. Das Erzeugen einer intimen und sinnlichen Lust wird auch Nahrungsmitteln wie dunkler Schokolade oder Spargel nachgesagt. Modern sind heute Liebesmittel, die aus dem Bereich der indischen Heilmethode Ayurveda stammen. Psychotrophe Drogen, wie Alkohol, Cannabis oder Poppers (Amylnitrit), sind keine Aphrodisiaka, sondern dienen der Enthemmung und Entspannung beim Sexualverkehr.

Allgemein wirken alle Maßnahmen, die den Blutdruck steigern oder über das limbische System das Wohlbefinden erhöhen, wie das beliebte Glas Champagner oder das anheimelnde Kaminfeuer, als die Libido steigernd.

Aber warum lässt der Wunsch nach sexuellen Kontakten bei vielen Frauen nach der Menopause und bei manchen Männern über 70 so stark nach?

Biologische Prozesse folgen keinen moralischen Vorstellungen und fördern kein individuelles Glück, sondern nur die Erhaltung und Weiterentwicklung der Art nach dem Prinzip der optimierten Überlebensfähigkeit. Mit dem Alter häufen sich die Erbgutveränderungen (Mutationen) bei Eizellen und besonders bei Spermien immer stärker an, so dass die Nachkommen unter einer erhöhten Zahl von Abweichungen und evtl. Fehlbildungen des genetischen

Materials leiden können. Durch die fortlaufende Verschlechterung des Erbguts könnte es dann durch die Potenzierung der Erbfehler im Laufe der Zeit zum Aussterben der Art kommen.

Es sind die Sexualhormone, welche diese biologischen Prinzipien in die Praxis umsetzen. Sie steuern nach der Pubertät die Geschlechtsreife, forcieren den Wunsch nach Sex bei den Erwachsenen und drosseln die Libido bei den Alten.

Die Abnahme der Sexualhormone bei älteren Menschen stellt einen Teil eines biologischen Prozesses dar. Man kann die körperlichen Auswirkungen entweder akzeptieren oder sie durch die Einnahme von Hormonpräparaten abmildern. Solche Korrekturen durch Medikamentengabe haben aber bei Hormonen zwei prinzipielle Probleme: Hormone wirken vielfältig (pleiotrop), d. h., sie greifen an vielen Wirkorten gleichzeitig an und sie agieren fast immer als ein Tandem, als Spieler und Gegenspieler oder als Agonist und Antagonist. So besitzt ein Mann zwar einen Überschuss an Androsteronen, aber er verfügt auch über eine geringere Menge an Östrogenen. Somit muss man bei Hormontherapien, besonders wenn die Menge nicht optimal justiert ist, mit drastischen Nebenwirkungen bei der allgemeinen Befindlichkeit und der Gefühlslage rechnen. Hormonbehandlungen müssen gerade bei Älteren ärztlich angeordnet und überwacht werden. Aus dem Internet übernommene Empfehlungen und die Einnahme dort erworbener Wundermittel können fatale Folgen haben.

Das Sexualverhalten älterer Menschen wird nicht nur durch ihre körperliche Befindlichkeit bestimmt, sondern auch durch die drastischen, gesellschaftlichen Umwälzungen, die sich beim Umgang mit Sexualität innerhalb der letzten 50 Jahre vollzogen haben. Durch die weltweite Nutzung der „Pille" als Kontrazeption wurde es in allen Schichten möglich, Sexualität vom Kinderwunsch zu trennen. Auch Frauen vor der Menopause können sich auf Ausbildung, Berufsausübung und gesellschaftliche Aktivitäten konzentrieren, indem sie die Zeiten für Schwangerschaften in ihre beruflichen Pläne einpassen. Die Pille hat natürlich auch die Promiskuität, d. h. nicht an langfristige Bindungen orientierte sexuelle Kontakte, in allen Altersgruppen verstärkt und Sex in Form des Beischlafs ist vielfach zu einer Art Freizeitbeschäftigung pervertiert.

Bei älteren Menschen ist das Ausleben von Sexualität Teil ihrer Lebensqualität, obwohl sie keinen Kinderwunsch mehr haben. Jedoch lässt die Häufigkeit sexueller Kontakte allmählich nach, unabhängig, ob man allein oder in der Zweisamkeit lebt. Noch mit 80 Jahren in seinem Umfeld das Image einer „Sex-Ikone" aufrechtzuerhalten, ist dagegen für Frauen wie Männer ziemlich anstrengend. Der Wunsch nach speziellen Spielarten der Sexualität im Alter entstammt oft nicht dem eigenen Wollen, sondern kommt aufgrund von medialen Darstellungen und der Werbung zustande. Sex im Alter ist eben nicht die Sache der straffen Brüste und des Waschbrettbauchs, sondern sollte bestimmt werden durch Behutsamkeit und Liebe wie Achtung für den Partner.

Literaturangaben

Buddeberg, C. (1996): Sexualberatung, Eine Einführung für Ärzte, Psychotherapeuten und Familienberater. Thieme, Stuttgart

Crapo, L. (1986): Hormone: Die chemischen Boten des Körpers. Spektrum der Wissenschaften Verlagsges., Heidelberg

Reinwein, D. Benker, G., Jockenhovel, F. (2000): Checkliste Endokrinologie und Stoffwechsel. Thieme, Stuttgart

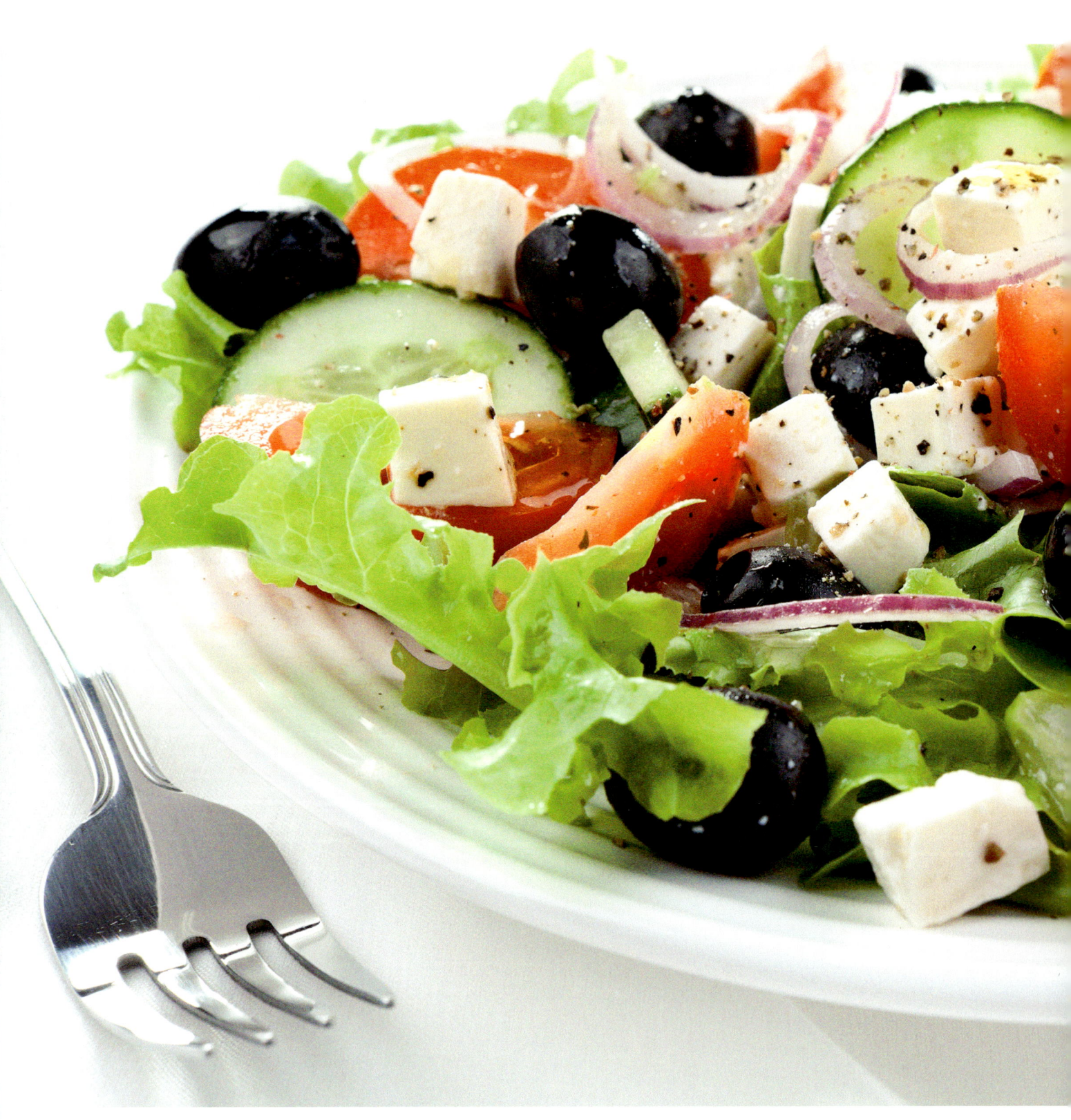

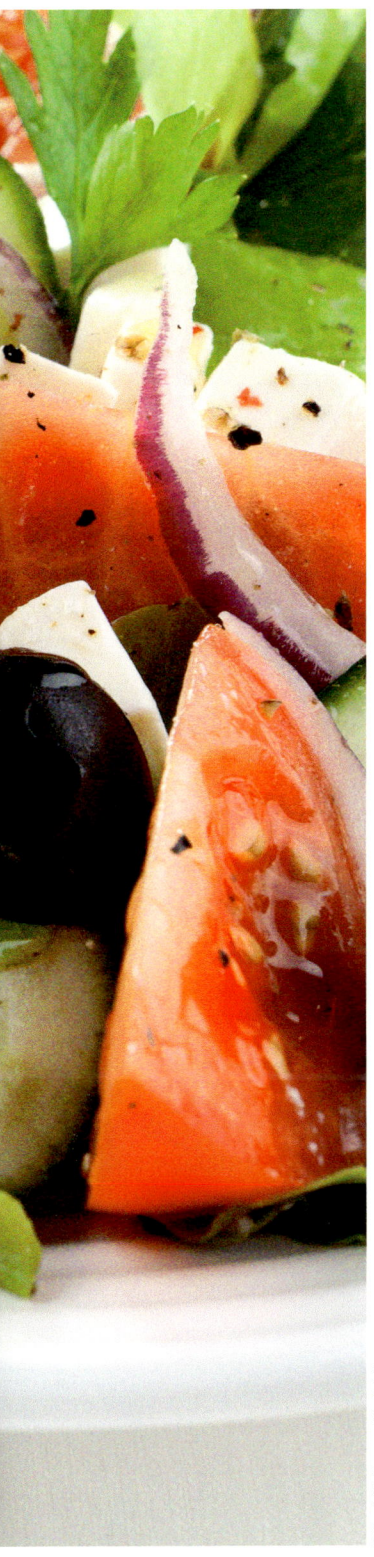

Stoffwechsel und Ernährung

Allgemeine Bemerkungen zur Ernährung

Menschen müssen in allen Lebensphasen regelmäßig Nahrung einschließlich Flüssigkeit zu sich nehmen, um ihr Körpergewicht konstant zu halten und um den Betrieb des Körpers zu garantieren. Zum Betrieb gehören z.B. die Körpertemperatur, die Versorgung der Muskeln, die Gehirnfunktionen und der Blutdruck. Der Verdauungstrakt entzieht der Nahrung die Nährstoffe und wandelt sie in Bausteine und verwertbare Energie um. Wärme zum Erhalt der Körpertemperatur fällt dabei als Nebenprodukt an. Das Betriebssystem des Körpers arbeitet mit Bezug auf den Ressourcenverbrauch sparsam und ökonomisch. Ein Kilogramm Rübenzucker im Wert von etwa einem Euro deckt unseren Energiebedarf für drei Tage.

Hinsichtlich seiner Leistung ist unser Verdauungstrakt ein anatomisches und physiologisches Wunderwerk. Er ist das im Bauch lokalisierte zweite Gehirn. Nach seiner Geburt muss ein Kind erst lernen, Nahrung zu verwerten, d. h. der Verdauungstrakt wird ähnlich wie das Gehirn durch Erfahrung programmiert.

Die frühkindlichen Erfahrungen mit guten und schlechten Lebensmitteln sind mitbestimmend für die späteren Verzehrsgewohnheiten. In allen Kulturen ist Essen weit mehr als sich zu sättigen. Gemeinsame Mahlzeiten sind ein soziales Ereignis, sie stärken die Familienbande und gewöhnen Kinder an das Einhalten von Sitten. Gutes Essen verwöhnt unsere Sinne und hinterlässt ein allgemeines Wohlgefühl.

Für ältere Menschen hat ästhetisch aussehendes und ernährungsphysiologisch wertvolles Essen eine besondere Bedeutung. Die Mahlzeiten, besonders wenn sie in Gesellschaft eingenommen werden, sind oft ein Mittelpunkt des Tages. Für die ältere Generation ist eine altersgerechte Ernährung ein wichtiger Faktor für ein langes und gesundes Leben.

Grundbegriffe zum Stoffwechsel und zur Ernährung

Die Nahrung besteht aus einem Gemisch verschiedener Nahrungsmittel, die wiederum komplexe Gemenge von Nahrungsstoffen darstellen. Nahrungsmittel sind Milch, Brot, Fleisch, Eier, Kartoffeln, Gemüse, Obst und vieles andere. Nahrungsstoffe dagegen sind chemisch definierte Verbindungen, wie Kohlenhydrate (Zucker), Fette, Proteine (Eiweiße), Mineralien, Vitamine und Wasser.

Die Art unserer Ernährung ist von der Herkunft, unseren Tätigkeiten und vom Lebensalter abhängig. Ein Säugling braucht eine andere Ernährung als ein Rentner und ein Zehnkämpfer muss anders essen als ein Computerfreak.

Der Stoffwechsel von Erwachsenen ist auf eine Energiehomöostase ausgerichtet, also auf ein genaues Austarieren von Energiezufuhr in Form von Nahrung und Energieaufwand für die alltäglichen Tätigkeiten. Drei Faktoren tragen zum Energieverbrauch bei: der Grundumsatz mit etwa 60 % des Energieverbrauchs, körperliche Aktivitäten mit 30–35 % und die Verwertung der Nahrung mit den restlichen 5–10 %. Überschüssige Energiezufuhr wird meistens als Fett gespeichert. Schon ein kleines Ungleichgewicht von 0,3 % überschüssiger Energiezufuhr führt in 30 Jahren zu einer Gewichtszunahme von ca. 9 kg.

Ein im Alltag auch heute noch benutztes Energiemaß ist die Kalorie oder ihr Tausendfaches, die Kilokalorie (kcal). Eine Kalorie ist die Wärmemenge, die man braucht, um ein Gramm Wasser um ein Grad zu erwärmen. In der Wissenschaft wird als Wärmeeinheit Joule oder Kilojoule (kJ) bevorzugt, da man damit physikalische Einheiten leichter umrechnen kann. Eine Kalorie entspricht gerundet 4,2 Joule. Nachfolgend wird als Energiemaß die Kilokalorie genutzt, da sie im Alltag gebräuchlicher ist.

Unter Grundumsatz versteht man den Energieumsatz bei völliger Ruhe und 20 °C Raumtemperatur sowie einer Nahrungskarenz von mindestens 12 Stunden. Der Mensch befindet sich dann in der postabsorptiven Phase, d. h., der Körper leistet kei-

Nahrungsmittel		kcal	kJ
Milch, Käse, Eier	1 Glas Vollmilch	140	590
	1 Becher Joghurt	120	505
	100 g Schweizer Käse	400	1680
	1 gekochtes Ei	70	295
Fette	100 g Butter	750	3150
	100 g Halbmargarine	400	1680
	1 Esslöffel Öl	80	335
Backwaren	1 Scheibe Brot	100	420
	1 Zwieback	35	145
	1 Stück Torte	300	1260
Fleisch	100 g Rindfleisch	175	735
	100 g Schweinefleisch	220	925
	100 g Wild	120	505
Wurst	100 g Leberwurst	380	1600
	100 g Salami	400	1680
	100 g Schinken	350	1470
	100 g Speck	720	3030
Kartoffel, Gemüse, Obst	Kartoffel, mittelgroß	100	420
	1 Pommesstäbchen	20	85
	100 g Erbsen	150	630
	10 Stück Spargel	50	210
	1 Portion Salat (mit Essig + Öl)	50	210
	Apfel	50	210
	Banane	80	335
Getränke	Kaffee, schwarz	0	0
	Tee mit Zucker	20	85
	¼ l Wein	150	630
	0,25 l Bier	120	505
	0,25 l Coca-Cola	100	420

Tab. 11.3 Energiewerte wichtiger Nahrungsmittel.
Quelle: Jungermann, K./Möhler, H. (1979): Biochemie. Springer, Heidelberg.

ne Verdauungsarbeit. Der Grundumsatz ist abhängig von Körpergröße und Gewicht sowie von Alter und Geschlecht. Bei einer Frau beträgt der Grundumsatz 20 kcal pro kg Körpergewicht und damit bei einem Gewicht von 55 kg 1100 kcal pro Tag. Bei einem Mann erhöht sich der Grundumsatz auf 25 kcal pro kg Körpergewicht und damit bei einem Gewicht von 70 kg auf 1750 kcal pro Tag. Beim Grundumsatz wird abgesehen von der Herz- und Atemtätigkeit keine Muskelarbeit geleistet. Die Steigerung des Energieumsatzes aufgrund körperlicher Arbeit bezeichnet man als Leistungszuwachs, die Summe aus Grundumsatz und Leistungszuwachs als Arbeitsumsatz. Drei Faktoren bedingen im Wesentlichen eine Steigerung des Energieumsatzes: körperliche Tätigkeit, tiefe Außentemperaturen und die Verwertung der Nahrung. Bei schwerer Arbeit oder sportlichen Höchstleistungen kann der Energieumsatz auf 5000 kcal ansteigen. Im Alter über 65 geht sowohl bei Frauen wie bei Männern der Energieumsatz auf ca. 2500 kcal zurück. Geistige Arbeit verursacht nur eine geringe Steigerung des Energieumsatzes gegenüber dem Grundumsatz, da das Gehirn schon in Ruhe einen sehr hohen Energieverbrauch hat.

Da der Energieumsatz des Menschen einer Tagesrhythmik unterliegt, die durch einen Anstieg am Vormittag und einen Abfall nachts gekennzeichnet wird, ist die tageszeitliche Verteilung der eingenommenen Mahlzeiten von großer Bedeutung für ein konstantes Körpergewicht. Hinsichtlich der Verteilung der täglichen Kalorien- und Nährstoffmengen werden 35 % zum Frühstück, 40 % zum Mittag- und 25 % am Abendessen empfohlen. Je nach Arbeitsintensität kann man auch kleine Zwischenmahlzeiten als 2. Frühstück und als Mittagskaffee zu sich nehmen. Bei der Einnahme der Hauptmahlzeit am späten Abend nimmt man zu, da nachts der Energieumsatz deutlich geringer ist.

Den Energiegehalt (physiologischen Brennwert) von Lebensmitteln kann man leicht berechnen. Man geht davon aus, dass 1 g Fett 9 kcal und je 1 g Kohlenhydrate oder Protein 4 kcal liefern. Isst man z.B. 100 g Kartoffeln, so nimmt man 70 g Wasser und 30 g Trockenmasse auf. Davon sind 25,5 g Kohlenhydrate, 3,0 g Protein und 1,5 g Fett. In Summe sind dies 127,5 kcal pro 100 g Kartoffel. Die drei Grundnahrungsstoffe (Kohlenhydrate, Fette, Eiweiße) können gegenseitig im Verhältnis ihrer physiologischen Brennwerte ausgetauscht werden. So kann 1 g Kohlenhydrat durch 0,44 g Nahrungsfett ersetzt werden.

Die Grundnahrungsstoffe werden jedoch nicht nur zur Energiegewinnung, sondern auch zum Aufbau von Körpersubstanz gebraucht. So wird die Qualität oder der biologische Wert einer Mahlzeit nach den fünf Aspekten: Gehalt an Energiesubstraten (kalorischer Wert), Gehalt an essentiellen Bausubstraten, Gehalt an Wirksubstraten, Wert nach Aufarbeitung und Ausnutzungsgrad beurteilt. Die Nahrungsmittel müssen zahlreiche essentielle Bestandteile – dies sind Verbindungen, die der Organismus nicht selbst herstellen kann – enthalten, die dem Körper unbedingt zugeführt werden müssen. Dazu gehören einige Fett- und Aminosäuren, Vitamine, Mineralien und Spurenelemente. Als biologische Wertigkeit eines Nahrungsproteins wird die Menge an Körpereiweiß definiert, die durch 100 g Nahrungseiweiß ersetzt wird. Nach Empfehlungen der FAO (Food and Agricultural Organisation) der Vereinten Nationen sollte ein Erwachsener 84 g Eiweiß, davon ein Drittel aus tierischen Produkten, zu sich nehmen. Das Hauptkohlenhydrat der Nahrung ist Stärke, die man bevorzugt aus Kartoffeln und Getreideprodukten aufnimmt. Muskelfleisch und Leber enthalten dagegen Glykogen als Kohlenhydrat. Monosaccharide (Glucose, Fructose, Galactose) und Disaccharide (Lactose, Saccharose, Maltose) dürfen allerhöchstens 10 % der täglichen Kohlenhydratzufuhr ausmachen. Auf Rohr- oder Rübenzucker (Saccharose) sollte man weitgehend verzichten, da er keine ernährungsphysiologisch wertvollen Substanzen enthält und, im Übermaß genossen, Karies, Fettleibigkeit und Gefäßerkrankungen verursacht. Die in Gemüse, besonders in Kohlsorten, enthaltene Zellulose und Lignine sind für den menschlichen Organismus nicht verwertbar, spielen aber als Ballaststoff für das Sättigungsgefühl, die Darmbewegung und die Stuhlbildung eine wichtige Rolle.

Fette sind die kalorienreichsten Nahrungsstoffe; auf sie sollten 30 % der Nahrungszufuhr, d. h. etwa 80 g täglich, entfallen. Hinsichtlich ihres Nährwerts unterscheiden sich die einzelnen Fette nur wenig voneinander. Unterschiedlich sind sie jedoch in ihrem Gehalt an essentiellen Fettsäuren und Vitaminen. Vitamin A ist z.B. in Butter, Vitamin D in Fischöl und Vitamin E in Weizenkeimöl enthalten. Sonnenblumenöl, Leinöl, Sojaöl, Maisöl und einige Fischöle besitzen einen hohen Gehalt an mehrfach ungesättigten Fettsäuren. Tierische Fette, wie Butter, Speck und Schmalz sowie Eigelb und Leber, sind reich an Cholesterin. Eine hohe Zufuhr von Cholesterin verbunden mit einem geringen Gehalt an mehrfach ungesättigten Fettsäuren bei gleichzeitig hoher Fettaufnahme sind die schwerwiegendsten Risikofaktoren für das Entstehen von Gefäß- und Herzerkrankungen (→ Kap. 9).

Neben den Nahrungsmitteln ist der Sauerstoff aus der Luft eine lebenswichtige Komponente für unseren Stoffwechsel (→ Kap. 9). Die gesündesten Nahrungsmittel verlieren ihren Wert, wenn die Sauerstoffversorgung des Organismus mangelhaft ist.

Der wichtigste Maßstab zur Beurteilung des Ernährungszustandes ist das Körpergewicht. Am einfachsten berechnet sich das Normalgewicht nach der Broca-Formel: Normalgewicht in kg = Körperlänge in cm minus 100. Weiterhin gilt die Faustregel, dass das für das 30. Lebensjahr als Normalgewicht geltende Gewicht während des ganzen Lebens beibehalten werden soll. Der Körpermassenindex (Body Mass Index, BMI) wird aus dem Quotienten der Körpermasse in kg und dem Quadrat der Körperlänge in cm ermittelt. Der Normalwert des BMI liegt bei 24–25, bei einem Wert über 28 gilt man als fettsüchtig (adipös). Unter Idealgewicht versteht man das Körpergewicht, das aufgrund statistischer Erhebungen mit der längsten Lebenserwartung verknüpft ist. Es liegt etwa 10 % (bei Männern) bzw. 5 % (bei Frauen) unter dem Normalgewicht.

Bei anhaltender gesteigerter Nahrungsaufnahme und konstanter Bewegung kommt es früher oder später zu einer Gewichtszunahme. Etwa 85 % der zu viel aufgenommenen Kalorien werden im Fettgewebe als Neutralfette gespeichert. Manche Menschen nehmen trotz einer Diät und viel Bewegung zu und neigen zum Fettansatz, während andere trotz üppigen Essens und ohne „Trimm-Dich" schlank bleiben. Die Unterschiede zwischen den beiden Gruppen bezüglich ihres Energieverbrauchs könnten u. a. auf unwillkürlichen Bewegungen im Sinne des „Zappelns" beruhen. Dazu gehören Ruhelosigkeit, spontane Bewegungen oder unruhige Bewegungen im Schlaf. Solches Verhalten führt zu einer zusätzlichen Energieabgabe, die man als „nonexercise activity thermogenesis", kurz NEAT bezeichnet. Die NEAT kann zu einem Mehrverbrauch an Energie von 500 bis 700 kcal pro 24 Stunden führen.

Eine Unterernährung ist die Folge einer über längere Zeiträume hinweg anhaltenden unzureichenden Nahrungsaufnahme. Folgen sind die Abnahme des Körpergewichts, Abmagerung, allgemeiner Kräfteverfall und Verhaltensstörungen. Selbst ein mäßiger Nahrungsmangel führt zu einer Verminderung der Resistenz gegen Infektionskrankheiten, zur rascheren Ermüdbarkeit und zu depressiven Reaktionen.

Gehirn und Magen-Darm-Trakt als Regulatoren für den Appetit

Es gibt zwei Modelle zur Regulation der Nahrungsaufnahme und Energie-Homöostase.

Das „Aufbrauch- und Wiederauffüllungsmodell" beruht darauf, dass ein Drang zur Nahrungsaufnahme ausgelöst wird, wenn energieliefernde Substanzen im Blut unter einen bestimmten Schwellenwert absinken. Kleine Erniedrigungen der Glucosekonzentration werden über Sensoren im Blut und in der Leber gemessen, die Messwerte werden dem Gehirn mitgeteilt und als Folge entsteht dort ein Hungergefühl (→ Kap. 11).

Sind dagegen hinreichend Energiesubstrate (Metaboliten) vorhanden, werden im Darmtrakt Hormone wie das Cholecystokinin freigesetzt, die dann über den Blutstrom ins Gehirn gelangen und dort den Appetit drosseln.

Beim „lipostatischen" Modell wird der Hunger durch den Vorrat an Fett in den Depots des Organismus gesteuert.

Die Hormone Leptin und Insulin regulieren den Ernährungszustand des Körpers mit dem Ziel, das Körpergewicht konstant zu halten. Bei überschüssigem Fett bewirken sie durch eine Verminderung der Nahrungsaufnahme eine Reduktion des Körpergewichts. Zu hoher Fettverlust führt umgekehrt über die Erniedrigung der Leptinkonzentration zur gesteigerten Esslust und gleichzeitig zu einer Reduktion der Körperaktivität. Ein genetischer Defekt im Leptin-Gen kann bei Betroffenen zu einer ausgeprägten Fettsucht führen.

In den letzten Jahren wurden weitere Peptide identifiziert, die den Appetit kontrollieren. Für die kurzzeitigen Effekte sind das Hormon Ghrelin und das Neuropeptid Y zuständig (NPY), die beide im Hypothalamus wirken (→ Kap. 11). Die Menge an

Ghrelin wird z.B. erhöht, wenn Personen aufgrund einer Diät stark an Gewicht verlieren. Das Hormon untergräbt folglich die Moral beim Abnehmen.

Die Anatomie des Verdauungsapparats

Der überwiegende Teil der Nahrung, die wir zu uns nehmen, besteht aus großen Molekülen, die nicht vom Darm über den Blutstrom ins Innere der Zellen gelangen können. Deshalb müssen die Makromoleküle in kleinere Bruchstücke zerlegt werden. Dies geschieht mit dem Verdauungsvorgang. Die Organe, die an diesem Vorgang beteiligt sind, werden als Verdauungssystem bezeichnet. Das medizinische Gebiet, das sich mit den Erkrankungen von Magen und Darm befasst, heißt Gastroenterologie (Magen = Gaster, Darm = Enteron). Das Spezialgebiet, das sich mit Mastdarm und After beschäftigt, ist die Proktologie.

Zwei Organgruppen bilden das Verdauungssystem, der Magen-Darm-Trakt und die unterstützenden Verdauungsorgane. Der Gastrointestinaltrakt oder Verdauungskanal ist eine durchgehende Röhre, die sich von Mund bis After erstreckt. Zu ihr zählen der Mund, der größte Teil des Rachens, die Speiseröhre, der Magen, der Dünn- und der Dickdarm. Gestreckt beträgt die Länge des Verdauungstraktes neun Meter. Zu den akzessorischen Verdauungsorganen gehören Zähne, Zunge, Speicheldrüsen, Bauchspeicheldrüse, Leber und Gallenblase.

Die mechanische Verdauung im Mund resultiert aus dem Kauen oder Zerkleinern, bei dem die Nahrung mit der Zunge bearbeitet, von den Zähnen zermahlen und mit Speichel gemischt wird. So wird die Nahrung zu einer weichen, leicht schluckbaren Masse verformt, die man Bolus nennt. Gesunde Zähne und intensives Kauen der Nahrung stehen am Anfang einer funktionierenden Verdauung.

Wenn die Nahrung geschluckt wird, gelangt sie vom Mund in den Schlund (Pharynx) und die Speiseröhre (Ösophagus). Beide Teile bestehen aus Skelettmuskeln, die mit Schleimhaut ausgekleidet sind. Die Muskelkontraktionen dieser Bereiche helfen, die Nahrung in den Magen zu treiben, während die Schleimhaut das Gleiten des Nahrungsbreis erleichtert.

Der Magen, der unterhalb des Zwerchfells liegt, ist eine J-förmige Ausweitung des Gastrointestinaltraktes.

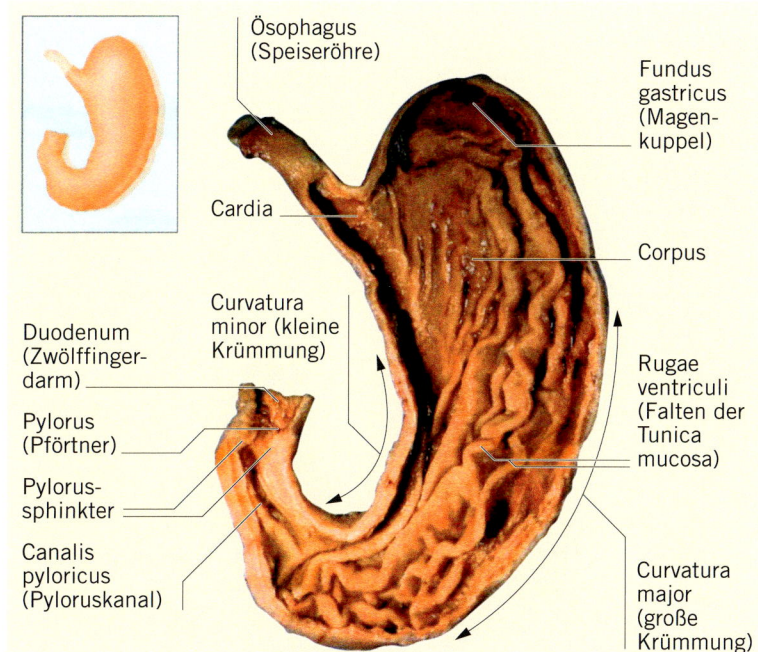

13.1 Die innere Anatomie des Magens. Die Innenseite des Magens ist durch Furchungen (Rugae ventriculi) stark vergrößert. G. J. Tortora und B. H. Derrickson (2006): Anatomie und Physiologie. Wiley-VCH, Weinheim.

Der Magen verbindet die Speiseröhre mit dem Zwölffingerdarm (Duodenum), dem ersten Teil des Dünndarms. Weil eine Mahlzeit sehr viel schneller eingenommen werden kann, als sie der Darm verdauen und resorbieren kann, dient der Magen als Aufbewahrungs- und Mischbehälter. Bei großer Nahrungsaufnahme kann sich der Magen sehr stark dehnen.

Einige Minuten nachdem die Nahrung in den Magen gelangt ist, laufen über den Magen peristaltische Bewegungen, sog. Mischwellen, die die Nahrung durchmengen und sie mit den Sekreten der Magendrüsen mischen. Es entsteht ein Gemenge, der Chymus. Die verdünnte Salzsäure im Magen inaktiviert toxische Verbindungen, tötet Mikroorganismen und faltet Proteine auf. Im überfüllten Magen geht die Schutzfunktion der Salzsäure jedoch verloren, da die Salzsäureproduktion nicht ausreicht, um den pH-Wert im Magen auf einen Wert von eins bis zwei zu erniedrigen. Erreicht die Nahrung den Ausgang des Magens (Pylorus), so wird sie in Portionen von drei Millilitern über den Schließmuskel des Pförtners (Pylorussphinkter) in den Zwölffingerdarm als den ersten Teil des Dünndarms gedrückt.

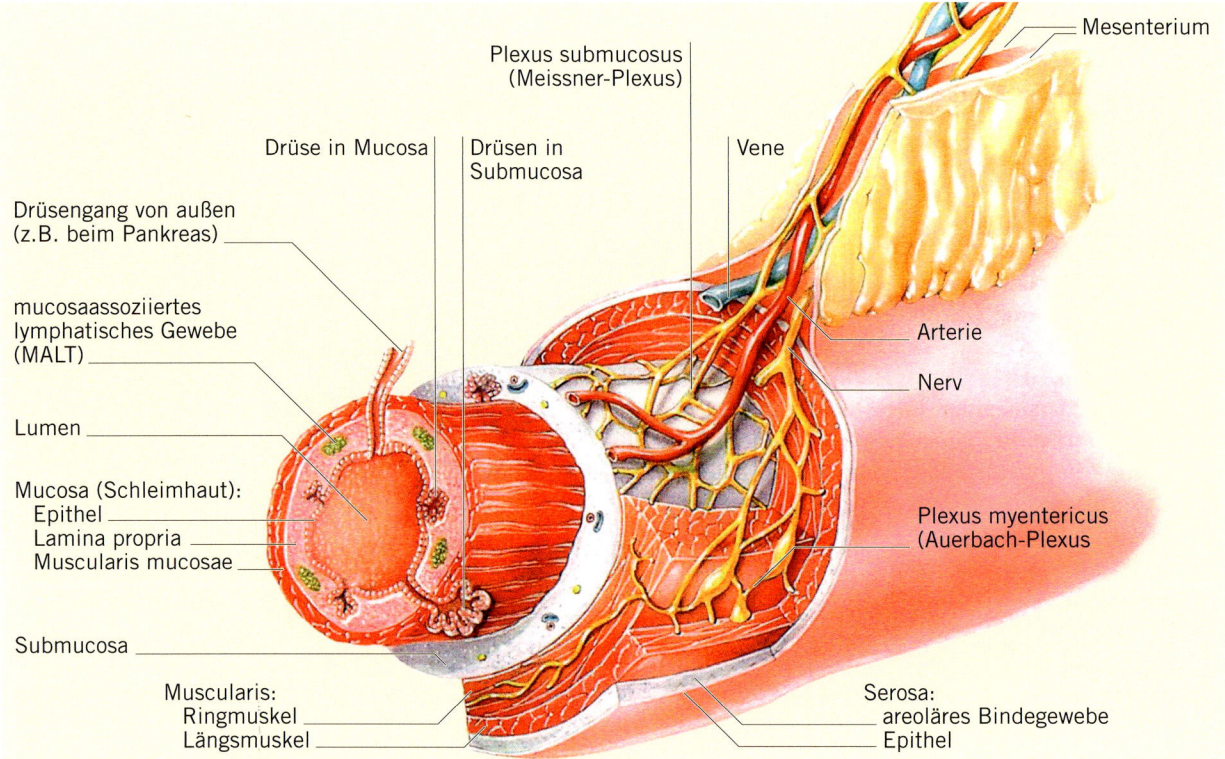

Plexus submucosus
(Meissner-Plexus)

Mesenterium

Drüse in Mucosa

Drüsen in
Submucosa

Vene

Drüsengang von außen
(z.B. beim Pankreas)

Arterie

mucosaassoziiertes
lymphatisches Gewebe
(MALT)

Nerv

Lumen

Mucosa (Schleimhaut):
Epithel
Lamina propria
Muscularis mucosae

Plexus myentericus
(Auerbach-Plexus)

Submucosa

Muscularis:
Ringmuskel
Längsmuskel

Serosa:
areoläres Bindegewebe
Epithel

13.2 Struktur eines Darmsegments. Auf der Außenseite des Darms liegen Bindegewebe und eine Epithelschicht. Nach innen folgen Muskelschichten, eine Längs- und eine Ringmuskelschicht, in die Blutgefäße und Nerven eingelagert sind. Das Darmlumen ist mit einer Schleimhaut ausgekleidet, die aus Epithelien und eingelagerten Drüsen besteht. G. J. Tortora und B. H. Derrickson (2006): Anatomie und Physiologie. Wiley-VCH, Weinheim.

Der Dünndarm wird in Zwölffingerdarm (Duodenum), Leerdarm (Jejunum) und Krummdarm (Ileum) unterteilt. Der weitaus größte Teil der Nährstoffverwertung sowie die Resorption der nutzbaren Produkte ins Blut spielen sich im Dünndarm ab.

Der Dünndarm beginnt mit dem Pylorussphinkter, windet sich durch den Mittel- und Unterteil des Bauchraums und mündet schließlich in den Dickdarm. Er ist 3 m lang und sein Durchmesser beträgt 2,5 cm. Seine innere Oberfläche wird durch Kerckringfalten (Plicae circulares), Zotten (Villi), und Mikrovilli sehr stark vergrößert. Die Wand des Dünndarms besteht aus vier Schichten, die man von innen nach außen als Mucosa, Submucosa, Muscularis und Serosa bezeichnet. Die Mucosa besteht neben Becherzellen aus einem einschichtigen Epithel, das auf die Resorption von Nahrungsbestandteilen spe-

zialisiert ist. Die Dünndarmmucosa enthält viele tiefe Spalten, in denen sekretorische Drüsen und Resorptionszellen liegen. Die Submucosa des Duodenums enthält die Brunner-Drüsen, die einen alkalischen Schleim absondern, der wiederum die Magensäure im Chymus neutralisiert. Die Muscularis des Dünndarms unterteilt sich in zwei Schichten glatter Muskulatur. Die äußere enthält Längsfasern und die innere Ringfasern. Die Muskulatur bewirkt durch die peristaltischen Bewegungen den Transport des Speisebreis und ermöglicht es, dass sich das Darmlumen unterschiedlichen Chymusmengen anpasst.

Der Dickdarm ist der letzte Teil des Verdauungstraktes. Er hat einen Durchmesser von 6,5 cm und eine Länge von 1,5 m. Seine vier Hauptbereiche sind das Zäkum (Caecum, Blinddarm), der Grimmdarm (Colon), der Mastdarm (Rectum) und der Analkanal. Die im Dickdarm liegenden Resorptionszellen dienen hauptsächlich dem Entzug von Wasser, Salzen und noch verbliebenen Nahrungsstoffen, während der von den Becherzellen abgesonderte Schleim den Stuhl gleitfähiger macht.

Das letzte Stadium der Verdauung vollzieht sich durch die Bakterien, die den Dickdarm besiedeln. Sie

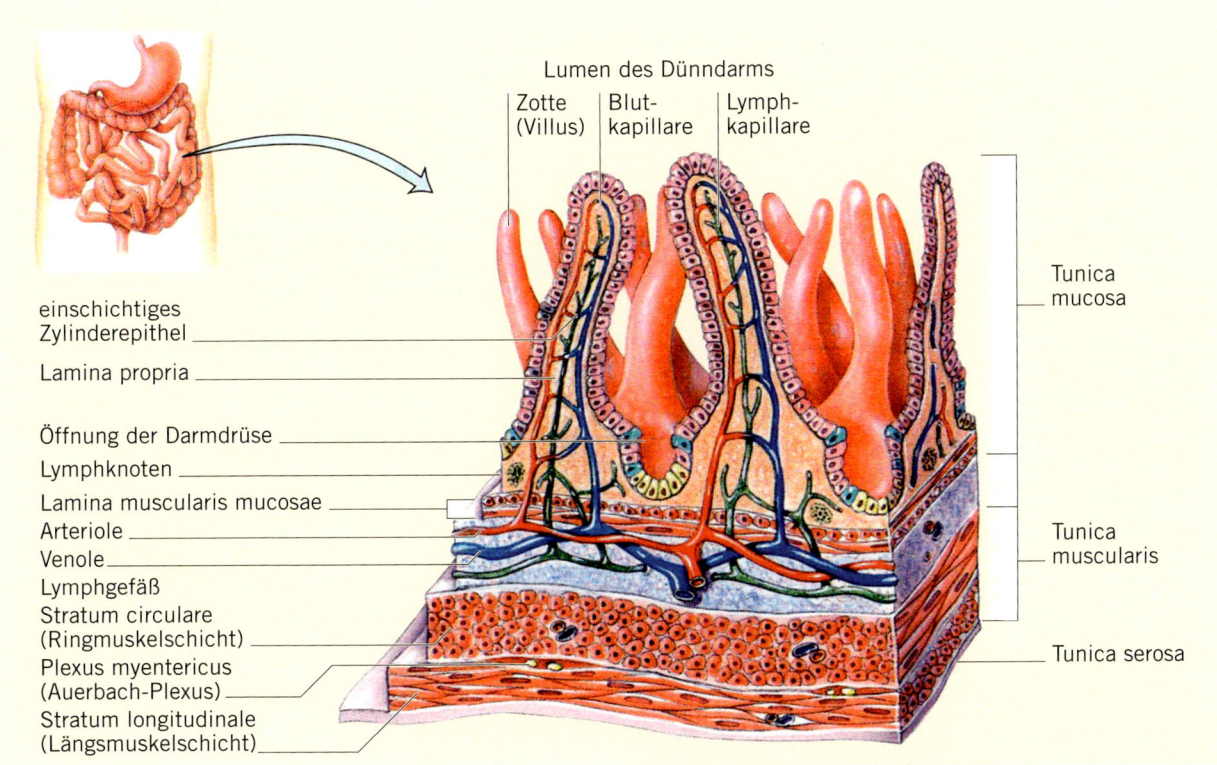

einschichtiges
Zylinderepithel

Lamina propria

Öffnung der Darmdrüse

Lymphknoten

Lamina muscularis mucosae

Arteriole

Venole

Lymphgefäß

Stratum circulare
(Ringmuskelschicht)

Plexus myentericus
(Auerbach-Plexus)

Stratum longitudinale
(Längsmuskelschicht)

Lumen des Dünndarms

Zotte
(Villus)

Blut-
kapillare

Lymph-
kapillare

Tunica
mucosa

Tunica
muscularis

Tunica serosa

13.3 Dreidimensionale Ansicht der Dünndarmschichten mit Darmzotten. Lumenseitig werden die Zotten nur von einer einschichtigen Epithelschicht begrenzt. In der Zotte befindet sich ein Blutkapillarsystem aus Arterien und Venen. G. J. Tortora und B. H. Derrickson (2006): Anatomie und Physiologie. Wiley-VCH, Weinheim.

synthetisieren die B- und K-Vitamine, die dann vom Darm ins Blut überführt werden. Mikroorganismen vergären auch verbliebene Kohlenhydrate zu Wasserstoff, Methan und Kohlendioxid. Zu reichlich produzierte Gase, die aus der bakteriellen Verwertung von Zuckern entstehen, führen zu Blähungen, die man auch als Flatulenz bezeichnet. Restliche Proteine werden zu Aminosäuren und weiter zu Skatol (Skatos = Kot), Indol und Schwefelwasserstoff abgebaut, Stoffe, die den üblen Geruch des Stuhls bedingen.

Bakterien wandeln auch die Abbauprodukte des Hämoglobins wie Bilirubin zu Stercobilin um, das dem Stuhl seine braune Farbe verleiht. Während der 3 bis 10 Stunden, die der Chymus im Dickdarm verbleibt, wird er halbfest, da ihm Wasser entzogen wird. Nun als Faeces bezeichnet, enthält er Wasser, anorganische Salze, abgestreifte Epithelzellen der Mucosa, tote Bakterien und deren Abbauprodukte sowie den unverdaulichen Teil der Nahrung.

Die wichtigsten akzessorischen Verdauungsorgane sind die Bauchspeicheldrüse (Pankreas) und die Leber (Hepar). Der Pankreas, eine 12 bis 15 cm lange und 2,5 cm dicke Drüse, produziert täglich etwa 1,2 Liter alkalischen Pankreassaft, der den pH-Wert

im Dünndarm auf einen neutralen Wert einjustiert. Dieser pH-Wert ist nötig, damit die Darmenzyme die Nahrungskomponenten optimal zerlegen können.

Das Pankreassekret enthält vor allem Protein-abbauende Enzyme. Es fließt von der Bauchspeicheldrüse aus über verschiedene Gänge in den Dünndarm.

Die Leber, die sich unterhalb des Zwerchfells befindet, ist mit ca. 1,4 kg die schwerste Drüse des Körpers. Das Lebergewebe besteht aus Läppchen, die Leberzellen (Hepatocyten), Endothelzellen (Phagocyten, Kupffer-Sternzellen) und eine zentrale Vene enthalten. Die Kupffer-Zellen zerstören ausgediente weiße und rote Blutkörperchen, Bakterien und andere Fremdstoffe im Blut. Die von den Hepatocyten gebildete Galle gelangt über Gallengängchen (Ductuli) in die Gallenblase. Die Leberläppchen enthalten keine Blutgefäße, sondern Leberkapillaren, die von Leberzellen gesäumt sind und durch die das Blut fließt. Neben der Synthese der

Verdauungsenzyme entgiftet die Leber Arzneistoffe, besonders Antibiotika, wie Penicilline und Sulfonamide, filtert die Abbauprodukte des Hämoglobins wie Bilirubin aus dem Blut, synthetisiert die Gallensalze, aktiviert das Vitamin D und speichert große Mengen an Glykogen, Vitaminen, Eisen und Kupfer. Die Leber baut Aminosäuren so um, dass die Produkte (Ketosäuren) für die Energiegewinnung genutzt werden können. In der Leber werden auch die meisten Plasmaproteine, wie Albumin und die Globuline sowie die Blutgerinnungsstoffe Thombin und Fibrinogen, produziert. Der dabei entstehende, für Zellen giftige Ammoniak wird von den Hepatocyten in Harnstoff umgewandelt, der mit dem Urin ausgeschieden wird.

Die üblichen Erkrankungen des Magen-Darm-Traktes treten im Alter gehäuft auf, da sich die Regeneration des Epithels sowie die Neubildung der extrazellulären Matrix verlangsamen (→ Kap. 6). Erkrankungen des Magen-Darm-Trakts kann man, selbst wenn sie erblich bedingt sind, durch Schonkost, die Vermeidung von Reizstoffen und viel Bewegung deutlich verringern. Auch das sorgfältige Kauen und Einspeicheln der Nahrung entlasten den Magen-Darm-Trakt.

Das Verdauungssystem reagiert im Alter auch auf vorausgegangene langjährige schlechte Essgewohnheiten; so zu üppige Mahlzeiten und zu viel Fett und Reizstoffe, wie Koffein und Gewürze, in der Nahrung. Dazu kommen noch ständiger beruflicher Stress und andere nervliche Belastungen, die die neuronale Steuerung der Sekretion von Verdauungsenzymen sowie die der Darmkontraktionen verschlechtern. Besonders die Mucosa, die Darmschleimhaut, deren Zellen sich ohnehin alle 20 Tage neu bilden, reagiert auf ständigen Kontakt mit Reizstoffen mit Entzündungen und Geschwulstbildungen. Es scheint, als sei das Regenerationspotential der Epithelzellen erschöpft, so dass, ähnlich wie bei einer Wunde, das darunter liegende Gewebe mit Nahrungsstoffen in Kontakt kommt. Das Immunsystem in der Submucosa reagiert dann mit den klassischen Symptomen einer Entzündung. Als Folge treten gehäuft Reizungen der Magenschleimhaut (Gastritis), des Wurmfortsatzes (Appendicitis), Gallenblasenprobleme, akute Pankreatitis und Divertikelerkrankungen (Ausstülpungen des Darms) auf. Kommt es bei andauerndem Reiz zu einer chronischen Entzündung, so bildet sich ein Geschwulst, der

gutartig oder krebsartig sein kann. Im hohen Alter, besonders bei permanenter Bettlägerigkeit, versagen auch zunehmend die beiden Afterschließmuskeln (Analsphinkteren). Durch eine mangelnde Kontrolle des äußeren Schließmuskels, der willkürlich gesteuert wird, kommt es dann zu einer ungewollten Darmentleerung.

Die Resorption der Nahrungsstoffe vom Darm ins Blut

Der Verdauungsapparat und das Blutsystem sind beim Menschen strikt getrennte Reaktionsräume, da unverdaute Nahrungsstoffe wie z. B. tierische Proteine im Blut eine Immunantwort auslösen würden (→ Kap. 6). So sind alle mechanischen und chemischen Verdauungsvorgänge vom Mund bis zum Dickdarm darauf ausgerichtet, Nahrungsbestandteile so zu verkleinern, dass sie die Epithelzellen des Darmlumens passieren können, um in die darunter liegenden Blut- und Lymphgefäße zu gelangen. Nur durch das Einschleusen in den Blutstrom können alle Körperzellen mit aus der Nahrung stammenden Bau- und Energiesubstraten versorgt werden. Solche Abbauprodukte sind Monosaccharide aus Kohlenhydraten, Aminosäuren und kleine Peptide aus Proteinen sowie Fettsäuren, Glycerin und Monoglyceride aus Fetten. Die Passage der verdauten Nährstoffe vom Darm ins Blut nennt man Resorption. Etwa 90 % der gesamten Nährstoffresorption spielt sich im Dünndarm ab, die anderen 10 % verteilen sich auf den Magen und den Dickdarm. Mit 120 g pro Stunde werden einfache Zucker wie Glucose besonders schnell ins Blut überführt. Elektrolyte, wie Natrium-, Magnesium- und Kalzium-Ionen, werden im Dünndarm aus den Körpersekreten wieder resorbiert und dann in den Blutstrom zurückgeführt. Das Flüssigkeitsvolumen, das täglich in den Dünndarm gelangt, beträgt etwa 9 Liter. 2 bis 3 Liter stammen aus der Flüssigkeitsaufnahme und 7 Liter aus den Magen-Darm-Sekreten. Circa 8,3 Liter davon resorbiert der Dünndarm, 0,9 Liter werden im Dickdarm entzogen und 100 ml mit dem Faeces ausgeschieden. Bei einer Diarrhoe passiert der Stuhl zu schnell die Därme (Motilität), sodass die Zeit nicht ausreicht, im Dünndarm die Flüssigkeit zu resorbieren. Übermäßige Motilität kann durch Laktoseintoleranz oder Stress und Mikroben, die die Magen-Darm-Schleimhaut reizen, verursacht werden.

Grund für eine Verstopfung (Ostipation) des Darms ist eine verlangsamte Bewegung des Faeces in den Därmen. Da der Faeces über lange Zeiträume im Darm verbleibt, findet eine übermäßige Wasserresorption statt und der Stuhl wird trocken und hart. Verstopfungen können durch zu geringe Nahrungsaufnahme, eine faserarme Ernährung, zu wenig Flüssigkeit, Bewegungsmangel und seelischen Stress hervorgerufen werden. Abhilfe kann u.a. ein mildes Abführmittel (Laxans) schaffen, oder eine faserreiche Ernährung, d.h. täglichen Verzehr von Obst und Gemüse, reich an unverdaulichen Cellulosefasern.

Mit Alkohol haben der Magen-Darm-Trakt und das Gehirn ihre besonderen Probleme. Aufgrund seiner geringen Größe und seiner chemischen Eigenschaften kann Alkohol in alle Zellen des Körpers eindringen und auch alle Barrieren wie z.B. die Blut-Hirn-Schranke (→ Kap.11). überwinden. Die berauschende Wirkung von Alkohol hängt davon ab, wie viel Alkohol über das Blutsystem ins Gehirn gelangt. Alkohol wirkt vermutlich im limbischen System des Gehirns als Neurotransmitter und imitiert die Belohnungssubstanzen Serotonin und Dopamin. Ein Teil des Alkohols kann bereits im Magen durch das in den Mucosazellen vorhandene Enzym Alkoholdehydrogenase zur Essigsäure abgebaut werden. Wie viel Alkohol abgebaut wird, hängt von der Verweilzeit der Nahrung im Magen ab. Diese dauert wiederum länger, wenn sich viel Fette und Fettsäuren im Magen befinden. Alkohol, der in den Dünndarm gelangt, tritt dagegen sehr rasch ins Blut über. Somit reduziert eine reichliche und fettige Mahlzeit die Alkoholmenge, die als die berüchtigten „Promille" ins Blut gelangt. Deshalb sollte man möglichst wenig alkoholische Getränke bei „nüchternem Magen" zu sich nehmen.

Bei anhaltendem Genuss von Alkoholmengen, die über 30 g pro Tag – etwas mehr als zwei Gläser Rotwein – liegen, kann das Gehirn dauerhaft geschädigt werden.

Ob Alkohol nahrhaft ist, d.h. zur Energiegewinnung beiträgt, darüber kann man streiten. Der Brennwert von Alkohol ist mit 700 kcal pro 100 g sehr hoch. Somit entsprechen 100 ml eines 10 %-igen Getränks 56 kcal. Auf der anderen Seite muss der Organismus sehr viel Energie aufwenden, um Alkohol zu Essigsäure abzubauen. Oft sind es die weiteren Inhaltsstoffe alkoholischer Getränke, wie Proteine im Bier oder Zucker in den Likören, die als Dickmacher wirken.

Das Nervensystem im Eingeweidebereich

Während der sog. cephalen Phase der Verdauung aktivieren schon Gedanken an Nahrung, wie der Geruch, das Aussehen und der Geschmack der ersten Bissen die Nervenzentren im cerebralen Cortex, Hypothalamus und Stammhirn. Die von diesen Zentren ausgehenden Nervenimpulse regen dann die Speichel- und Magendrüsen an, die entsprechenden Sekrete abzusondern. So werden Mund und Magen auf die Verarbeitung der Nahrung vorbereitet.

In der gastralen Phase, d.h., wenn die Nahrung den Magen erreicht, regulieren sowohl Nervenimpulse wie Hormone die Magen- und Darmtätigkeiten.

Nahrungsaufnahme in größerer Menge jeder Art dehnt den Magen und stimuliert damit die Dehnungsrezeptoren in der Magenwand, während Chemorezeptoren den pH-Wert des Speisebreis überwachen. Von diesen Rezeptoren gehen auch Signale zum Meissner-Plexus, einem Nervengeflecht in der Darmwand, und Nervenimpulse von dort lösen die Peristaltikwellen aus, die den Mageninhalt durchmischen. Sie geben auch den Befehl, einen kleinen Teil des Speisebreis in den Zwölffingerdarm zu entleeren. Ähnliche Nervenimpulse steuern ebenfalls die Sekretion des Magensaftes aus Drüsen in der Magenwand.

Das Darmwandnervensystem (ENS, enterales Nervensystem) nennt man auch das Gehirn des Darms. Es besteht aus ca. 100 Millionen Nervenzellen, die sich von der Speiseröhre bis zum After erstrecken. Die Neuronen des ENS sind in zwei Geflechten angeordnet, dem Plexus myentericus (Auerbach-Plexus) und dem Plexus submucosus (Meissner-Plexus). Die Motoneuronen des Auerbach-Plexus versorgen die Längs- und Ringmuskelschicht des Darms und kontrollieren seine Peristaltik. Der in der Submucosa lokalisierte Meissner-Plexus ist für die sezernierenden Zellen und Organe wie z.B. die Bauchspeicheldrüse zuständig.

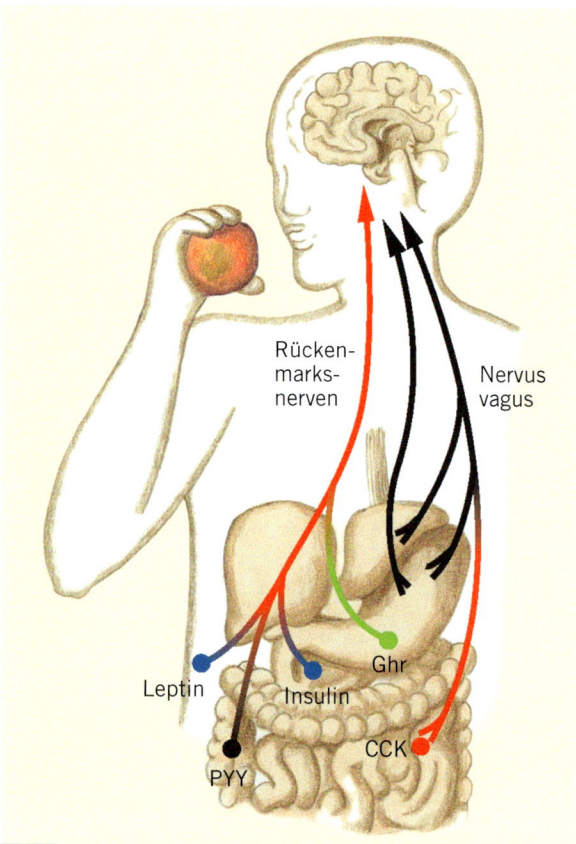

13.4 Hormone, die im Magen-Darm-Trakt produziert werden, gelangen zuerst in die Schaltzentren eines Kerns im Gehirnstamm. Von dort werden sie in unterschiedliche Bereiche des Gehirns weitergeleitet. Vom Gehirn aus wird der Appetit entweder gesteigert oder reduziert. Quelle: H. Gassen und S. Minol (2004): Unbekanntes Wesen Gehirn, Media Team, Darmstadt.

Stoffwechselreaktionen

Der Verdauungstrakt baut Nahrungsstoffe zu einfachen Molekülen ab und nutzt diese wiederum als Bausteine, um komplexe körpereigene Substanzen herzustellen. So umfasst der Stoffwechsel oder Metabolismus (metabole = Umsetzung) alle chemischen Reaktionen, die in unserem Körper ablaufen. Reaktionen, die komplexe Stoffe zu einfachen Verbindungen abbauen, werden als katabolisch (katabolein = niederwerfen, zerstören), solche, die komplexe Substanzen herstellen, als anabolisch (anabole = aufwerfen) bezeichnet.

Viele chemische Reaktionen, wie die Herstellung von Stärke oder Glykogen aus Glucose, verbrauchen Energie, andere dagegen, wie der Abbau von Glucose

zu Kohlendioxid, produzieren speicherbare Energie oder Wärme.

Der Organismus kann nur energieliefernde Substrate nutzen, wenn sie bei ihrer Umsetzung nur eine kleine Energiemenge, maximal 7 kcal, liefern. Das wichtigste Energiepaket in lebenden Systemen ist ein Molekül, das man Adenosintriphosphat nennt, immer abgekürzt zu ATP. Etwa 40 % der bei katabolen Reaktionen freigesetzten Energie kann für Zellfunktionen genutzt werden, der Rest wird in Wärme umgewandelt.

Neben der Hydrolyse, also der Spaltung von Molekülen mittels Wasser, sind es Redoxreaktionen, welche der Energiegewinnung dienen. Dieser Begriff fasst zwei gegenläufige Elektronen-übertragende Reaktionen zusammen, die man als Reduktion und Oxidation bezeichnet. Bei der Reduktion übernimmt ein Molekül Elektronen und bei der Oxidation gibt es welche ab. Vereinfacht kann man sagen, reduzierte Verbindungen sind energiereich, oxidierte Substanzen dagegen energiearm. Moleküle mit vielen Wasserstoffatomen liefern Energie, solche mit vielen Sauerstoffatomen sind eher Stoffwechselendprodukte, die ausgeschieden werden. So ist die Fettsäure Palmitinsäure ($CH_3(CH_2)_{14}COOH$) aufgrund ihrer vielen Wasserstoffe energiereich, Kohlendioxid (CO_2), ein Kohlenstoff, verbunden mit zwei Sauerstoffen, dagegen energiearm. Fettsäuren können also mithilfe von Luft-Sauerstoff unter Energiegewinnung zu Kohlendioxid verbrannt werden.

Die sog. Atmungskette, die in den Mitochondrien der Zellen abläuft, erzeugt beim Menschen den größten Teil des ATP und damit der benötigten Energie. In diesen Organellen, auch oft als die Kraftwerke der Zellen bezeichnet, wird ein Molekül Glucose zu sechs Molekülen Kohlendioxid und sechs Molekülen Wasser verbrannt. Dabei werden 36 Energiepakete in Form von ATP gewonnen.

Neben der aeroben Energiegewinnung, d. h. der Verbrennung von Energiesubstraten mit Hilfe von Luftsauerstoff, kann der Organismus seinen Energiebedarf auch anaerob, d. h. ohne Sauerstoff, über eine Gärung (Glykolyse) decken. Mit der Glykolyse, der Überführung eines Moleküls Glucose in zwei Moleküle Brenztraubensäure, werden nur zwei Moleküle ATP gewonnen. Kommt der Körper in eine Sauerstoffschuld, so etwa nach ca. 20 m Sprint, so schalten die Zellen notgedrungen von der oxydativen Verwertung der Glucose auf die Glykolyse um, um die Energieversorgung für den Muskel auch bei fehlendem Sauerstoff sicher zu stellen. Dabei werden große Mengen von in der Leber und im Muskelgewebe gespeicherten Kohlenhydraten verbraucht.

Die Verdauung von Proteinen und Kohlenhydraten

Proteine werden von Enzymen zu den Aminosäuren abgebaut. Die meisten Aminosäuren werden zum Aufbau körpereigener Proteine eingesetzt. Von anderen Aminosäuren wird der Stickstoff in Form von Ammoniak abgespalten. Die verbleibenden sog. α-Ketosäuren dienen entweder der Energiegewinnung oder sie werden zur Synthese von Zuckern oder Fetten genutzt.

Glucose (oder Traubenzucker) ist das wichtigste Molekül im Stoffwechsel aller Lebewesen, von den Darmbakterien bis zum Menschen. Wir nehmen Glucose zumeist als Rohr- oder Rübenzucker (Saccharose) zu uns; dies ist ein Disaccharid, das aus Glucose und Fructose besteht. Da Fructose in den Zellen in Glucose umgewandelt wird, kann man „Zucker" gleichsetzen mit Glucose. Rohr- oder Rübenzucker wurde erst im 16. Jahrhundert als Nahrungsbestandteil eingeführt; vorher wurde u.a. mit Bienenhonig gesüßt. Leider ist der Wunsch nach „Süßem" seitdem zu einer Volkskrankheit geworden. Unser Verdauungssystem hat über Jahrtausende gelernt, seinen Bedarf an Glucose aus dem Abbau von Stärke oder Glykogen zu decken. Zucker ist für den Metabolismus ein überflüssiges „Kulturprodukt" mit unkalkulierbaren Risiken für die Gesundheit.

Der berühmte Satz des mittelalterlichen Arztes Paracelsus „Es ist die Menge, die das Gift macht" scheint wie für den Traubenzucker geprägt worden zu sein. Bezogen auf 5 Liter Blut zirkulieren nur 3–4 g Glucose im Blut, das ist etwa ein Teelöffel voll Zucker. In 100 ml Blut befinden sich damit etwa 90 mg Glucose. In der Medizin wird diese Konzentration als 90 mg/% angegeben. Ein Wert unter 40 mg/% führt zur Ohnmacht und zu Hirnschäden, ein Wert über 120 mg/% dagegen zum Organversagen. Glucose als zentraler Energiebaustein muss ein kleines Molekül sein, damit es leicht vom Darm ins Blut gelangt und soll stets in einer Konzentration im Blut vorhanden sein, die die energetische Versorgung der Organe und der Skelettmuskulatur ermöglicht. Eine zu hohe Konzentration an Glucose führt zum Einstrom von Wasser aus dem Gewebe in die Gefäße. Dieses überschüssige Wasser kann die dünnwandigen Blutgefäße zum Platzen bringen. Somit steht der Organismus vor einem Regelproblem, zu wenig Zucker limitiert die Energieversorgung, zu viel zerstört die Blutgefäße, so etwa die Mikrogefäße in der Retina des Auges.

Gelangt bei der Verdauung der Nahrung zu viel Glucose ins Blut, so werden die Moleküle zu einer Kette aufgefädelt, die man als Glykogen bezeichnet (Glucose wird zu Glykogen polymerisiert). Ein Glykogenmolekül im Blut, das aus tausend Glucose-Einheiten besteht, führt zu genau so viel Wassereinstrom wie ein einziger Glucose-Partikel. Deshalb wird nach einer zuckerreichen Mahlzeit nicht benötigte Glucose in der Leber in Glykogen umgewandelt. Es können bis zu 500 g Glykogen, 75 % davon in den Muskelfasern und 25 % in der Leber, gespeichert werden.

Sinkt die Glucosekonzentration im Blut unter 90 mg/%, wird in den Leberzellen aus Glykogen wieder Glucose freigesetzt und nachfolgend ins Blut überführt. Die im Blut zirkulierende Glucosemenge wird von zwei Hormonen überwacht, die als Gegenspieler fungieren. Das in der Bauchspeicheldrüse produzierte Insulin regelt die Überführung von Glucose in Glykogen, während Glucagon den Abbau von Glykogen zu Glucose fördert. Störungen im Wechselspiel der beiden Hormone haben für die Gesundheit schwerwiegende Folgen. Drei Teelöffel voll Zucker im morgendlichen Kaffee oder die Tafel Schokolade als Zwischenmahlzeit sind ein Alarmsignal für das gesamte Blutsystem. Sie lassen den Blutzucker auf ca. 140 mg/% ansteigen. Das daraufhin aus der Bauchspeicheldrüse ausgeschüttete Insulin bewirkt die Speicherung von überschüssiger Glucose als Glykogen. Die Freisetzung von Insulin steigert auch das Hungergefühl, so dass das Verlangen nach Süßem ein sich selbst aufschaukelndes System ist. Eine zu geringe Insulinausschüttung aus dem Pankreas führt zur Diabetes, eine Erkrankung, die unbehandelt zum Tod führt. Aufgrund der Adipositas vieler Menschen in den Industrieländern steigt die Zahl der an Diabetes erkrankten Patienten kontinuierlich an.

Der Stoffwechsel der Fette

Etwa 98 % der Energiereserven des Menschen werden als Fett (Triglyceride) gespeichert. Fett ist eine ideale Substanz, um große Mengen an Energie zu bevorraten. Die Energiegewinnung aus dem Abbau von Fetten stellt jedoch an den Stoffwechsel hohe Anforderungen, da Fette nicht wasserlöslich sind (→ Kap. 4). Ein Gramm Fett liefert etwa 8 – 9 kcal, während die gleiche Menge an Protein oder Kohlenhydraten nur ca. 4 kcal beisteuern. Außerdem kann Fett wasserfrei gespeichert werden, abgelagerte Proteine und Kohlenhydrate dagegen enthalten viel Wasser. Fette werden vor allem in der Leber und im Fettgewebe ständig auf- und abgebaut, so dass es im Körper auch kein altes oder nicht mehr abbaubares Fettgewebe gibt.

Bevor Fette zur Energiegewinnung genutzt werden können, müssen sie im Blut in Fettsäuren und Glycerin gespalten werden. Glycerin wird je nach Energiestand der Zellen entweder zur Synthese von Glucose genutzt, oder zur Energiegewinnung eingesetzt. Kurzkettige Fettsäuren sind wasserlöslich und können so im Darm leicht abgebaut werden. Die langkettigen Fettsäuren mit etwa 16 – 18 Kohlenstoffatomen wie Palmitinsäure oder Stearinsäure dagegen müssen mit Hilfe von Gallensalzen emulgiert werden. Diese sog. Mizellen transportieren die Fettsäuren zu den Epithelzellen des Darms.

An der Epithelobefäche werden die Fettsäuren von den Mizellen abgestreift und von den Zellen resorbiert. Die Gallensalz-Mizellen können dann im Darm mit neuen langkettigen Fettsäuren beladen werden. In den Resorptionszellen vereinigen sich Fettsäuren und Glycerin wieder zu Triglyceriden. Sie bilden zusammen mit Cholesterin und Phospholipiden Kügelchen, die mit Proteinen überzogen werden. Man nennt diese 80 nm großen Gebilde Chylomikrone. Sie können aufgrund ihrer Größe nicht durch Poren der Darmzellen in die Blutkapillaren gelangen, sondern landen in den Lymphkapillaren. Von dort werden sie über die Lymphgefäße ins Blut und weiter in die Leber transportiert. In den Leberzellen werden Fette dann wieder zu Glycerin und Fettsäuren gespalten.

Um Fette im Blut zu Leber- oder Fettzellen transportieren zu können, werden sie mit Proteinen und Cholesterin zu sog. Lipoproteinen verbunden. Die Hülle der Kugeln bilden Proteine, Phospholipide und Cholesterin, während sich die Fettsäure-Moleküle im Inneren befinden. „Very low density", Lipoproteine (VLDL), die in den Hepatocyten gebildet werden, bestehen aus 10 % Proteinen, 50 % Triglyceriden, 20 % Phospholipiden und 20 % Cholesterin. VLDL transportieren in der Leber synthetisierte Triglyceride zu den Adipocyten im Fettgewebe. Low-density-Lipoproteine (LDL), vorwiegend im Körper hergestellte Lipide, enthalten 25 % Proteine, 5 % Triglyceride, 20 % Phospholipide und 50 % Cholesterin. Lipoproteine transportieren 75 % des gesamten Cholesterins im Blut und liefern es an die Zellen zur Reparatur der Zellmembranen sowie zur Synthese von Steroidhormonen und Gallensalzen. Wenn die LDLs im Blut in großer Konzentration vorhanden sind, deponieren sie überschüssiges Cholesterin in den glatten Muskelfasern der Blutgefäße, so dass fettige Ablagerungen, sog. Plaques, entstehen können. Damit erhöht sich das Risiko, dass es im Alter zu Gefäß- und Herzerkrankungen kommt. Deshalb wird das LDL-Cholesterin auch als das „schlechte" Cholesterin bezeichnet. Sehr fettreiche Nahrung erhöht den LDL-Spiegel und verstärkt die Bildung von Fettablagerungen.

High-density-Lipoproteine (HDL), die 40 – 45 % Proteine, 5 – 10 % Triglyceride, 30 % Phospholipide und 20 % Cholesterin enthalten, entfernen überschüssiges Cholesterin aus Zellen und Blut und transportieren es zum Abbau in die Leber. Ein hoher HDL-Spiegel soll deshalb das Risiko für Gefäßerkrankungen reduzieren. So wird HDL-Cholesterin auch als „gutes" Cholesterin bezeichnet.

Zwar erhält der Körper z.B. durch Eier, Milchprodukte oder Fleisch einen Teil des Cholesterins, das meiste Cholesterin aber ist endogen, d.h., es wird in den Leberzellen produziert. Fettreiche Lebensmittel erhöhen den Cholesterin-Gehalt des Blutes, da Fett die Rückführung des Cholesterins aus der Galle ins Blut stimuliert, wodurch weniger Cholesterin mit dem Stuhl ausgeschieden wird. Weiterhin verwenden Leberzellen gesättigte Fettsäuren zur Cholesterin-Neusynthese. Dagegen können lösliche Fasern in der Nahrung helfen den Cholesterinspiegel im Blut zu senken. Faserstoffe bestehen aus unverdaulichen Kohlenhydraten, wie Cellulose, Lignin und Pektin, die in Früchten und Gemüsen vorkommen. Zu den Fasern, die sich nicht in Wasser lösen, zählen holzige Pflanzenteile sowie Getreidespelzen und Gemüseschalen. Sie passieren den Magen-Darm-Trakt unverändert, beschleunigen jedoch die Passage des Nahrungsbreis durch den Darm. Lösliche Fasern, die in Wasser aufquellen und ein Gel bilden, verlangsamen dagegen die Passage. Da die Gele die Gallensalze binden und ausscheiden, muss die Leber mehr Cholesterin aufwenden, um die nötigen Gallensalze zu bilden. Als Folge sinkt der Cholesterinspiegel im Blut.

Leber- und Fettzellen können Lipide auch aus Glucose oder Aminosäuren über die sog. Lipogenese synthetisieren, ein Vorgang, der durch das Hormon Insulin stimuliert wird. Endogene Fette werden gebildet, wenn eine Person einen Überschuss an Zucker und Proteinen verzehrt. Es kommt allerdings auch darauf an, wie viel Zeit seit der letzten Mahlzeit vergangen ist. In der Absorptionsphase, d. h. bis zu vier Stunden nach einer Mahlzeit, gelangen die aufgenommenen Nährstoffe ins Blut und damit steht hinreichend Glucose zur ATP-Produktion zur Verfügung. Während der postabsorptiven Phase – jeweils vier Stunden nach Frühstück und Mittagessen und während der Nachtruhe – müssen die Energiebedürfnisse des Körpers aus dem Brennstoffvorrat, eben aus Glykogen in der Leber und aus Fetten in den Adipocyten, befriedigt werden.

Besonders das Gehirn und die roten Blutkörperchen sind auch in der postabsorptiven Phase auf hinreichend Glucose im Blut zur ATP-Produktion angewiesen. Der Glucosespiegel des Blutes ist der zentrale Schalter, der Verbrauch oder Speicherung bestimmt. Er wird wiederum sowohl über Hormone als auch über den sympathischen Zweig des vegetativen Nervensystems reguliert. Beginnt die Glucose-Konzentration zu fallen, so wird im Pankreas die Freisetzung von Glucagon erhöht und die Insulinausschüttung gedrosselt. Glucagon steigert dann die Neubildung von Glucose und die Freisetzung von Glucose aus Glykogen. Glucose-sensitive Neuronen im Hypothalamus überwachen den Glucosespiegel. Als Folge schütten die sympathischen Nerven den Neurotransmitter Noradrenalin und die Nebennierenrinde die zwei Hormone Noradrenalin und Adrenalin ins Blut aus. Adrenalin stimuliert den Glykogen- wie den Fettabbau, während Noradrenalin nur den Fettabbau beschleunigt. Die ins Blut freigesetzte Glucose wird hauptsächlich vom Nervensystem genutzt, während die Muskulatur Fettsäuren zur ATP-Gewinnung ein-

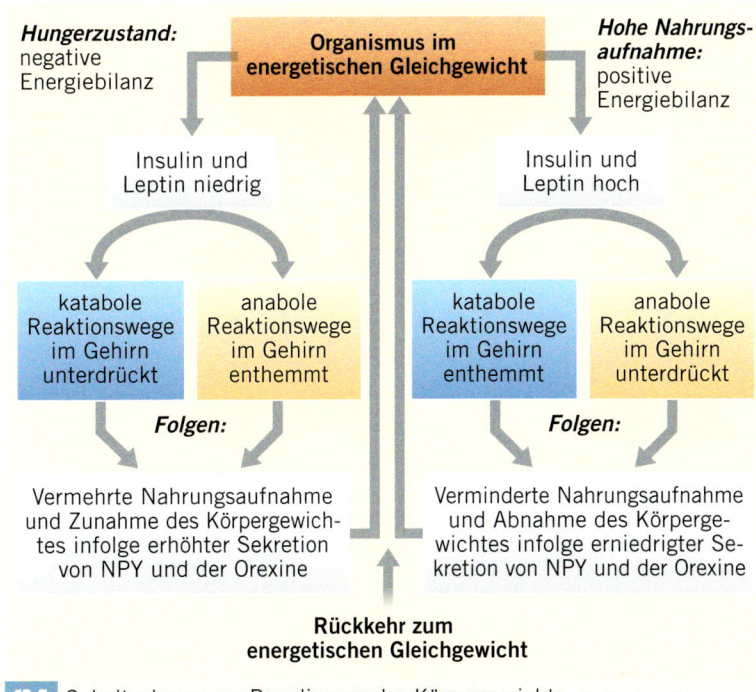

13.5 Schaltschema zur Regulierung des Körpergewichts. Quelle: E. Hofmann (2006): Medizinische Biochemie systematisch. Uni-Med, Bremen.

setzt. Das Gehirn kann fast nur Glucose zur Energieproduktion nutzen, da Fettsäuren nicht die Blut-Hirn-Schranke passieren können.

Altersgerechtes Essen und Trinken

Eine dem Lebensalter angepasste Esskultur ist eine notwendige Bedingung sowohl für eine hohe Lebensqualität als auch für das Vermeiden eines vorzeitigen Todes. Aber wann und wie soll man beim Älterwerden seine Ernährung umstellen, um diese Ziele zu erreichen? Über die Lebenszeit gesehen stellt die Form der Nahrungsaufnahme zumeist ein Kontinuum dar, d. h., wir essen im Alter, wie wir es als Kinder gelernt und als Erwachsene praktiziert haben. Veränderungen des täglichen Speiseplans stellen sich nur allmählich ein und sind oft von äußeren Ereignissen bestimmt, wie durch eine Erkrankung im Magen-Darm-Bereich oder den Umzug in ein Altenheim. In Zeiten von Wohlstand und sozialer Absicherung sowie der damit verbundenen Vielfalt bei der Freizeitgestaltung lassen sich nur schwer allgemein verbindliche Regeln zur altersgemäßen Ernährung aufstellen. Gute Kenntnisse zum Stoffwechsel sind allerdings hilfreich, wenn man gerne selbst über die Art der Ernährung entscheiden möchte.

Gesicherte Informationen über gesunde Lebensmittel gibt es hinreichend, und zwar kostenlos und leicht verständlich. Die „Deutsche Gesellschaft für Ernährung" (DGE) trägt z.B. ernährungswissenschaftliche Forschungsergebnisse zusammen und stellt sie als Dokumentation im Internet zur Verfügung. Dabei geht es besonders um die Themen Gewichtsreduktion und vollwertige Ernährung.

Aus seiner Lebenserfahrung weiß man, dass der tägliche Verzehr von viel frischem Obst und Gemüse gesund ist, dass man Fleisch nur einmal pro Woche essen soll, dafür lieber öfter Fisch. Über die Zusammenstellung und Menge dieser gesunden Lebensmittel entscheiden auch im Alter der individuelle Geschmack und die Verzehrgewohnheiten. Die täglich aufgenommene Proteinmenge sollte auf 0,8–2,0 g pro kg Körpergewicht und Tag begrenzt sein. Bei Kohlenhydraten ist Vorsicht angesagt, da es hier neben dem kalorischen Wert auch wichtig ist, wie schnell Glucose nach dem Genuss von Kohlenhydraten, etwa Brot oder Kartoffeln, in die Blutbahn gelangt. Der sog. Glykämische Index (GI) ist ein Maß zur Bestimmung der Wirkung eines kohlenhydrathaltigen Lebensmittels auf den Blutzuckerspiegel. Der Indexwert beträgt für Traubenzucker 100 (der Bezugswert), für Bier 110, für Weißbrot 70, für Kartoffeln 65, für Nudeln 50 und für Vollkornbrot 40. Je niedriger der GI ist, umso langsamer wird aus Kohlenhydraten Glucose freigesetzt und als Folge bleibt der Blutzucker relativ konstant.

Gift für ältere Menschen ist eine zu hohe Aufnahme von Kohlenhydraten in Form von Zucker. Da viele Senioren eine milde Form der Diabetes haben, erfolgt die Insulin-abhängige Entfernung der Glucose aus dem Blutkreislauf nur langsam. Anhaltende Glucosewerte über 120mg/% schädigen das Gefäßsystem und besonders die Kapillaren, die Augen, Herz und Gehirn versorgen. Gesundheitsschädlich sind auch die als Zwischenmahlzeit gegessenen Schokoriegel. Sie enthalten leider nicht das „Beste aus der Milch", sondern Nebenprodukte der Milch- und Zuckerindustrie wie z.B. Milchzucker (Lactose). Der Werbeslogan „Bringt verbrauchte Energie zurück" sollte durch einen Warnhinweis auf der Packung „Schädigt das Gefäßsystem" ersetzt werden. Leider kann man

seine Zuckeraufnahme kaum noch selbst bestimmen, da es in etlichen Lebensmitteln, besonders in Getränken, sehr viel versteckte Zucker in Form von Rohr- oder Rübenzucker gibt. Sog. Nahrungsergänzungsstoffe sollen bei Senioren Defizite an Vitamin- und Mineralstoffen beheben. Ein Zuviel an Vitaminen der B- und C-Gruppe kann keinen Schaden anrichten. Aber die fettlöslichen Vitamine, wie z.B. die Vitamine A und D, werden im Fettgewebe des Körpers dauerhaft gespeichert und können bei Zufuhr von zu viel Vitaminen und Mineralien erhebliche Probleme verursachen. Die Nebenwirkungen können von Kopfschmerzen und Erbrechen bis zu Koma und Tod reichen. Mineral- und Vitaminmangel im Alter sollte vom Arzt diagnostiziert und durch nötige Dosen behoben werden.

Man kann zwar durch zu üppiges und besonders fettreiches Essen sein Leben verkürzen, weil alle Teile des Körpers durch die 20 % Zuviel an Körpergewicht schneller abgenutzt werden, aber eine subkalorische Diät verlängert nach heutigem Wissen kaum die genetisch programmierte Lebensspanne. Berichte über lebensverlängernde Diäten oder Oasen für langes Leben nutzen nur den Anbietern solcher Dienstleistungen. Der Verdauungstrakt schätzt nur das, was er von Kindheit bis zum Alter gelernt hat. Somit ist bei der Nahrungsaufnahme die individuelle Essenskultur stets einer „Diät für Alle" vorzuziehen.

Die Trinkgewohnheiten haben sich in den letzten Jahren drastisch verändert. Auf Empfehlung von Ärzten wie Ernährungsberatern sollen besonders alte Menschen in kurzen Zeitintervallen geringe Mengen trinken. Die Ein-Liter-Plastikflasche, gefüllt mit „mildem" Mineralwasser, Apfelsaftschorle oder einem Energiemix, ist zum Statussymbol geworden, das auf dem Schreibtisch, am Rucksack befestigt oder neben dem Bett nie fehlen darf. Der menschliche Körper bevorratet aber über 30 Liter verfügbares Wasser und kann bei gemäßigten Temperaturen und leichter körperlicher Tätigkeit ohne Probleme einen Tag ohne Trinken auskommen. Einen Liter Wasser holt sich der Körper ohnehin aus der Nahrung oder er produziert es als Synthesewasser. Bei hohen Temperaturen oder/und körperlichen Anstrengungen wie z.B. Joggen steigt aufgrund des zur Kühlung verbrauchten Wassers die Zähigkeit (Viskosität) des Blutes an, was zum Steckenbleiben der Erythrozyten in den Kapillaren führt und für die Hirn- und Herztätigkeit gefährlich sein kann. In solchen Situationen muss man durch Trinken ergänzen, was man als Schweiß verloren hat. Mit dem Schwitzen verliert der Körper viele seiner Salze (Elektrolyten). Besonders hohe Verluste an Kalzium- und Magnesiumsalzen können zu Schwindel sowie zur Übelkeit bis hin zum Erbrechen führen. Der Körper antwortet auf zu hohe Elektrolytverluste mit Durstgefühl. Deshalb sollte man den Salzverlust durch ein mineralienreiches Getränk ergänzen. Ständiges und unnötiges Trinken greift in diese körpereigene Regulation ein. Der Organismus scheidet überschüssiges Wasser aus, verliert dabei Salze und man bekommt wieder Durst.

Wenn man gutes Essen in einer schönen Umgebung als Teil der Lebensqualität begreift und ein Idealgewicht, d. h. jenes, das man als 30-Jähriger hatte, halten will, muss man den Grundumsatz von 1800 kcal durch ein kräftiges Mehr bei der Bewegung steigern, so etwa um 500–1000 kcal pro Tag. Dieses kann man leicht durch erhöhte sportliche Betätigung, auch durch Intensivierung der häuslichen Tätigkeiten sowie der Pflege von sozialen Kontakten erreichen. Es ist uns leider zu wenig bewusst, dass viel Reden, geduldiges Zuhören verbunden mit einer lebhaften Gestik, und das für einige Stunden am Tag, auch viel Energie verbrauchen.

Literaturangaben

Baltes, W. (2000): Lebensmittelchemie. Springer, Heidelberg

Hofmann, E. (2006): Medizinische Biochemie systematisch. UNI-MED, Bremen

Lüthi, C. A. (2000): Feed your Brain. Orell-Füssli, Bern

Rehner, G., Daniel, H. (2002): Bio-chemie der Ernährung. Spektrum Akad. Verlag, Heidelberg

Schärer-Züblin, E. V. (2009): Forschung und Ernährung – ein Dialog. Wiley-Blackwell, Weinheim

Täufel, W., Ternes, W., Tunger, L., Zobel, L. (1993) Lebensmittel Lexikon. Behr's, Hamburg

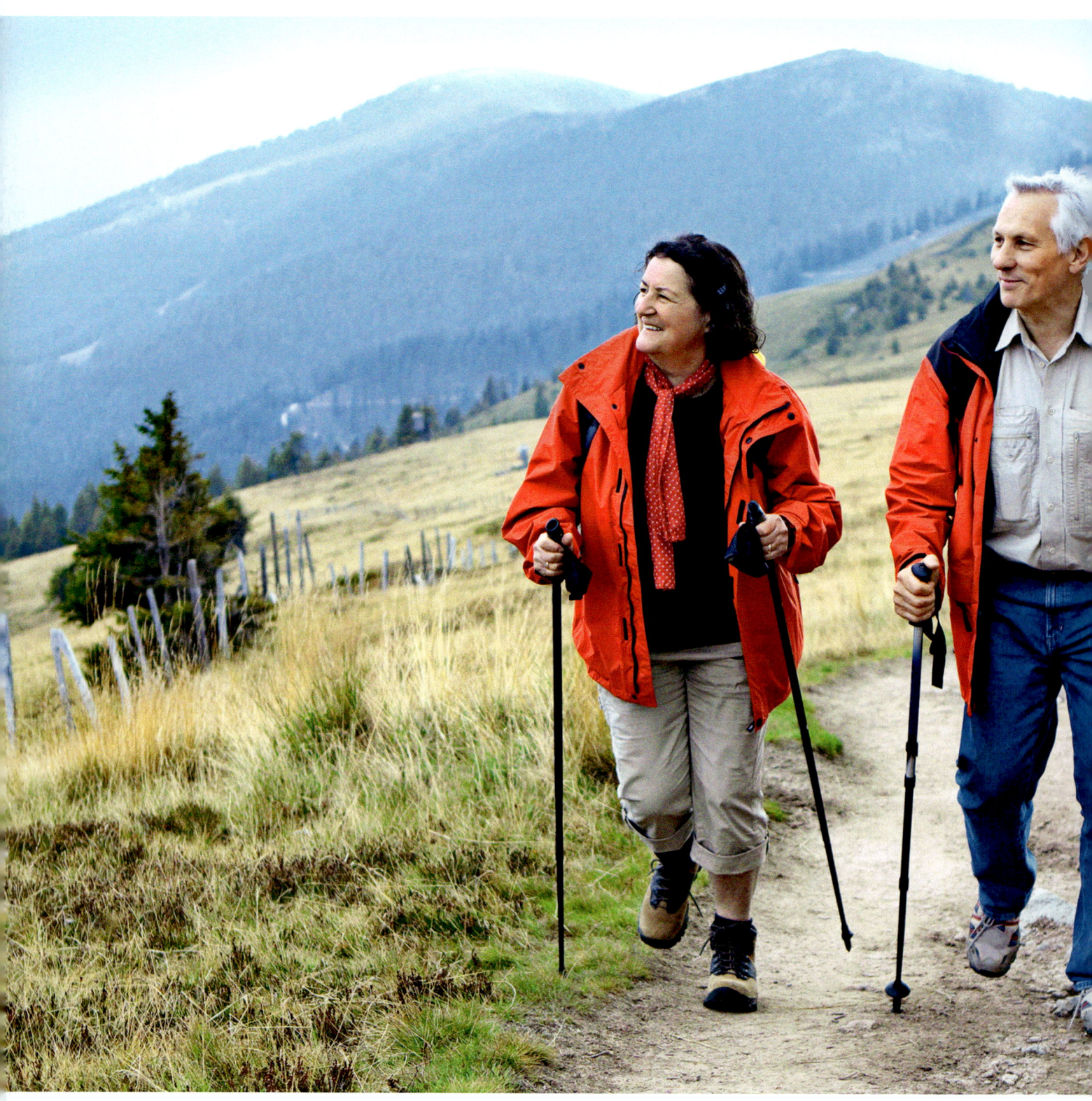

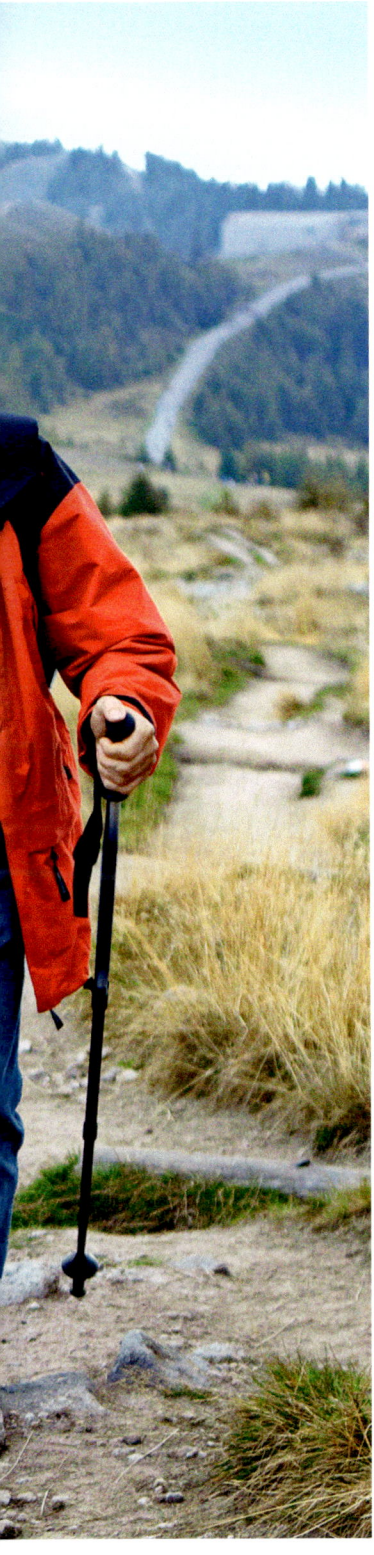

Patrizia Tilly – Fotolia.com

14

Was fördert im Alter unsere Lebensqualität?

Erlebnisse in der Kindheit und ihre Auswirkungen auf das Verhalten im Alter

Die Älteren sind arm oder reich, krank oder gesund, sie leben im Kreis ihrer Familie oder in einer Seniorenresidenz, sie reisen durch die Welt oder pflegen ihren Garten. Drei Merkmale allerdings könnten auf viele Senioren zumindest in Deutschland zutreffen: Sie sind finanziell unabhängig, sie haben ihre eigene Meinung und realisieren für sie lebenswerte Ziele.

Man sollte sich davor hüten, allgemein gültige Regeln für die Lebensqualität im Vierten Quartal aufstellen zu wollen. Selbst Anregungen zur Erhaltung der Gesundheit, die als Epilog zu den ausführlichen medizinischen Belehrungen vertretbar sein mögen, unterliegen einer Einschränkung: Krankheiten, bedingt durch ihre Ausprägung bei den jeweils davon betroffenen Patienten, stellen eine derartige Vielfalt dar, dass jeder einzelne Fall separat zu bewerten ist. Die Behandlung eines Bluthochdrucks bei einem 80-Jährigen übergewichtigen Patienten gehört in die Hände eines Arztes, der den Allgemeinzustand, die Gewohnheiten und den Krankheitsverlauf des Betroffenen kennt.

Bei den nachfolgenden Ideen zu einem erfüllten Leben im Alter sollen Empfehlungen, die sich wissenschaftlich bzw. medizinisch begründen lassen, im Vordergrund stehen.

So lässt sich z.B. vermitteln, warum tägliches Spazierengehen die Durchblutung in der Endstrombahn fördert und sparsames Essen das Gewicht konstant hält. Nur das Wissen um das „Wie und Warum" ermöglicht in komplexen Lebenssituationen eine eigenständige und nicht von den Interessen der Umgebung dominierte Entscheidung.

„Quidquid agis, prudenter agas et respice finem" heißt aus dem Lateinischen übersetzt: „Was immer du tust, handele klug und bedenke das Ende." Der Satz stammt aus einer von Äsops Fabeln und lautet in einer anderen Fassung: „Überlege vor der Tat, damit nichts Törichtes daraus entstehe." Neu formuliert könnte die Mahnung bedeuten: Bedenke in der Jugend, wie du dein Alter erleben willst.

Noch gibt es keinen Kurs für Vierjährige, der ihnen vermittelt, wie sie ihre Kindheit zu gestalten haben, damit sie im Alter gesund und glücklich leben. Allerdings lernen Zehnjährige in vielen Familien durchaus schon, dass beruflicher Erfolg und Sparen für die Zukunft Garanten für ein sorgenfreies Erwachsenen- und Seniorendasein sind.

Falls Kinder in einer häuslichen Gemeinschaft mit Eltern und Großeltern leben, erfahren sie spielerisch und unbewusst, dass sich die Alten anders verhalten als die Jungen oder die Erwachsenen. Sie respektieren, dass der gemeinsame Spaziergang etwas gemächlicher verläuft, dass lauter Krach den Großvater nervt und sie wissen, dass die Großmutter alles das erlaubt, was die Eltern entsprechend ihrer Erziehungsprinzipien verbieten. Die früher stattfindende Weitergabe von Lebenserfahrungen von den Alten zu den Jungen ist heute allerdings oft ersetzt durch Internet, Blogs und Facebook. Hier hat sich der Wissenstransfer umgekehrt: Die Großeltern können von den Enkeln lernen, wie sie mit den elektronischen Medien umgehen können. Ob die frühkindliche Prägung durch die Koexistenz von zumindest drei Generationen in einem Haushalt dazu führt, dass man im Alter wieder soziale Kontakte pflegt und vor allem die Nähe von Kindern sucht, ist empirisch nicht zu begründen. Aber sowohl die Programmierung des Gehirns nach der Geburt wie die in dieser Zeit stattfindende epigenetische Veränderung des Erbmaterials könnten bedeuten, dass Senioren sich nicht nur an Erfahrungen aus ihrer Kindheit erinnern, sondern dass auch ihre Lebensweise durch die damals erfahrene Prägung beeinflusst wird.

Menschen als bewegungsaktive Wesen

Wenn wir akzeptieren, dass die Millionen von Jahren andauernde Menschheitsgeschichte unser heutiges Verhalten beeinflusst, so sind auch Tätigkeiten wie Laufen und Rennen immer noch Überbleibsel aus dem Leben als Jäger und Sammler. Nur wer weite Strecken zu Fuß zurücklegen oder sich einer Gefahr durch Flucht entziehen konnte, hatte eine Chance zu überleben. Heute, in der Zeit der weitgehenden Motorisierung, werden im Berufsalltag längere Strecken per Auto oder per Flugzeug bewältigt. In der Freizeit haben wandern, rennen und klettern einen hohen Stellenwert. Oft werden Sport und Bewegungsaktivitäten gleichrangig bewertet und beide sollen einer gesunden Lebensweise dienen. Sport und Bewegung unterliegen jedoch unterschiedlichen Motivationen. Sport betreibt man, um seine körperliche Leistungsfähigkeit unter Beweis zu stellen und um seinen Gegner zu besiegen. Selbst im Alter spielt im Sport Ehrgeiz und Siegeswille eine tragende Rolle. Bewegung ist dagegen ein körperliches Bedürfnis, das zwar aus Zeitmangel oder Lustlosigkeit leider allzu oft unterdrückt wird, das aber der Organismus beharrlich einfordert. So hat man nach längerem Sitzen immer das Bedürfnis aufzustehen, um sich durch Bewegen zu entspannen.

So gut es ist, seinen Körper mit sportlichen Aufgaben zu konfrontieren, so katastrophal kann sich eine Überforderung des gegebenen Leistungsvermögens auswirken. Wenn ein 60-Jähriger mit dem Rennrad in Rekordzeit den Gotthard-Pass überqueren will, so mag dies seinen Ehrgeiz befriedigen, seinem Kreislauf können solche Strapazen erheblichen Schaden zufügen.

Zumeist führt man im Alter die Sportarten weiter, die man als Jugendlicher oder Erwachsener praktiziert hat. Das funktioniert z. B. beim Rudern oder Tennisspielen, aber nicht bei Ballsportarten wie Fußball oder Handball. Zwar kann man auch als Senior in einer Altherrenmannschaft noch ein bisschen kicken, aber beim vom Ehrgeiz bestimmten Wettkampf ist die Verletzungsgefahr für Sehnen und Bänder und damit für Knie und Knöchel sehr hoch. Die Folge können dann ein Knorpelschaden oder ein Bänderriss mit nachfolgender Invalidität sein. So sollte man sich rechtzeitig nach einer Ersatzsportart umsehen, bei der man sich viel in der frischen Luft bewegen und auch in Maßen noch den Wettkampf genießen kann. Der Golfsport ist z. B. in diesem Fall ideal, weil die körperliche und mentale Anstrengung bei einem Turnier hoch, die Verletzungsgefahr dagegen gering ist. Außerdem können auch noch ältere Menschen Golf spielen lernen und man kann Golf in Gesellschaft und überall auf der Welt nach den gleichen Regeln spielen. Die über Stunden andauernde Bewegung im Freien, umgeben von zumeist schöner Landschaft, bestimmt den gesundheitlichen Wert dieser Sportart.

Für Menschen, die sich vielleicht spontan und überall sportlich betätigen wollen, bieten sich Laufen, Joggen oder Walking an.

Laufen in Form des Joggings, einer früher als Waldlauf bezeichneten Form des Rennens, kann im Alter nutzen wie schaden. Ähnliches gilt auch für den Trendsport „Nordic Walking", bei dem durch den Einsatz von Gehstöcken der Schulterbereich trainiert und die Lungenweitung forciert wird. Rennen oder schnelles Gehen fördern die Durchblutung im kapillaren Bett, helfen die entfernten Teile der Lunge zu belüften, trainieren die Muskeln, können aber besonders bei Übergewicht und falschem Schuhwerk auch den Gelenken schaden. Um Schäden, wie Muskelfaserrisse oder ein Überdehnen der Bänder, zu vermeiden, sollte man durch einige Lockerungs- und Dehnungsübungen zuvor für ein ca. 10 %-iges Ansteigen der Schlagfrequenz des Herzens und für die damit verbundene Erhöhung des Blutflusses sorgen. Die stärkere Durchblutung erhöht auch die periphere Körpertemperatur und vermindert die Viskosität der Synovialflüssigkeit, die die Reibung in den Gelenken mindert. Kurze Sprints können den Puls von 70 auf 100 Schläge pro Minute erhöhen und damit eine hohe, aber kurze Belastung der Herzmuskeln bezüglich ihres Schlagvolumens sowie ihrer Frequenz erzielen. Fühlt man sich beim Auslaufen nach dem Sprint wohl und lässt die Kurzatmigkeit schnell nach, so deutet dies auf ein gesundes Herz und Gefäßsystem hin. Läuft man länger als etwa 10 Minuten, so schaltet der Stoffwechsel von Verbrennung auf Glykolyse um, weil die Zellen nicht mehr ausreichend mit Sauerstoff versorgt werden. Da dann der Organismus viel Kohlenhydrate oder Fette verbraucht, sind Langstreckenläufe von 5 bis 10 km ein gutes Mittel, um überschüssige Pfunde loszuwerden. Beim lockeren Laufen, ca. 5–8 km pro Stunde, klettert der Puls auf einen Wert von 100. Dies führt dazu, dass durch den erhöhten systolischen Druck und aufgrund der Wärmeabgabe durch die Muskelbewegungen die Kapillaren besser durchströmt werden. So wird das kapillare Bett des Körpers intensiv von Blut durchströmt und die Zellen werden optimal mit Nährstoffen versorgt. Durch die mit dem Laufen verbundene erhöhte Atemfrequenz ändert sich auch das Atemzugvolumen. Damit werden Schadstoffe, die sich aufgrund einer flachen Atmung in den Bronchien und der Lunge angesammelt haben, durch das stoßweise heftige Ausatmen leichter entfernt. Man sollte möglichst auf einem federnden Boden wie etwa im Wald laufen, um die Gelenke und die Wirbelsäule zu schonen.

In Gruppen zu einem Ziel zu wandern, wo z. B. nach einer Besichtigung auch noch geselliges Essen und Trinken lockt, ist zu einer Volksbewegung geworden. Wenn es eine längere Strecke bergauf geht, steigert auch das Wandern die Herz- und Atemfrequenz. Allerdings ist das nachfolgende Bergablaufen oft eine Qual für Knie und Knöchel.

Eine Wohltat für Körper und Geist kann aus dem vor allem in der dunklen Jahreszeit sinnvollen Spazierengehen resultieren. Es fördert die Durchblutung und die Beweglichkeit der Gelenke ohne Herz und Lungen zu strapazieren. Nur Spazierengehen ermöglicht es, die Umgebung in aller Ruhe zu inspizieren und sich dabei mit seinem Partner über Gott und die Welt zu unterhalten.

Bei Gelenkproblemen kann das Radfahren ein adäquater Ersatz für das Laufen sein. Durch das Sitzen wird die Wirbelsäule gewichtsmäßig entlastet und mit einer guten Schaltung kann man schnell und ohne hohen Kraftaufwand die Kurbel treten. Radfahren im flachen Gelände fördert die Durchblutung in den Beinen, stärkt die Muskeln und unterstützt durch die erhöhte Herzfrequenz die Durchblutung der Gefäße. Durch die gleichmäßige Bewegung der Beine strömt die Synovialflüssigkeit schneller in den Gelenkspalt und auch der hyalurone Knorpel wird besser mit Nährstoffen versorgt und nutzt sich weniger ab. Als Senior sollte man allerdings nicht die Fahrer der Tour de France nachahmen. Das Bewältigen starker Steigungen im Wiegetritt belastet das Herz enorm und kann zu Kreislaufschäden führen.

Besonders gesundheitsfördernd ist das Schwimmen im angenehm temperierten Wasser. Das Schwimmen trainiert fast jeden Muskel und durch die Differenz zwischen Körper- und Wassertemperatur wird viel Wärmeenergie nach außen abgegeben. Schwimmen kann man ausgezeichnet an das individuelle Leistungsvermögen anpassen, da man verschiedene Stile schwimmen, die Geschwindigkeit variieren oder durch lange Strecken seine Ausdauer trainieren kann. Falls man in der Brandung des Mittelmeers schwimmt, kommen noch der Massageeffekt und das „Ganzkörper-Peeling" durch das Salzwasser hinzu.

Etliche der zuvor beschrieben Sportarten oder Bewegungsaktivitäten kann man auch in geschlossenen Räumen durchführen, wie in einer Turnhalle oder einem Fitness-Studio.

Falls viele Besucher im geschlossenen Raum gemeinsam intensiv trainieren, wird durch die damit verbundenen Ausdünstungen die Luft oft schlecht, wodurch sich der gesundheitsfördernde Aspekt der Bewegung durch die Belastung der Lunge fast ins Gegenteil verkehren kann.

Ab etwa einem Alter von 80 Jahren kann eine körperliche Bewegung im Sinne von Sport treiben, von Ausnahmen abgesehen, nicht mehr bewältigt werden. Meist bleibt nur das Schwimmen im gut geheizten Wasser oder ein nicht zu langer Spaziergang in angenehmer Begleitung. Selbst bedachtsames Gehen braucht bei den zumeist vorliegenden Beschwerden im Bewegungsapparat und der oft damit einhergehenden Kurzatmigkeit viel Selbstbeherrschung und einen starken Willen. Es ist bei der sonst vorwiegend sitzenden Lebensweise eines Menschen im hohen Alter für den Kreislauf und die Beweglichkeit der Gelenke von enormer Bedeutung. Es kann helfen die Bettlägerigkeit um einige Jahre hinauszuschieben.

Enthaltsam sein oder dem Genuss frönen?

Im Alter sollte bei normaler Tätigkeit die tägliche Kalorienzufuhr auf 2000 – 2500 kcal begrenzt werden. Dabei sollten Zufuhr und Verbrauch ungefähr gleich groß sein, um die Homöostase im Körper aufrecht zu erhalten. Vorrangig gilt es, eine Gewichtzunahme, die 10 % des Körpergewichts übersteigt, zu vermeiden. Ein kurzfristig erhöhtes Körpergewicht, etwa durch das gute Essen während der Weihnachtszeit, baut der Körper während der nachfolgenden Diätphase schnell wieder ab. Hält das Übergewicht jedoch längere Zeit an, so verändert der Organismus seine Stellgrößen und akzeptiert damit das Übergewicht als Normalzustand. Dann vermindert eine Abmagerungskur zwar das Körpergewicht um einige Kilogramm, aber meistens ist der Gewichtsverlust nicht von Dauer. Sobald der Betroffene wieder normal isst, pendelt sich der Körper wieder auf das vorherige Gewicht ein.

Ein lebhafter und bewegungsfreudiger Mensch genießt den Vorteil, dass er sich beim Essen nur wenig einschränken muss. So kann man seine Wohnung selbst pflegen, zum Einkaufen laufen oder durch die Stadt bummeln, im Garten arbeiten, mit den Enkeln spielen und vieles mehr.

Der Verdauungsapparat des Menschen hat sich hinsichtlich seiner Anatomie wie Physiologie über eine Spanne von mehr als hunderttausend Jahren auf die Verwertung eines vielgestaltigen Nahrungsangebotes hin ausgerichtet. Die täglich nötige Zufuhr an Proteinen, Kohlenhydraten und Fetten ist garantiert, wenn wir uns möglichst vielseitig ernähren. Auch die essentiellen Nahrungsstoffe, wie einige Aminosäuren (→Kap. 13), ungesättigte Fettsäuren, Vitamine und Spurenelemente sind in hinreichender Menge in den üblichen Lebensmitteln enthalten. Nur, wenn wir fasten oder abnehmen wollen, sowie bei Stoffwechselstörungen, kann es z.B. bedingt durch Vitamin-C- oder Kalziummangel zu Avitaminosen und Mineraldefiziten kommen. Einen solchen Mangel kann man leicht durch Vitaminpräparate oder Nahrungsergänzungsstoffe ausgleichen. Der Verzehr dieser Produkte ohne eine Mangelindikation kann jedoch erheblichen Schaden anrichten (→ Kap. 13).

Über die Anzahl der täglichen Mahlzeiten wird unter den Experten trefflich gestritten. Beschränkt man sich auf dreimal Essen am Tag, so nimmt der Körper in den Zwischenzeiten seinen Bedarf an z.B. Glucose aus der Reserve. Isst man etwa fünfmal am Tag, so verlernt der Verdauungstrakt das Wechselspiel zwischen dem Speichern und dem Verfügbarmachen von Metaboliten. Falls man dann längere Zeit ohne Nahrungsaufnahme auskommen muss, fehlt die Fähigkeit nötige Stoffe aus dem Depot zu mobilisieren und in die Blutbahn zu bringen. Wie in → Kap. 11 dargestellt, erfüllt das Gehirn auch bei diesen Prozessen eine entscheidende Rolle. Es entscheidet sowohl bei Überschuss wie auch bei akutem Mangel, was zu tun ist. Falls beispielsweise die Glucose-Konzentration unter einen Wert von 40 mg/% absinkt, sichert das Gehirn seine eigene Versorgung, indem es die Skelettmuskulatur lahmlegt. Es beschert seinem Besitzer eine Ohnmacht.

Der gesunde Geist in einem gesunden Körper

Nach einer längeren Bettlägerigkeit müssen wir die Skelettmuskeln trainieren, um wieder voll bewegungsfähig zu werden. So stellt sich die Frage, ob man durch Gehirntraining, heute auch Gehirnjogging genannt, die Leistungsfähigkeit dieses Organs bis ins hohe Alter oder gar bis zum Tod erhalten kann. Trainingsmöglichkeiten erfordern Eigeninitiative bzw. sie bieten sich durch kommerzielle Angebote, die es in Hülle und Fülle gibt. Zu nennen sind z.B. die Seniorenuniversität, die Volkshochschule, Sprachkurse in attraktiver Umgebung, den Gesprächskreis Gleichgesinnter, das informative Buch, das Lösen eines Kreuzworträtsels auf dem heimischen Sofa oder idealerweise das Spielen mit den Enkeln. Alle diese Tätigkeiten führen zwar nicht zur Bildung neuer Gedächtniszellen oder zu einer erhöhten Anzahl synaptischer Verbindungen zwischen den Neuronen, aber sie fördern mit Sicherheit die Durchblutung im Gehirn. Diese Wirkung lässt sich mittels eines bildgebenden Verfahrens wie der funktionellen Magnetresonanz-Tomographie nachweisen. Was gut für die Durchblutung ist, fördert auch Gedächtnis und Wahrnehmung und damit das kreative Denken. Das älter gewordene Gehirn ständig durch geistige Herausforderungen zu beschäftigen, ist keine „Kann-", sondern eine „Muss-"Forderung für alle, die im Alter als kreative Menschen leben wollen.

Wenn das Gedächtnis versagt, wenn wir unsere Lieben nicht mehr erkennen und wenn wir Körperfunktionen nicht mehr kontrollieren können, dann hat Leben im Sinne des Menschseins viel von seinem Wert verloren.

Die schönste Form des Hirnjoggings ergibt sich für uns durch das Gespräch mit den Mitmenschen. Lesen und Fernsehen bieten dafür leider nur einen unzureichenden Ersatz und können zur Isolation beitragen. Reden und Zuhören, über das Gehörte nachzudenken, sich eine Meinung zu bilden und nachfolgend seinen Zuhörer durch Wort und Mimik zu begleiten, das ist Erlesenstes für das Gehirn. Wenn beim Wortgefecht die Halsschlagadern anschwellen, so demonstriert dies, wie gut das Gehirn beim Streit durchblutet wird. Es gibt für die Alten nichts Gesünderes als sich mit ihresgleichen oder noch besser mit den Jüngeren wort- und gebärdenreich zu streiten.

Die Teilhabe am öffentlichen Leben

Während Päpste und ranghohe Politiker oft bis kurz vor ihrem Tod in der Öffentlichkeit stehen, ziehen sich berufstätige Bürger im Alter zwischen 65 und 75 Jahren nicht nur aus dem Beruf, sondern häufig auch aus ehrenamtlichen Tätigkeiten zurück. Dies gilt für ihre Mitwirkung in Parlamenten, als Laienvertreter bei den Kirchen oder in diversen Ämtern bei Sportvereinen und sozialen Organisationen. Ihnen geht es zumeist nicht vorrangig darum, von Arbeit entlastet zu werden, sondern sie fürchten, dass sie das übernommene Amt nicht mehr mit der geforderten Kompetenz ausfüllen können. Sie glauben, gehen zu sollen, bevor sie von Jüngeren aus dem Amt gedrängt oder als senil belächelt werden. Während sich noch vor 50 Jahren das Wissen und die Erfahrung der Alten in vielen Fällen als nützlich erwiesen, gilt dies in der Zeit der elektronischen Kommunikation und des unbeschränkten Datenzugriffs nur noch mit Einschränkungen. Heute findet man die Alten mit einer Medaille, einem Ehrenbrief oder einem Titel wie „Ehrenpräsident auf Lebzeiten" ab. In einem Senioren- oder Ältestenbeirat dürfen sie zwar noch die Jüngeren beraten, die Mitentscheidung ist ihnen jedoch genommen. Dennoch pflegen zahlreiche ältere und alte Menschen, die viel Freizeit und etliche finanzielle Mittel in das Wohl der Allgemeinheit oder in eine Institution investiert haben, auch weiterhin eine innige Beziehung zu ihrem Verein, den sie für lange Jahre mitgestaltet haben und dessen Wohlergehen sie auch weiter verfolgen.

Wo eröffnen sich nun weitere Betätigungsfelder für diejenigen, die sich noch gerne innerhalb oder außerhalb einer Institution o. ä. betätigen möchten? Die letzten 75 Jahre waren eine Periode des dramatischen Wandels, die von den Schrecken des Zweiten Weltkriegs über die nachfolgende Armutsperiode zu einem in Deutschland nie erlebten Wohlstand führten. Es entspricht der Natur des Menschen, Gründe und Fakten des Schreckens zu verdrängen und vergangene Zeiten in rosigem Licht zu sehen. So sind Zeitzeugen gefragt, eine naturgemäß stetig kleiner werdende Gruppe, die berichten kann, wie es damals war und wie es zum Heute gekommen ist. Zurück zu blicken, in dem realen und virtuellen Speicher der Erinnerungen zu kramen, mit anderen Zeitzeugen zu sprechen, das Gelesene und Gehörte zu reflektieren und vielleicht in einem bebilderten Bericht über eine geliebte Institution niederzulegen, ist eine wunderbare Aufgabe für die Altgedienten. Vielleicht finden sie nicht die Anerkennung der Generation im Amt, aber mit Sicherheit die der wissbegierigen Enkel.

Der Goldene Abschnitt im Vierten Quartal

Im Alter von etwa 75 Jahren dürften Senioren eine Phase durchlaufen, in der sie optimal ihre Freizeit gestalten können. Zwischen dem 60. und 75. Lebensjahr laufen die beruflichen und familiären Verpflichtungen wie etwa Beratertätigkeiten oder Enkelbetreuung so langsam aus, sodass man über immer mehr freie Zeit verfügen kann. Zwischen 80 und 90 beginnt dagegen die Periode, in der man viel Zeit für seine eigene körperliche Befindlichkeit benötigt, so etwa für die Körperpflege und für Arztbesuche. Auch Alltäglichkeiten, wie Einkaufen, Kochen und Wäsche besorgen, brauchen im hohen Alter ein Mehr an Zeit, es sei denn, man ist finanziell so gestellt, dass man sich eine Haushaltshilfe leisten kann. Ab einem Alter von 85 Jahren muss man, ob man will oder nicht, sein Alltagsleben neu sortieren.

Jene einzigartige Zeit aber zwischen 60 und 80, die Kernzeit des Vierten Quartals, sollte man als den Goldenen Oktober des Lebens im Sinne einer optimierten Freizeitgestaltung genießen. Man kann zu Zeiten reisen, in denen es keine Schulferien gibt, in denen die Hotels preiswert und nicht ausgebucht sind oder in denen man einen Platz an der Frontseite eines Straßencafés findet. Jetzt ist es an der Zeit die Kindheitsträume, die damals am Geld scheiterten, zu realisieren. Jetzt darf man sich drei Monate Zeit nehmen, um die Welt zu umrunden, ein Vorhaben, das während der Berufstätigkeit am zu kurzen Urlaub scheiterte. Dank preiswerter und schneller Verkehrsmittel kann man z. B. abends von Frankfurt aus nach Kapstadt fliegen und morgens an der „Waterfront" frühstücken. Reisen wird natürlich besonders schön, wenn man es mit seinem Lebenspartner, mit dem man zuvor alle Widrigkeiten des Lebens geteilt hat, gemeinsam betreiben kann. Das Reisen und das damit verbundene „sight seeing" oder „well being" erfährt, solange das Geld reicht und die Gesundheit stimmt, seine Begrenzungen nur durch das eigene Wollen.

Manch einer, der in seinem Leben als Handlungsreisender quer durch die Welt getourt ist, sehnt sich dagegen nach einem kontemplativen Leben in einer vertrauten Umgebung. Die berufsbedingten Reisegestressten verschönern als Rentner ihr Haus und den zugehörigen Garten, besuchen Freunde und genießen die Gastlichkeit in der unmittelbaren Umgebung. Sie erfreuen sich an Museums- und Theaterbesuchen, gehen gerne „shoppen", pflegen sich in Wellness-Tempeln und legen die Füße hoch, um zu lesen, Musik zu hören oder fern zu sehen.

Gleichgültig, ob man mehr interessante Reisen oder das gepflegte Zuhause schätzt, will ein Jeder diese glückliche Phase des Alters möglichst lange genießen. So braucht es auch keine Ermahnung zum vernünftigen Essen oder zur intensiven Bewegung sowie zum Sporttreiben. Der schiere Eigennutz fördert ein gesundheitsbewusstes Leben. Zumeist unbewusst erhöht die mit fortschreitendem Alter ansteigende Gefahr, dass ein zufälliges Ereignis, wie ein Schlaganfall oder eine Herzinsuffizienz, Glück in Elend verwandeln kann, noch die Intensität der Lebensfreude in den goldenen Jahren des Vierten Quartals.

Wenn sich das Leben dem Ende zuneigt und das Pflegezimmer als Lebensraum monoton und wenig anregend ist, kann eine Zeit der inneren Einkehr kommen. Wenn Augen und Gehör ihren Dienst versagen, kann die bewusste Erinnerung an ein facettenreiches Leben etwas Trost spenden.

Literaturangaben

Likar, R., Bernatzky, G., Pipam, W., Janig, H., Sadjak, A. (2005): Lebensqualität im Alter: Therapie und Prophylaxe von Altersleiden. Springer, Wien

Motel-Klingebiel, A., von Kondratowitz, H.-J., Tesch-Römer, C. (2002): Lebensqualität im Alter. Leske und Budrich, Opladen

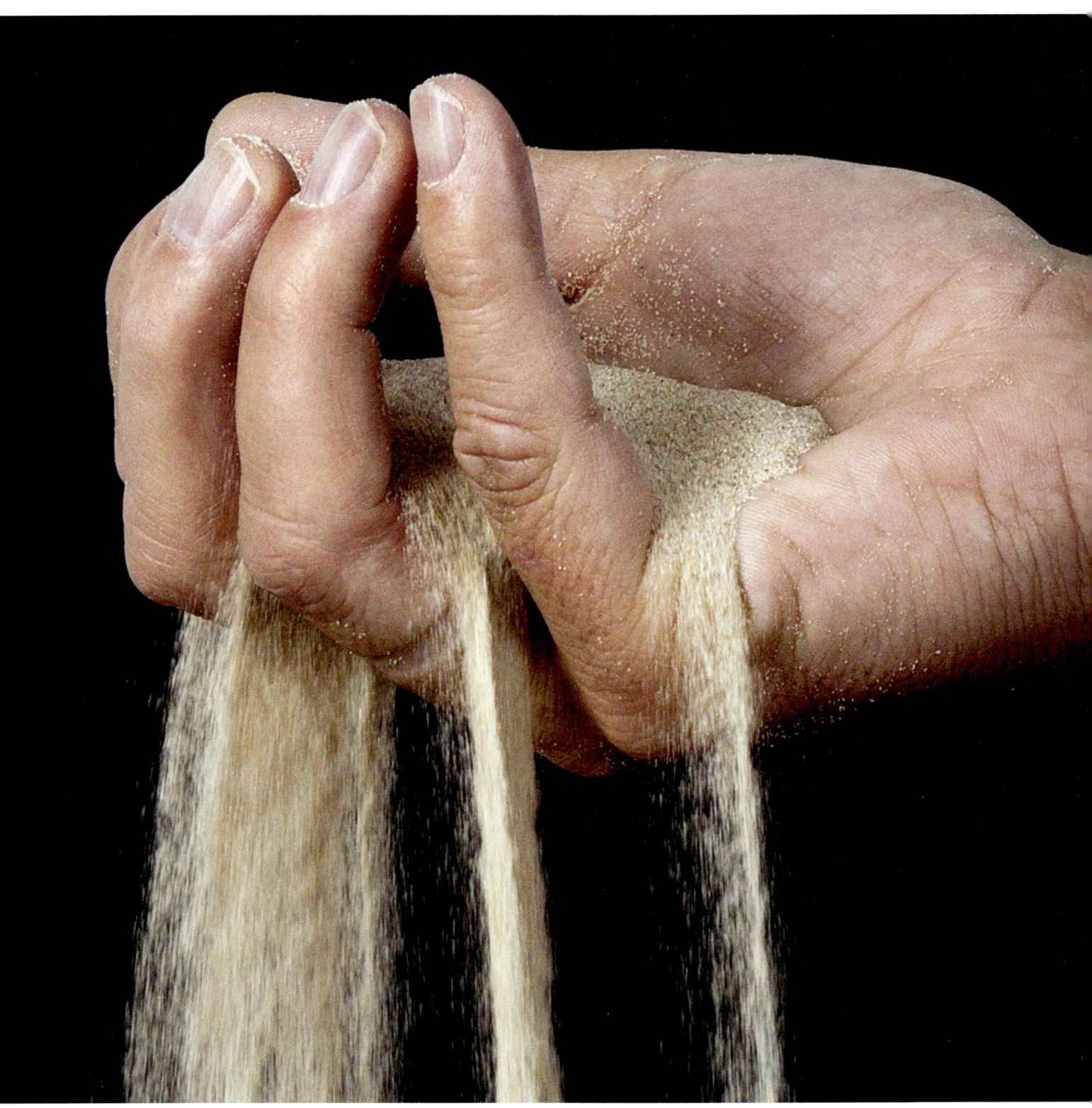

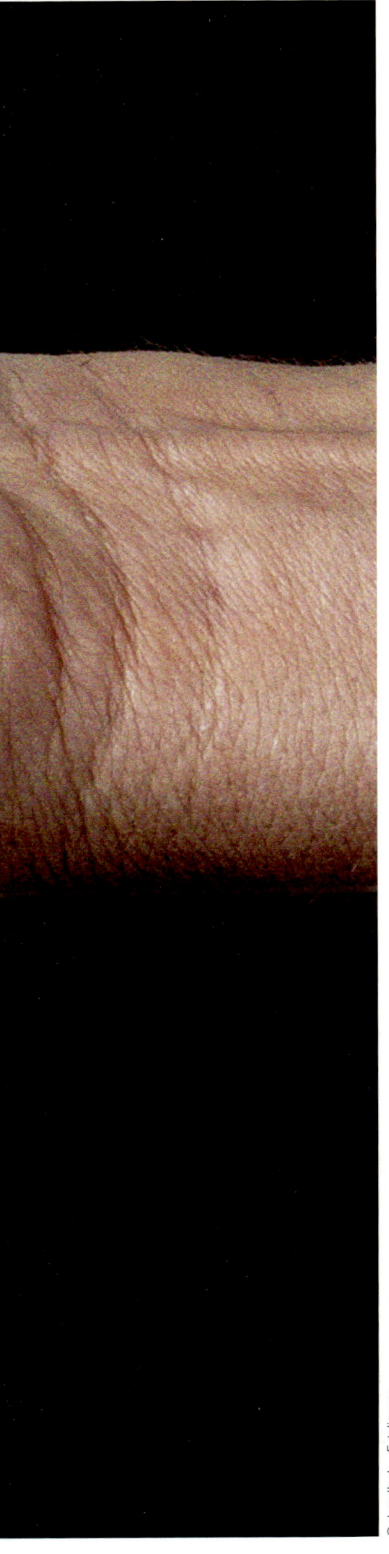

Die Sehnsucht nach Unsterblichkeit

Der Neid der Menschen: Die Unsterblichkeit der Götter

„Und das Sterben, dieses Nichtmehrfassen
jenes Grunds, auf dem wir täglich stehn,
seinem ängstlichen Sich-Niederlassen –:

in die Wasser, die ihn sanft empfangen
und die sich wie glücklich und vergangen,
unter ihm zurückziehen, Flut um Flut;

während er unendlich still und sicher
immer mündiger und königlicher und
gelassen zu ziehn geruht"

(Rainer Maria Rilke: Der Schwan)

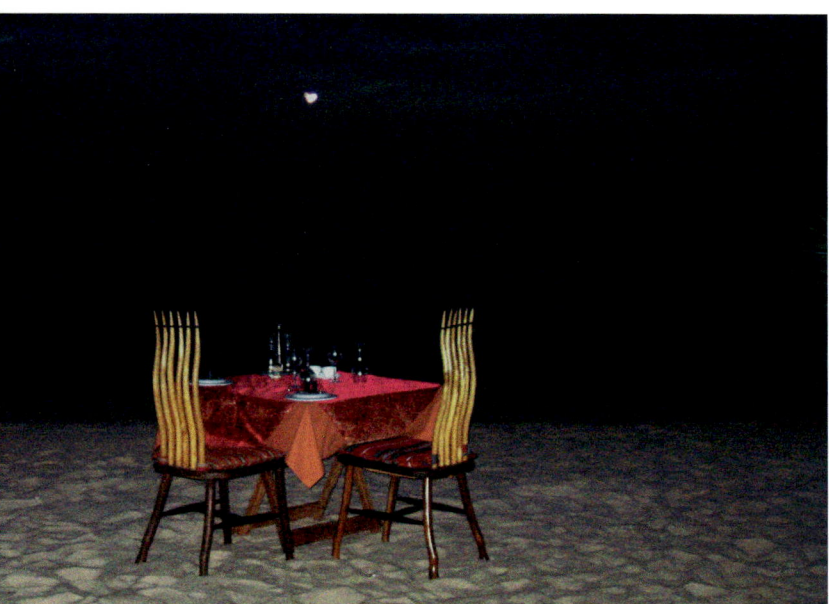

15.1 Das Abschiednehmen von dieser wunderschönen Welt und der Weg in eine ungewisse Zukunft beenden unser Leben. Wie bei der Geburt liegt das „Warum, das Wie und das Wann" nicht in unserem Ermessen. Vielleicht weiß es das Gehirn, aber auch das ist nicht sicher. Quelle: Privatarchiv des Autors.

nießen nur Götter das Privileg der Unsterblichkeit und bestrafen jeden Irdischen als Frevler, der nach Unsterblichkeit strebt oder gar wie Prometheus versucht, das Menschenmachen in die eigenen Hände zu nehmen.

Menschen – als das Ebenbild Gottes – werden es, gerade nach der Vertreibung aus dem Paradies, in ihrer Vorstellung nie aufgeben, nach Gottesattributen, nämlich Allmacht und Unsterblichkeit zu streben.

Das Vorantreiben naturwissenschaftlichen und medizinischen Wissens, gerade durch die Molekularbiologie und die Mikroelektronik, mag zum Teil in der kryptischen Sehnsucht der Menschen begründet sein, dem Sterbenmüssen durch eigenes Tun zu entkommen. So sagt Victor Frankenstein, der Held in Mary Shelleys Roman „Frankenstein oder der neue Prometheus": „*Von den Fußstapfen des schon Erreichten ausgehend, will ich einen neuen Weg erschließen, unbekannte Kräfte entdecken und der Welt die tiefsten Geheimnisse der Schöpfung entschleiern.*"

Aufgrund der Fortschritte in der Medizin und in der Ernährung steigt z. Z. das Lebensalter der Menschen in den westlichen Industriestaaten um ca. drei Monate pro Jahr. Zum individuellen Wollen des Einzelnen stehen die Interessen der Allgemeinheit oder die des Staates in Gegensatz. Für die Gemeinschaft sind die zu Alten zumeist eine finanzielle und soziale Belastung, da sie nicht mehr durch ihre Arbeitsleistung zum Wohl der Gemeinschaft beitragen. Falls sie zu lange leben, verbrauchen sie mehr an Leistungen aus der Sozialversicherung, als sie an Beiträgen eingezahlt haben. Bei dem stets ansteigenden Lebensalter und der geringen Geburtenrate könnte die Betreuung der über 70-Jährigen in Zukunft mehr kosten als die Versorgung der restlichen Bevölkerung. Global gesehen, können die meisten Staaten nicht an einer weiteren Steigerung der Lebenserwartung interessiert sein, da die Weltbevölkerung von jetzt fast 7 Milliarden bis zum Jahr 2050 auf dann 10 Milliarden angestiegen sein wird. Schon die adäquate Ernährung und Erziehung ihrer jungen und reproduktionsfähigen Einwohner wird für viele Staaten ein kaum lösbares Problem sein. Noch hält der Generationenvertrag, d. h., die jeweils Jungen sorgen für die jeweils Alten. Aber wird er auch noch halten, wenn das durchschnittliche Alter 100 Jahre beträgt und die Jungen zum Erhalt der Alten möglicherweise bis zum 75. Lebensjahr arbeiten müssen?

Unsterblichkeit ist für den Menschen eine Fiktion, kein reales Lebensziel. Allerdings könnten einige Menschen im Jahr 2100 etwa 150 Jahre alt werden. Unsere Vorfahren hätten ein solches Alter wohl unter Unsterblichkeit eingeordnet. Wichtiger als die Lebensspanne selbst sind allerdings der möglichst lange Erhalt von Gesundheit und Lebensqualität sowie ein schmerzloser Tod als Lebensende.

Es liegt in der biologischen wie der geistigen Natur des Menschen, dass er all sein Können wie seine Tatkraft zum Erhalt seiner Existenz einsetzt. Neben diesem individuellen Lebenswunsch könnte das Streben der Evolution stehen, die Spezies Mensch in ihrer Einzigartigkeit zu erhalten und sie sogar noch, bezogen auf Lebensspanne und Überlegenheit anderen Arten gegenüber, zu verbessern. Damit wäre unser naturwissenschaftliches Wissen, das wir zur Erhöhung der individuellen Lebensqualität nutzen, evolutionär angelegt und würde sich als Kreativität manifestieren.

Über die Jahrtausende haben wir immer mit der Vorstellung von den unsterblichen Göttern gelebt. Ihnen sollen wir unsere Existenz verdanken und nur sie können dem aus „Erde Gemachten" den Odem des Lebens einhauchen. Nach dieser Vorstellung ge-

Mit Wissenschaft und Technik zu neuen Lebensformen

Mit dem Aufkommen von Naturwissenschaften und Technik im mediterranen Raum und in den Flussgebieten Asiens ab ca. 2000 v. Chr. wurden sowohl das Erschaffen künstlicher Menschen wie Wege zur Unsterblichkeit thematisiert. Homer (etwa 800 v. Chr.) erzählt in der Ilias, dass Hephaistos, der Gott des Feuers und der Künste, Jungfrauen aus Gold zu Gehilfinnen hatte:

> *„Auch stützten geschäftige Mägde den Herrscher,*
> *Goldene, Lebenden gleich, mit jugendlich reizender*
> *Bildung.*
> *Diese haben Verstand in der Brust, und redende*
> *Stimme, haben Kraft*
> *und lernten auch Kunstarbeit von den Göttern. "*

Der zyprische Bildhauer Pygmalion schnitzte sich aus Elfenbein eine Frauenfigur und auf seine Bitte hin hauchte die Göttin Aphrodite der Geliebten eine Seele und damit Leben ein. Die Alchemisten des Mittelalters, wie z.B. Paracelsus (1493–1541), beobachteten Vorgänge der natürlichen Lebensentstehung, wie das Keimen von Samen oder das Schlüpfen von Küken aus einem Ei, und versuchten die Menschwerdung in Form von Homunculi im Reagenzglas nachzuahmen. Dem 18. Jahrhundert war es vorbehalten, die ersten Androiden, Automaten in Menschengestalt, wie den „Schreiber" und die „Zymbalspielerin" von Jaquet-Droz, zu bauen. Ab dem 18. Jahrhundert wandelten sich mithilfe der neuen Wissensgebiete Elektrizität, Mikroelektronik und Informatik diese Spielzeuge allmählich zu den Robotern und Cyborgs des 21. Jahrhunderts.

Humanoide Roboter können viele Arbeiten unter extremen Bedingungen besser verrichten als geborene Menschen. Aber Roboter werden weder die Welt erobern noch sich selbst reproduzieren, noch die Menschheit vernichten. Sie sind und bleiben vom Menschen programmierte Maschinen ohne Seele und ohne Gefühle. Bei den fiktiven, sog. „Cyborgs", der Kombination aus Mensch und Maschine, sieht es schon anders aus. Der Begriff Cyborg, abgeleitet aus „cybernetic organism", ist ein Synonym für Verfahren, nicht funktionsoptimierte oder verschlissene Körperteile durch technisches Zubehör zu ersetzen.

Je schwieriger die Tätigkeit ist, die Menschen ausüben müssen, etwa die Reparatur einer Raumfähre im Weltall, umso mehr muss das Naturprodukt Mensch mit Ersatzteilen und Zusätzen auf seine ungewöhnlichen Aufgaben hin angepasst werden. Solche Entwicklungen zur Perfektion der Cyborgs kommen natürlich in Form von Nachtbrillen, Hörimplantaten, Gelenken aus Titan oder Gedächtnischips im Gehirn allen Menschen, und vor allem der älteren Generation zugute.

Falls Nationen, Minderheiten oder Sekten die Perfektion und die Unsterblichkeit des Menschen als sittlich zu rechtfertigende Ziele definieren, große Finanzmittel bereitstellen und hinreichend Geduld haben, werden es die biologischen Wissenschaften sein, welche zumindest realisierbare Optionen für ein langes und beschwerdefreies Leben anbieten können.

Muskel- und Nervenzellen bilden sich in der vorgeburtlichen Phase und begleiten uns als nicht teilungsfähige Zellen das ganze Leben (→Kap. 2). Deckzellen (Epithelien), die z.B. das Innere des Darms auskleiden, werden dagegen nicht älter als ca. 10 Tage und erneuern sich in diesem Rhythmus. Somit ist selbst ein Greis, bezogen auf seine Darmzellen, ein ewiger Säugling. Beide Zelltypen, Muskel- und Nervenzellen wie auch Epithelien, haben zwar die gleiche genetische Ausstattung in Form der DNA, nur die Nutzung der Regler für die Genaktivität ist unterschiedlich (→Kap. 5). Es ist also eine Frage der Informationssteuerung – d. h. der Zelldifferenzierung –, ob Zellen sich durch Teilung neu bilden oder mit ihrem Träger altern. Über unsere Lebenszeit hinweg steuert das Gehirn – siehe Epigenetik – in einer Weise, die uns noch weitgehend unbekannt ist, das Überleben und Sterben von Zellen und Geweben. Falls es mittels Pharmaka oder durch elektronische Programmierung gelänge, auch bisher nicht teilungsfähige Zellen auf gezielte Erneuerung hin zu programmieren, müsste auch der Organismus als Zusammenspiel aller Zellen langsamer oder nicht altern. Damit wären in Zukunft Altersbeschwerden, wie z.B. Verschleiß des hyaluronen Knorpels, Funktionsverluste der Retinazellen in der Netzhaut, Schäden am auditorischen Komplex im Innenohr oder der Verlust von Nervenzellen im Gehirn, zu vermeiden.

Embryonale und adulte Stammzellen sind ein weiterer Hoffnungsträger zur Verbesserung der Lebenssituation im Alter sowie zur Verlängerung der

Lebensspanne. Embryonale Stammzellen werden aus befruchteten Eizellen gewonnen, d. h. aus Embryonen. In einer Zellkultur kann man diese Zellen vermehren und sie zu Herzmuskel- oder Nervenzellen umsteuern. Eine so im Labor gewonnene Zellpopulation kann dann z. B. in den Herzmuskel injiziert werden, in der Hoffnung, dass die gezüchteten Zellen die defekten Myocyten ersetzen. Gewinnung von Zellen aus Embryonen ist trotz ihres großen therapeutischen Potentials aber ethisch umstritten, da man einen Embryo als Vorform menschlichen Lebens zerstören muss. In allen Organen, selbst im Gehirn, wurden in jüngster Zeit kleine Populationen von sog. adulten Stammzellen entdeckt, quasi Reparatureinheiten in Bereitstellung, die sich bei kleineren Verletzungen des jeweiligen Organs in denjenigen Zelltyp verwandeln können, der für den Heilungsprozess gebraucht wird. Da gegen die Verwendung dieser Zellen keine ethischen Bedenken bestehen und deshalb auch ohne Beschränkungen mit ihnen experimentiert werden kann, sollte in absehbarer Zeit die Zelltherapie zur Minderung individuellen Leids, etwa bei Morbus Alzheimer oder Parkinson, genutzt werden können. Neuerdings versucht man Hautzellen (Fibroblasten) durch einen Eingriff in die Gensteuerung wieder in den Status der Embryonalzellen zurück zu führen, um sie dann wieder zu Muskel- oder Nervenzellen zu differenzieren. Da man die Hautzellen dem Patienten entnehmen kann, würden die z. B. neu programmierten Nervenzellen nach Implantation keine Immunreaktionen hervorrufen.

Fehlfunktionen des Gehirns sind ein Schrecken der besonderen Art, da die Betroffenen fürchten, die Kontrolle und damit die Entscheidungsbefugnis über ihr Leben zu verlieren. Ein Schlaganfall, d. h. eine schwere Störung des cerebralen Durchblutungssystems im Gehirn, kann innerhalb weniger Stunden aus einem gesunden Menschen einen fast hilflosen Patienten machen, dessen Motorik und geistige Leistungen stark eingeschränkt sind. Im 21. Jahrhundert ist Hirnforschung quasi ein Massenereignis. Ungezählte Personen und Tausende von Labors und Disziplinen, von der Philosophie bis zur Robotik, befassen sich mit Neurowissenschaft und Neurotechnik.

Hirnforschung dient nicht dem Erkenntnisgewinn allein, sondern vorrangig der Diagnose und Therapie cerebraler Erkrankungen. In diesem Segment ist eine effiziente Hirnforschung für unsere Gesellschaft unverzichtbar. Obwohl man zwar von der Hirnforschung vorerst kaum Beiträge zur weiteren Steigerung des Lebensalters erwarten kann, sind für die Verbesserung der Lebensqualität im Alter neue Erkenntnisse über neuronale Alterungsprozesse unverzichtbar. Dank der Fortschritte in der Neuropharmakologie kann man die Folgen von Demenzen mildern, endgültig therapieren kann man sie allerdings noch nicht. Große Hoffnungen setzt man z. Z. auf die Neurogenetik, d. h. den Ersatz defekter durch funktionale Gene. Allerdings dürften erfolgreiche Therapien – gerade aus dem Bereich der Neurogenetik – voraussichtlich nicht vor den nächsten 20 Jahren zu erwarten sein. Ähnliches gilt auch für die Substitution von neuronalem Gewebe, besonders bei der Parkinson-Erkrankung. Obwohl es vereinzelte Berichte über Erfolge bei der Zell- und Gewebetransplantation gibt, kann diese Behandlung in der Gehirnchirurgie noch nicht als allgemein etablierte Methode gelten. Zumindest für die kommenden Jahre werden die durch Zellverpflanzung und Neurotechnik verbesserten Gehirne eine Fiktion bleiben.

Wege zum geklonten Menschen

Als Robert Edwards und Patrick Streptoe 1978 die Befruchtung einer menschlichen Eizelle im Reagenzglas gelang und als Folge der nun möglichen „in-vitro-Fertilisation" 9 Monate später Louise Brown geboren wurde, dämmerte es vielen Mitbürgern, dass ab dato die Menschwerdung nicht mehr ausschließlich ein Vorrecht der Natur ist, sondern in die Hände der Reproduktionsmediziner geraten war. Seitdem wurden allein in Deutschland mehr als 100 000 Kinder geboren, die als Embryonen in einer der vielen Reproduktionskliniken erzeugt worden waren. Durch den Kinderwunsch kinderloser Ehepaare und die weltweite Anwendung der in-vitro Fertilisation wurde vielleicht ungewollt ein Verfahren realisiert, das uns langfristig dem Wunsch nach dem ewigen Leben näher bringen kann, nämlich in Form des Erschaffens von Menschen durch Klonieren. Allerdings sind z.B. in einer Hautzelle die meisten Erbträger, die Gene, stumm geschaltet, da ihre Produkte, die Proteine, in der Hautzelle nicht benötigt werden. Führt man einen solchen Zellkern in das Innere einer entkernten

Eizelle ein, so bewirken die Steuersignale der Eizelle, dass alle Gene im Hautzellkern, die zur Bildung des Embryos nötig sind, wieder angeschaltet werden. Es entsteht ein Embryo, der außer dem Erbgut der Mitochondrien, das immer weiblich ist, nur die genetische Ausstattung der Hautzelle enthält. Stammt der Zellkern von einem erwachsenen Mann, so könnte ein Kind geboren werden, das genetisch fast nichts von der Mutter hätte, sondern 99 % der Erbanlagen würden vom Vater stammen. Da dann auch die äußere Gestalt „väterlich" wäre, würde er sich mit Bezug auf den Phänotyp selbst reproduzieren. Selbst wenn er stirbt, würde er so in seinem Ebenbild, dem geklonten Nachkommen, weiter leben. Das Klonieren von menschlichen Embryonen ist nicht nur technisch schwierig, es ist auch vom Ansatz her, nämlich eine „Kopie des eigenen Ichs" zu erzeugen, in sich widersprüchlich. Menschen sind in der Evolution deshalb so einzigartig, weil sie neben ihrem genetischen Erbe über ein Gehirn verfügen, das zum großen Teil erst nach der Geburt mit Informationen und Fähigkeiten gefüllt wird. Ein Kind repräsentiert also nicht nur genetisch die Eigenschaften seiner Vorfahren, sondern es erlernt auch den aktuellen sozialen, sittlichen, kulturellen und wissenschaftlichen Stand der Gegenwart. So müsste der Vater auch dafür Sorge tragen, dass sein kloniertes Kind nicht nur nach den Prinzipien seiner eigenen Kindheit erzogen wird, sondern er müsste es während der frühen Lernphase vom Zeitgeist abschirmen und entsprechend dem Informationsstand seiner eigenen Jugend erziehen. Falls die dargelegten Argumente überzeugen, sollte auch einsichtig sein, dass in-vitro-Reproduktionsmethoden jedweder Art in den nächsten 50 Jahren wenig zum Ziel „Unsterblichkeit" beitragen werden.

Der Glaube an das Weiterleben nach dem Tod

Als vor etwa 50 000 Jahren die Menschen begannen ihre Toten zu bestatten, entstand wohl der Glaube an eine Lebensform nach dem irdischen Tod.

Für die Reise und den Aufenthalt in einem der Paradiese oder auch zur Wiederkehr in das irdische Dasein wurden die Toten mit Nahrungsmitteln sowie Waffen und Geräten ausgestattet. Aus schlichten Erdhügeln wurden im Laufe der Geschichte Tempel, Pyramiden und Mausoleen. Diese Bauwerke sind steinerne Bekenntnisse des Glaubens an eine wie auch immer geartete Wiederauferstehung.

In den späteren monotheistischen Religionen, wie dem Judentum, dem Christentum und dem Islam, wird Unsterblichkeit, so die „Auferstehung des Fleisches" bei den Christen, als Belohnung für ein gottgefälliges Leben versprochen. Das Leben nach dem Tod wird für Menschen anschaulicher, wenn auch im Jenseits Wertvorstellungen herrschen, die im irdischen Leben hätten gelten sollen.

Allerdings ist das Erlangen des „Ewigen Lebens" nach einer Aussage des Apostels Paulus an die Bedingung geknüpft, dass der Sünder vor dem „Jüngsten Gericht" bestehen muss: „*Wir müssen alle offenbar werden vor dem Richterstuhl Christi, damit ein jeder seinen Lohn empfange, für das, was er getan bei Lebzeiten, es sei gut oder böse*" (2. Kor. 5, 10). Die Vorstellung von einem Weltgericht ist im vorchristlichen Judentum in einer Zeit der massiven Unterdrückung entstanden. Es galt die Verfolgung einzelner oder die von Glaubensgemeinschaften zu erklären. Am Ende, so die Antwort, würden die Verfolgten ins ewige Recht gesetzt, und die Verfolger der ewigen Vernichtung preisgegeben. Die These vom „Jüngsten Gericht" transportiert das problematische Gottesbild vom zornigen Rächer und Richter, vor dem letztlich niemand bestehen kann. So wird die Hoffnung auf ein „Ewiges Leben", bedingt durch die unvermeidbare Sündhaftigkeit des Menschen, umgewandelt in die Gewissheit einer unvermeidbaren Bestrafung im Jenseits.

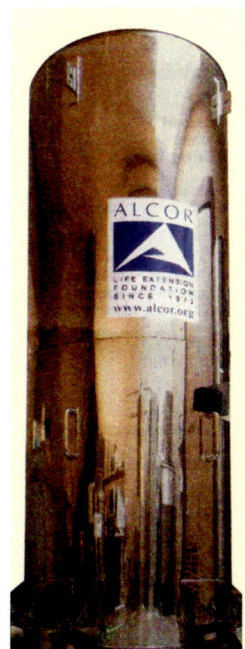

15.2 Behälter mit flüssigem Stickstoff, in dem Verstorbene tiefgefroren bei minus 180 °C aufbewahrt werden (Kryokonservierung). In ca. 100 bis 200 Jahren soll die medizinische Technik so weit sein, dass die Körper wieder zum Leben erweckt werden können. Ein Angebot der Firma Alcor in den USA. Quelle: private Fotomontage.

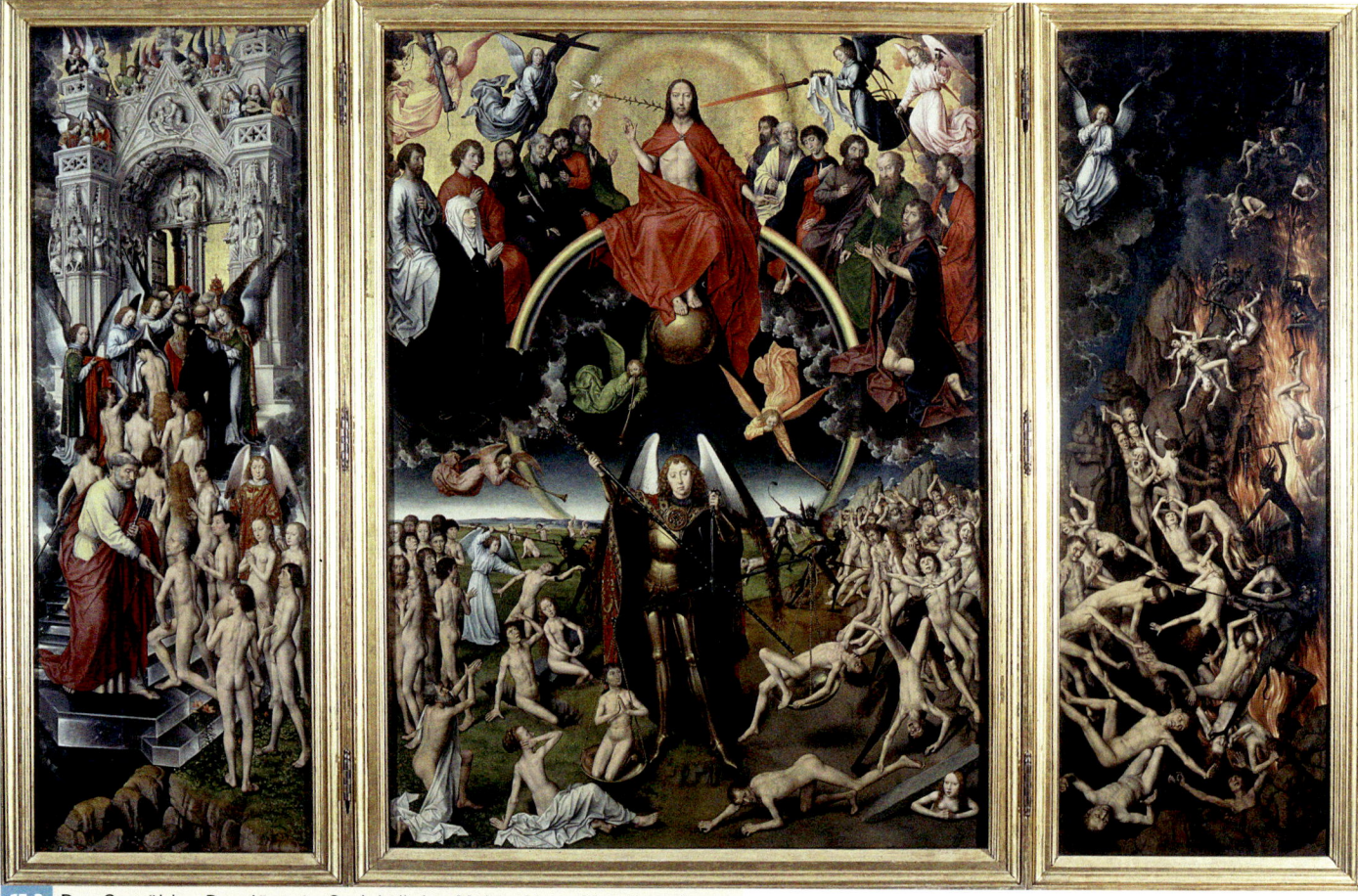

15.3 Das Gemälde „Das Jüngste Gericht" des Malers Hans Memling, das sich im Nationalmuseum in Danzig befindet. Gemalt wurde es in der Zeit von 1467 bis 1471. Es zeigt das Gericht über die Menschen. Die Guten sitzen zur Rechten Gottes, während die Sünder Qualen erleiden müssen.
Abdruck mit Genehmigung des Nationalmuseums in Danzig, Polen.

Man könnte die Mär vom Fegefeuer als erledigt abhaken, wenn nicht selbst heute noch die letzten Lebensjahre mancher Menschen wie auch ihr Sterben durch die Angst vor dem „Jüngsten Gericht" verdunkelt würden. Hier wirkt eine Erziehung in der Kindheit weiter, die gutes Verhalten durch die Androhung von Strafe erwirken wollte. Die Vorstellung vom Weltgericht als apokalyptisches Szenario ist für die meisten Menschen nicht mehr nachvollziehbar. Allerdings empfinden es viele Menschen als gerecht, wenn zumindest im Jenseits die Guten belohnt und die Schlechten bestraft werden.

Neben dem Glauben an ein Weiterleben im Paradies existieren bei vielen Menschen unterschiedliche Vorstellungen, wie man sich seine „Unsterblichkeit" sichert. „Er lebt in seinen Werken fort" oder „Dieses Kunstwerk macht seinen Schöpfer unsterblich" sind oft gehörte Sätze, die belegen, dass mit dem Betrachten eines Kunstwerks die Erinnerung an die Person verknüpft ist und das sich-Erinnern an eine Person eine Form des Ewigen Lebens ist.

Der Wunsch nach nicht einem, sondern dem eigenen Kind dokumentiert das Verlangen der Eltern, zumindest genetisch in den Kindern weiter zu leben. In der Regel werden auch Kinder unabhängig vom Lebensalltag nach den Wertevorstellungen ihrer Eltern erzogen, was darauf hindeuten kann, dass sich Eltern nicht nur genetisch, sondern auch geistig in ihren Kindern wiedererkennen wollen.

Auf der Suche nach der unsterblichen Seele

Im heutigen Sprachgebrauch ist mit dem Begriff Seele die Gesamtheit aller Gefühlsregungen und geistigen Vorgänge beim Menschen gemeint, d. h., er ist weitgehend gleichbedeutend mit der Definition der Psyche. Nach religiöser und philosophischer Auffassung dagegen bezieht sich der Begriff „Seele" auf ein immaterielles Prinzip, welches das Leben eines Individuums wie seine über die Zeit hinweg beständige Identität bewirkt. Die Seele sollte hinsichtlich ihrer Existenz vom Körper und damit vom physischen Tod unabhängig und folglich unsterblich sein. Mit der Seele als der Repräsentation des Dualismus Körper und Geist haben sich alle Kulturen und Weltreligionen befasst. Für Platon (427–347 v. Chr.) ist die Seele immateriell und unsterblich, sie existiert unabhängig vom Körper, also schon vor dessen Entstehung. Wegen ihrer Gottähnlichkeit kommt es der Seele zu, über den Körper zu herrschen. Seele und Körper sind nach ihrer Beschaffenheit völlig verschieden. So wirken sie nur in der Lebenszeit zusammen; nach dem Tod des Körpers befreit sich die Seele aus ihrer Gefangenschaft. Das Lernen ist eine Aktivität der Seele, das Neue nimmt sie aber nicht aus der Außenwelt auf, sondern sie erinnert sich an Wissen, das sie schon zuvor besaß. Durch Wiedererinnern (Anamnesis) macht sie das verschüttete Wissen dem Körper verfügbar. Die Seele ist in der Lage, sinnlich nicht wahrnehmbare Ideen, wie das Gerechte, das Gute oder das Schöne, zu erfassen. Für Aristoteles (384–322 v. Chr.) kann die Seele allerdings nicht unabhängig vom Körper existieren. Sie ist seine Form und daher nicht von ihm trennbar. In der jüdischen Tradition ist „Neschama" der Lebensatem, den Gott (Gen. 2.7) seinem aus Erde geformten Geschöpf Adam in die Nase blies, womit er ihn zu einem lebendigen Wesen machte.

In den Naturwissenschaften ist damals wie heute die unsterbliche Seele immer ein ebenso spannendes wie kontroverses Thema. Besonders Darwinisten wie Richard Dawkins lehnen die Existenz Gottes und die Unsterblichkeit der Seele strikt ab. Für sie ist das Entstehen allen Lebens ausschließlich aus den Gesetzmäßigkeiten der Evolution zu erklären. Für führende Quantenphysiker wie Hans-Peter Dürr ist die Seele ebenso real wie der Welle-Korpuskel-Dualismus und sie glauben, dass das unsterbliche Bewusstsein genauso wie Raum, Zeit, Materie und Energie ein Grundelement der Welt ist.

Über alle kulturellen und religiösen Epochen hinweg hält bis heute der Streit um die Existenz einer Seele wie um ihre Befindlichkeit an. So muss man sich als Individuum, falls man sich mit dem Leben nach dem Tod befasst, entscheiden, welcher religiösen oder philosophischen Auslegung des Phänomens Seele man folgen will.

So sei zum Schluss Platon als moralische Instanz zitiert (Apologie 29D-E): „*Bester Mann, schämst du dich nicht, für Geld zwar zu sorgen, wie du dessen aufs meiste erlangst, und für Ruhm und Ehre, für Einsicht aber und Wahrheit und für deine Seele, dass sie sich aufs beste befinde, sorgst du nicht und hieran willst du nicht denken.*"

Als Sokrates am Tage seiner Hinrichtung mit seinen Freunden über das Fortleben der Seele diskutiert, verabschiedet er sich vor dem Trinken des Schierlingsbechers mit dem Satz: „*Nun aber ist die Zeit gekommen uns zu trennen, ich als derjenige, der sterben wird, ihr als die, die weiterleben werden. Wer von uns den besseren Weg geht, das bleibt allen verborgen außer Gott.*"

Literaturangaben

Brooks, R. (2002): Menschmaschinen: Wie uns Zukunftstechnologien neu erschaffen. Campus, Frankfurt

Dawkins, R. (2006): The God Delusion. Bantam Press, London

Fukuyama, F. (2002): Das Ende des Menschen. Wiss. Buchges., Darmstadt

Gassen, H. G., Minol, S. (2006): Die Menschen Macher: Sehnsucht nach Unsterblichkeit. Wiley-VCH, Weinheim

Gruss, P. (200): Die Zukunft des Alterns. C. H. Beck, München

Gray, C. H. (2002): The Cyborg Citizen: Politik in posthumanen Gesellschaften. Turia und Kant, Wien

Kersten, J. (2004): Das Klonen von Menschen. Eine verfassungsrechtliche, europa- und völkerrechtliche Kritik. Mohr Siebeck, Tübingen

Register